Reinhart und Monika Schacker

Das Ayurveda Lebensbuch

Praktischer Ratgeber für ganzheitliche Lebensführung,
Vorsorge und Heilung

Reinhart und Monika Schacker

Das Ayurveda Lebensbuch

Praktischer Ratgeber für ganzheitliche Lebensführung, Vorsorge und Heilung

4. Auflage 2013

TRIGA – Der Verlag

Bibliografische Information der Deutschen Nationalbibliothek
Die Deutsche Nationalbibliothek verzeichnet diese Publikation
in der Deutschen Nationalbibliografie;
detaillierte bibliografische Daten sind im Internet über
http://dnb.d-nb.de abrufbar.

4. Auflage 2013

Leipziger Straße 2, 63571 Gelnhausen-Roth
www.triga-der-verlag.de

Printed in Germany
ISBN 978-3-89774-963-4

Inhalt

Danksagung

OM SAHA NAAV AVATU SAHA NAU BHUNAKTU
SAHA VIRYAM KARAVAAVAHAI
TEJASVINAAVADHITAMASTU
MAA VIDVISHAAVAHAI
OM SHANTI, SHANTI, SHANTI

OM, möge ER uns beschützen, sowohl Lehrer als Schüler.
Möge ER uns dazu verhelfen, die Freuden der Befreiung zu genießen.
Mögen wir beide – Lehrer und Schüler – die wahre Bedeutung der Schriften erkennen.
Möge unser Studium erfolgreich sein.
Mögen wir – Lehrer und Schüler – nie miteinander streiten.
OM, Friede, Friede, Friede.

Ich möchte meine Dankbarkeit zum Ausdruck bringen für die Unterstützung all derer, ohne die dieses Buch nicht zustande gekommen wäre.

Zuerst möchte ich **Gott** danken, dass er mich mit Gesundheit, Wissen, Inspiration und Ausdauer gesegnet und mich auf allen meinen Wegen durch dieses Leben beschützt und geführt hat.

Weiters gilt mein Dank **meinen spirituellen Lehrern** in der Vaishnava-Tradition, vor allem Sacinandana Swami, durch deren Segen ich Zugang und Verständnis für die vedische Religion, Philosophie und Kultur bekommen habe.

Padmanabha Prabhu danke ich dafür, dass er mir in verschiedenen Seminaren das erste grundlegende Wissen über Ayurveda vermittelt hat.

Shivananda Swami und Vishnudevananda Swami und seinen Schülern verdanke ich das Wissen über Yoga und die Ausbildung zum Dipl. Yoga-Lehrer.

Besonders danken möchte ich meinen Lehrern von der **SEVA-Akademie in München Dr. Rhyner,**
Prof. Dr. Ranade, **Prof. Dr. Rai** und **Prof. Dr. Deshpande** für die Vermittlung von qualifiziertem und fundiertem Wissen über Ayurveda, und dafür, dass sie mir das Herz und den Verstand für Ayurveda geöffnet haben.
Prof. Dr. Avinash Lele von der International Academy of Ayurveda und dem Atreya-Hospital in Poona/Indien gilt mein spezieller Dank, da er mir während des Praktikums einen tiefen Einblick in die Arbeit eines ayurvedischen Arztes (*Vaidya*) gewährt hat. Sein herzlicher Umgang mit seinen Patienten hat mich sehr beeindruckt.
Vielen Dank auch an **Prof. Dr. Gupta vom Ayurveda-College in Nadia/Indien** für seine lehrreichen Unterweisungen in Konstitutionslehre und Prakriti-Analyse.
Ich möchte von ganzem Herzen meine Dankbarkeit **all den Wissenden** gegenüber zum Ausdruck bringen, deren Bücher mich inspiriert, informiert und mir wichtige Erkenntnisse vermittelt haben.

Mein Dank gilt auch **meiner Frau Monika**, die mir wertvolle Anregungen gab und einige Beiträge mitgestaltet hat, und viel Zeit, Liebe und Geduld eingebracht hat, dieses Buch in den Computer zu schreiben und auszuformulieren sowie unseren Freunden Monika und Johannes, die bei der Durchsicht und beim Korrekturlesen beteiligt waren.

Vorwort

Bei meiner Ausbildung zum Dipl. Yogalehrer 1983 in Indien lernte ich auch Ayurveda kennen und schätzen. Diese alte, traditionelle Medizin Indiens hat ihren Ursprung in den Veden, den Heiligen Schriften der Inder. Das führte letztendlich dazu, dass ich mich zum Dipl. Ayurveda-Spezialisten ausbilden ließ.
Ayurveda bedeutet »Wissen vom Leben« und ist ein ganzheitliches Gesundheitssystem, das die natürliche Harmonie zwischen Körper, Geist und Seele fördert, d. h. Ayurveda betrachtet den Menschen als unteilbare Einheit von Körper, Geist und Seele. Nicht die Gesundheit oder Krankheit einzelner Organe stehen im Vordergrund, sondern Harmonie, Glück und Wohlbefinden des gesamten Menschen.
Das besondere an Ayurveda ist, dass sich die Diagnose und Therapie nach der persönlichen Individualität des Patienten richtet, d. h. besonders wird auf seine Konstitution geachtet.

Im Ayurveda wird großer Wert auf Gesundheitsvorsorge durch positive Lebensweise gelegt. Man wartet nicht mit der Therapie, bis Krankheiten entstanden sind, sondern das Hauptaugenmerk richtet sich darauf, krankmachende Umstände zu erkennen, auszugleichen und das Entstehen von Krankheiten von vorneherein zu verhindern.

Dazu ist das Wissen über den eigenen Konstitutionstyp (*Kapha, Pitta, Vata*) und das richtige Verhalten in Bezug auf Ernährung, Kleidung, Körperpflege und gesunde Lebensweise grundlegend wichtig.

Der Hauptteil des Buches *Svasthavritta* – die Gesundheitslehre – begleitet Sie durch den gesamten Tages- und Jahresablauf, und gibt zahlreiche Anregungen und Übungen zur Gesundheitserhaltung und für Ihr Wohlbefinden für das ganze Leben.

Zum besseren Verständnis wichtiger Begriffe in der Gesundheitslehre habe ich in der Einleitung die Grundlagen der ayurvedischen Medizin erläutert.

Dieses Wissen führt uns zum besseren Verstehen unserer eigenen Natur, unserer *Prakriti* – der Konstitution –, ohne die das Verständnis für *Svasthavritta,* die ayurvedische Gesundheitslehre, unvollkommen bleiben muss. Außerdem möchte ich Themen erläutern, wie Geschichte und Ursprung des Ayurveda, *Mahabhutas, Doshas, Dhatus, Gunas, Trigunas, Kala* etc.
Da es für einige Sanskrit-Begriffe im Ayurveda keine eindeutigen deutschen Übersetzungen gibt, ist es sinnvoll, sich von Anfang an mit diesen Fachausdrücken vertraut zu machen. Dieser Abschnitt ist gedacht zum Vertiefen spezieller Begriffe, sowie zum Nachschlagen. Sollten Sie bereits über das nötige Grundwissen verfügen, sind Sie natürlich eingeladen, sofort mit dem Hauptthema zu beginnen.

Möge Ihnen dieses Buch beim Lesen genauso viel Freude bereiten wie mir und meiner Frau beim Schreiben und Ihnen zum Nutzen und Segen sein!

Reinhart Schacker

Wir freuen uns, dass dieses Buch eine neue Heimat gefunden hat und bei TRIGA – Der Verlag neu herausgebracht wird und Ihnen somit wieder zur Verfügung steht.

Juli 2008

Reinhart und Monika Schacker

Einleitung
Grundlagen der Ayurvedischen Medizin

Ayurveda ist ein Begriff aus der alten indischen Sprache Sanskrit und bedeutet »Wissen vom Leben«. ***Ayus*** heißt Leben und ***Veda*** das Wissen oder die Wissenschaft. Mit Ayurveda bezeichnen wir ein Medizinsystem, das alle Aspekte des Lebens von der Zeugung bis zum Tod beinhaltet. Es ist daher eines der umfassendsten Medizinsysteme der Welt, sowohl im körperlich/materiellen als auch im geistig/spirituellen Sinn.

Geschichte und Ursprung des Ayurveda

Der Ursprung von Ayurveda lässt sich zeitlich nicht genau fixieren. Der Ayurveda basiert jedoch erwiesenermaßen auf den *Veden* – den ältesten heiligen Schriften des alten Indiens, die als zeitlos und ewig gelten. Besonders im *Rigveda* (ca. 3.000 v. Chr.) und *Atharva-Veda* (ca. 1.200 v. Chr.) finden wir die ersten Erwähnungen in Form von Hymnen und Anrufungen an bestimmte Pflanzen, Mineralien und Heilkräfte der Natur- wie z.B. Wasser, Wind oder Feuer. Zu dieser Zeit waren die Priester zugleich auch Ärzte – Ärzte für Körper, Geist und Seele!
Die ältesten, rein ayurvedischen Medizintexte werden im Allgemeinen mit 1.500 v. Chr. datiert.
Etwa im 5. Jahrhundert v. Chr. versammelten sich die einflussreichsten Gelehrten der damaligen Zeit, um die Lehre des Ayurveda zu entmystifizieren, die Texte zu sammeln, neu zu ordnen und auf ihre Wissenschaftlichkeit zu überprüfen.

Daraus entwickelten sich ***drei Sampradayas*** **oder Lehrrichtungen**, die nach ihren Gründern benannt wurden. Auch ihre Lehrwerke – *Samhitas* genannt – sind bis heute erhalten und werden in der Ausbildung der heutigen ayurvedischen Ärzte verwendet. Man bewundert ihre Aktualität, die sie trotz ihres hohen Alters haben.

1. Die Schule nach **Caraka** mit dem Haupttext ***Caraka-Samhita*** und dem Schwerpunkt der Inneren Medizin.

2. Die Schule nach **Sushruta** mit dem Haupttext ***Sushruta-Samhita*** und dem Schwerpunkt auf der Kunst der Chirurgie.

Eine exakte Datierung der Lebenszeiten von Caraka und Sushruta ist nicht möglich, da es im alten Indien keine genaue Geschichtsschreibung gab. Der Legende nach sind beide zur Zeit des großen Krieges der Mahabharata anzusiedeln, was nach unserer Zeitrechnung etwa 1.000 bis 2.000 Jahre v. Chr. entspricht. Die Caraka- bzw. Sushruta-Samhita, wie sie heute erhalten sind, datieren aus dem 1. Jahrhundert v. Chr. bzw. 1. Jahrhundert n. Chr.

Caraka und Sushruta führten ihr Wissen auf Brahma, den »Schöpfergott«, zurück. Über dessen Schüler, wie z.B. den *Aswinis* – Ärzte der *Devas* (Halbgötter) und Indra – den König der *Devas* – ging das Wissen später:
a) über Atreya und Agnivesha zu Caraka und
b) über Dhanvantari (den vedischen Gott der Heilkunst) zu Sushruta.

3. Im 7. Jahrhundert n. Chr. begann **Vagbhata** erneut den Ayurveda zu aktualisieren. Er führte z.B. neue Heilkräuter ein und beschrieb neue Krankheiten. Außerdem schuf er eine Synthese aus den Lehren von Sushruta und Caraka. Sein Hauptwerk ist die ***Astanga-Hridaya-Samhita.***

Die acht Fachrichtungen des Ayurveda

Alle klassischen Lehrrichtungen des Ayurveda haben **eine** große Gemeinsamkeit. Sie teilen den Ayurveda in **acht Fachrichtungen** ein, die ***Astanga*-Ayurveda** genannt werden.

1. **Innere Medizin – *Kayacikitsa*.** In erster Linie handelt es sich hier um das Wissen der *Doshas*, Konstitutionen und deren Harmonie. Weitere Themen sind: Verdauung und Stoffwechsel, Reinigung und richtige Lebensweise.

2. **Chirurgie – *Shalyatantra*.** Es ist erstaunlich, wie präzise schon damals Operationsmethoden – wie etwa plastische Chirurgie – und Operationsbestecke beschrieben wurden. Auch die Anatomie des Ayurveda steht den modernen Erkenntnissen in nichts nach. In diesen Bereich fällt auch die Lehre von den *Marma*-(Vital)-punkten.

3. **Krankheiten der Augen und des Kopfes (HNO) – *Shalakyatantra*.** Dieses Gebiet ließe sich mit der modernen HNO-Medizin vergleichen. So wurden z.B. schon damals Behandlung und Operation des Grauen Stars beschrieben.

4. **Kinderheilkunde und Geburtshilfe – *Kaumarabhritaya*.** Dieses Gebiet behandelt die Pflege des Kindes im Mutterleib bis nach der Geburt. Es wird auch auf die verschiedenen Aspekte der Mutterschaft eingegangen, wie z.B. Zeit der Empfängnis und Pflege der Mutter bis nach der Geburt (Ernährung, Hygiene, Tagesroutine etc.).

5. **Toxikologie – *Agadatantra*.** Hier werden verschiedenste Gifte beschrieben, ihre Auswirkungen und die Behandlung. Auch giftige oder verdorbene Speisen, ihre Auswirkung und ihre Therapie werden abgehandelt.

6. **Psychiatrie – *Bhutavidya*.** Dieser Bereich widmet sich der Behandlung und Pflege von Geisteskranken. Es werden aber auch Besessenheit durch Geister und Methoden zur Bewusstseinserweiterung, wie Yoga und Meditation etc. erläutert.

7. **Verjüngung und Regeneration – *Rasayana*.** Hier geht es einerseits um richtige Lebensführung, um vorzeitiges Altern zu verhindern. Andererseits werden auch der Aufbau, die Pflege und die Regeneration von Körpergewebe und Immunsystem nach Schwäche, Krankheit und im Alter erläutert.

8. **Aphrodisiaka – *Vajikarana*.** Dies ist die Lehre von der Pflege und Stärkung der Sexualkraft und des Reproduktionsgewebes (*Shukra)*. Im Vordergrund steht jedoch nicht der gesteigerte sexuelle Sinnesgenuss, sondern gesunde Nachkommenschaft und – langfristig betrachtet – die Volksgesundheit.

Wie wir sehen können, muss sich ein ayurvedischer Arzt während des Studiums und der ärztlichen Praxis mit allen Bereichen des Lebens – von der Zeugung bis zum Tode – befassen. Obwohl es hier auch Spezialisierungen auf ein Fachgebiet geben kann, so ist doch jeweils das Wissen über alle anderen Bereiche vorhanden. Der *Vaidya* – der Ayurveda-Arzt – entspricht der Erinnerung an den »guten, alten« Hausarzt, der uns von Kindheit an betreute, bevor es die moderne Aufteilung und Spezialisierung in Facharztbereiche gab. Die heute so weit verbreitete Wanderung von Facharztpraxis zu Facharztpraxis mit den häufig parallel geführten Untersuchungen blieb den Patienten erspart.

Als in der buddhistischen Zeit viele Pilger aus China nach Indien reisten, um alte buddhistische Urschriften zu suchen, berichteten sie über große Universitäten, an denen die ayurvedische Medizin gelehrt wurde, wie z.B. Taxila und Nalada, und in deren Campus etwa 6000 Studenten lebten.

Diese Pilger brachten auch das ayurvedische Wissen mit in ihre Heimat und beeinflussten dadurch nachhaltig die chinesische und tibetanische Medizin. So stammt z.B. die Pulsdiagnose – *Nadi Pariksha* – aus dem Ayurveda!

Nach der Invasion der Mogulen in Indien begann die Zeit der Unterdrückung der alten indischen Kultur und damit auch des Ayurveda. Trotzdem ist der Einfluss des Ayurveda in der persisch/pakistanischen Medizin – *Unani Medizin* – noch heute sichtbar.

Auch die englischen Besatzer Indiens taten alles, um die ayurvedische Medizin zu verbieten und auszurotten. Trotz dieser Unterdrückung blieb dieses Wissen in alteingesessenen, traditionellen *Vaidya* (Ärzte)-Familien erhalten.

Nach der indischen Unabhängigkeit im Jahre 1947 gab es eine Wiederbelebung der indischen Kultur und damit auch des Ayurveda. Trotz größter Bemühungen der internationalen Pharmakonzerne, den indischen Arzneimittelmarkt zu erobern, werden heute etwa 80% der indischen Bevölkerung nach ayurvedischen Heilmethoden behandelt. Auch wird Ayurveda inzwischen wieder an etwa 105 Universitäten und Schulen in Indien gelehrt. Immer mehr Menschen in aller Welt erkennen den Nutzen der sanften, indischen Ganzheitsmedizin.

Der Mensch nach der vedischen Vorstellung

Nach der Shankya Philosophie wird der menschliche Körper in 24 materielle Teile (5 grobstoffliche und 19 feinstoffliche) und in ein spirituelles – die Seele – gegliedert. **Die Seele,** unser wahres Ich, ist ihrem Wesen nach spirituell, göttlich und unvergänglich.
Die Seele ist eingehüllt von **3 Körpern, die wiederum aus 5 Schichten** bestehen.
Der 1. Körper ist der grobstoffliche, physische Körper, welcher noch von zwei feinstofflichen Körpern, dem Astral- und Kausalkörper umgeben ist.

1. **Physischer Körper – *Stula-Sharira***: Der **physische oder grobstoffliche Körper besitzt eine Schicht**, die ***Annamaya-Kosha,*** die zu **ernährende Schicht**, genannt wird. Diese ist an sich unbelebt und besteht aus den *Mahabhutas*, den 5 großen Elementen: Erde (*Prithvi*), Wasser (*Jala oder Ap*), Feuer (*Agni oder Tejas*), Luft (*Vayu*) und Äther/Raum (*Akasha*).
   Nur die Kräfte des feinstofflichen Astralkörpers und die Seele erhalten den physischen Körper am Leben. Beim Tode, wenn sich die Seele und der Astralkörper vom physischen Körper abtrennen, lösen sich die Elemente wieder auf.
   Der physische Körper durchläuft 6 Stadien der Existenz: Geburt, Wachstum, Reife, Reproduktion, Verfall und Tod. Er ist 4 verschiedenen Arten des Leidens ausgesetzt: Geburt, Alter, Krankheit und Tod.

2. **Astralkörper – *Linga-Sharira*: Der astrale oder feinstoffliche Körper besitzt 3 Schichten**. Er bedeckt den physischen Körper – wie ein Handschuh die Hand –, durchdringt ihn jedoch auch.
   a) ***Pranamaya-Kosha*** ist die Energieschicht (*Prana* – Lebensenergie). Hier finden wir die 5 vitalen Luft- oder Energieströme: *Prana, Apana, Samana, Udana und Vyana* mit ihren Energiebahnen (*Nadis* oder Meridianen) und Energiezentren (*Chakren*) sowie die 5 *Karmendriyas* – Organe des Handelns.

Darunter verstehen wir den Mund, Hände, Füße, Organe der Ausscheidung und der Reproduktion. Wir müssen aber verstehen, dass damit die Fähigkeit des Sprechens, der Nahrungsaufnahme, des Greifens und Haltens, des Laufens und Stehens, der Ausscheidung und der Reproduktion gemeint ist.

b) ***Manomaya-Kosha*** ist die **mentale Schicht** (*Manas* – der Geist oder Verstand). Hier befinden sich die *5 Jnanendriyas* – Organe des Wissens. Dazu gehören die Augen – bzw. die Fähigkeit zu sehen, die Ohren – Fähigkeit zu hören, die Nase – Fähigkeit zu riechen, die Zunge – Fähigkeit zu schmecken und die Haut – Fähigkeit zu fühlen. Auch der Geist (Verstand) und *Citta* – das Unterbewusstsein – befinden sich auf dieser Schicht. Die Aufgabe des Geistes ist es, zu verstehen, zu zweifeln, etwas anzunehmen oder abzulehnen und zu wünschen bzw. zu begehren. Hier ist auch der Sitz der niederen Emotionen.

c) ***Vijnanamaya-Kosha*** ist die **Intelligenzschicht** (*Vijnana*- höheres Wissen). Sie ist sozusagen die oberste Kontrollinstanz des Verstandes und prüft und analysiert anhand der Erfahrungen und der gespeicherten Erinnerungen sinnvolles und unsinniges Handeln. Auch das Ego bzw. das falsche Ego (*Ahamkara* – der »Körperformer«), das sich mit dem materiellen Körper identifiziert und sein göttliches Wesen vergisst, befindet sich auf dieser Schicht.
Intelligenz und Ego arbeiten mit dem Geist und dem Unterbewusstsein zusammen und bilden gemeinsam das »innere Instrument« (*Antakarana).*

3. **Kausalkörper – *Karana-Sharira*: Der Kausalkörper besitzt nur eine Schicht**, die ***Anandamaya-Kosha*** oder **Schicht der Glückseligkeit** genannt wird. Sie ist auch der Sitz der höheren Emotionen (Glückseligkeit, Ekstase).
Den Kausalkörper können wir mit einem Architekturbüro vergleichen, in dem ständig ein Bauplan für ein neues Haus (Körper) gezeichnet und nach den Wünschen des Bauherrn (Ego) gestaltet wird. Im Kausalkörper werden alle karmischen Reaktionen als Anlagen (*Sanchita-Karma – Karma* in Samenform) sowie unsere materiellen Wünsche und Verlangen gespeichert.
Mit ***Karma*** sind die Auswirkungen aus diesem oder vorhergehenden Leben gemeint. Es ist das ausgleichende Gesetz von Aktion und Reaktion, Ursache und Wirkung.
Der Kausalkörper ist die Ursache und das Modell für den neuen physischen Körper bei der Reinkarnation. Er wird daher auch als »Ursachenkörper« bezeichnet.
Beim Tode einer Person stirbt nur der physische Körper (»Asche zu Asche, Staub zu Staub«). Der Astralkörper geht mit der Seele vorerst in die feinstoffliche Astralwelt, um zur gegebenen Zeit mit der Seele in einen neuen physischen Körper zu inkarnieren. Er ist die Ursache für Talente, Begabungen, Zu- und Abneigungen etc.

Die Seele – *Jivan-Atman* – unser wahres Ich, ist unsterblich und ewig, voller Wissen und voll unendlicher Glückseligkeit (*Sat-Cit-Ananda-Vigraha*). Die Seele ist spirituell, von göttlichem Wesen und qualitativ eins mit Gott. Nur quantitativ unterscheidet sie sich von der Allmacht Gottes. Der Mensch verfügt daher über schöpferische Qualitäten und sollte daher mit seinen Gedankenkräften sorgsam umgehen.
Da die Seele keine Dualitäten (Gegensätze) kennt, muss sie in der materiellen Welt – der Welt der Dualität – einen physischen Körper annehmen, um leben zu können. Dieser Körper stellt das Werkzeug der Seele dar.

Gott weilt im Herzen als Überseele (*Param-Atman*). Sie ist der göttliche Begleiter auf unserem Weg im Kreislauf der Geburten.

Gott (oder der innere Meister) spricht zu uns in Form unserer Intuition, die wir aber nur in der Stille vernehmen. Nur so können wir Führung von Ihm bekommen, Sein Werkzeug sein und Seinen Willen erfüllen.

Dies (der Körper) ist der Tempel, in dem der Geist Gottes lebt

Neues Testament

Ich weile im Herzen eines jeden Lebewesens
und von mir kommt Wissen, Erinnerung und Vergessen

Bhagavat-Gita

Mahabhutas – Die »großen« Elemente

Im *Bhagavad-Purana* finden wir eine Geschichte, in der die **Schöpfung** anhand der **Entstehung der Elemente – *Mahabhutas*** – geschildert wird:

- Zuerst war das *Mahat-tattva* – die unmanifestierte Materie. Durch Gottes Schöpfungsgedanken kam Bewegung in das *Mahat-tattva,* und es entstand *Akasha* – das Äther- oder Raumelement.
- Aus der Verdichtung des Äthers bildete sich das *Vayu* oder das Luftelement.
- Aus der Reibung der Luft entstand *Tejas*, das Feuerelement.
- Aus der Hitze des Feuers kondensierte sich *Jala oder Ap*, das Wasserelement und
- aus der Dichte des Wassers entstand *Prithvi*, das Erdelement.

Dieses Modell ist deshalb bemerkenswert, weil es eine Parallele zur menschlichen Entwicklung zeigt. Bei der Entwicklung des Kindes im Mutterleib verbindet sich der feinstoffliche Körper immer mehr mit dem physischen Körper, und so entwickelt sich nach und nach die Wahrnehmung des Körpers. **Zuerst** bildet sich der Sinn des Hörens, und es werden **Klänge** (das Äther-Element) wahrgenommen.
Das werdende Kind ist sich daher über alle Geräusche, wie Musik, Lärm und Gespräche oder Streit, die in der Gegenwart der Mutter geführt werden, bewusst. Dies gibt ihm die erste Prägung, z. B. ob es geliebt oder abgelehnt wird!
Im Fall des Sterbens ist die umgekehrte Reihenfolge zu beobachten. Hier trennt sich nach und nach der feinstoffliche Körper vom physischen Körper. Dabei schwindet zuerst der Geruchssinn, (wir nehmen das Erdelement nicht mehr wahr), dann der Geschmackssinn usw., bis zum Gehörsinn (Wahrnehmen des Äther-Elements), der am längsten erhalten bleibt.
So ist es wichtig und zum Vorteil des Sterbenden, mit ihm bis zuletzt zu sprechen, auch wenn er – oberflächlich – gesehen, nichts mehr wahrnimmt. Auch bei Komapatienten ist die liebevolle Kontaktpflege durch Mitteilung wichtig, um ihnen zu zeigen, dass sie für uns noch leben und präsent sind.

Für das Verstehen der ayurvedischen Medizin sind die **5 grobstofflichen »großen« Elemente – *Mahabhutas*** – sehr wichtig, da hiermit die Wirkung von Medizin, Nahrung etc. auf den Körper erklärt wird. Zum besseren Verständnis werde ich nun auf die *Mahabhutas* genauer eingehen:

Erde: Mit Erde oder *Prithvi* bezeichnen wir alle festen Substanzen. Sie besitzen folgende *Gunas* oder Eigenschaften: schwer, hart, träge, rau, fest/stabil, dicht und grob. Die Sinneswahrnehmung von Erde ist der **Geruch.**

Wasser: Mit Wasser oder *Ap* bzw. *Jala* bezeichnen wir alle flüssigen Substanzen. Ihre *Gunas* oder Eigenschaften sind: kalt, flüssig, träge, klebrig, schleimig und ölig.
Die Sinneswahrnehmung von Wasser ist der **Geschmack.**

Feuer: Mit Feuer oder *Tejas* bezeichnen wir alle leuchtenden, heißen bzw. tranformierenden Substanzen. Ihre *Gunas* oder Eigenschaften sind: heiß, scharf, durchdringend, leicht, rau und subtil.
Die Sinneswahrnehmung von Feuer ist das **Sichtbare bzw. die Form.**

Luft: Mit Luft oder *Vayu* bezeichnen wir alle leichten, beweglichen Substanzen. Ihre *Gunas* oder Eigenschaften sind: kalt, leicht, rau, subtil.
Die Sinneswahrnehmung von Luft ist die **Berührung.**

Äther: Bei Äther oder *Akasha* denken wir an den Begriff Äther, wie ihn der Funker versteht, im Sinne von Raum/Ausdehnung. Die *Gunas* oder Eigenschaften sind: leicht, weich, subtil, zusammenziehend und ausdehnend.
Die Sinneswahrnehmung von Äther ist der **Klang.**

Doshas – Bioenergien – Vata, Pitta, Kapha

Mit ***Doshas*** bezeichnen wir bestimmte **Bioenergien oder Grundkräfte**, die unseren **Körper** regeln bzw. beherrschen, sie heißen ***Kapha, Pitta* und *Vata.***

- Aus einer Verbindung von Erde und Wasser entsteht das ***Kapha-Dosha.***
- Aus der Verbindung von Feuer und etwas Wasser entsteht das ***Pitta-Dosha*** und
- aus der Verbindung von Luft und Raum/Äther entsteht das ***Vata-Dosha.***

Die **Funktionen** von *Kapha, Pitta* und *Vata* sind:
- *Kapha* hat die Funktion der **Stabilisierun**g, dient dem Aufbau und dem Zusammenhalt,
- *Pitta* hat die Funktion der Transformation, **Umwandlung** (Verdauung) und
- *Vata* hat die Funktion der Koordination für alle **Bewegungen**.

Ohne diese Funktionen könnte kein Leben bestehen.

Diese *Doshas* wirken nicht nur in unserem Körper, sondern **in der gesamten Natur**, in Tieren, Pflanzen und Früchten – in allen Körpern der Schöpfung, **bis hinein in jede Zelle.**

In der Natur arbeiten alle **Bioenergien** – ***Kapha, Pitta* und *Vata*** zusammen. Der **Regen** spendet der **Erde** Feuchtigkeit (*Kapha).* Die **Sonne** bringt mit ihrer Wärme *(Pitta)* alle Früchte zum Reifen. Der **Wind** *(Vata)* trägt zur Befruchtung der Pflanzen bei. Wenn diese Bioenergien harmonisch zusammenarbeiten, tragen sie zum Leben auf der Erde bei.

Umgekehrt, wenn diese Bioenergien in ein **Ungleichgewicht** kommen, können Überschwemmungen (*Kapha)* das Land verwüsten, zu große Hitze *(Pitta)* lässt die Erde austrocknen, und Stürme (*Vata*) können verheerende Zerstörungen anrichten.

Das Gleiche gilt auch für unseren Körper: Arbeiten *Kapha, Pitta* und *Vata* harmonisch zusammen, sind wir gesund. Der Name dieser Bioenergien »*Dosha*« heißt eigentlich »Fehler« (»das, was verdirbt«) und kommt daher, dass diese Bioenergien die Fähigkeit haben, die *Dhatus* (Körpergewebe) »zu verderben« und damit den Körper krank zu machen, d.h., **ein Ungleichgewicht oder Störungen der *Doshas* bilden letztendlich die Ursache von Krankheiten.**

Die *Doshas* im Körper werden beeinflusst durch die Anteile der *Mahabhutas* (der Elemente) und dem *Virya* (der thermischen Potenz = erhitzend oder kühlend) in der **Nahrung** bzw. in den Medikamenten, sowie durch das **Klima,** die **Jahres- und Lebenszeiten,** durch **persönliches Verhalten** und **Umfeld.**

Jedes *Dosha* hat im Körper einen **Hauptsitz** und einige **Nebensitze.** Der Hauptsitz ist der geeignete Ort, um zur Harmonisierung eines gestörten *Doshas* therapeutisch einzugreifen. Wird hier das angeschwollene *Dosha* abgezogen oder reduziert, so hat dies eine ausgleichende Wirkung auch auf die weiteren Sitze des *Doshas*. Dies geschieht z. B. bei der *Panchakarma*-Therapie und einigen Yoga-*Kriyas* (Yoga-Reinigungsübungen).

Ist z. B. im Körper das *Kapha-Dosha* angeschwollen und wir leiden unter Schnupfen oder Verschleimung der Lunge, so hilft ein künstlich erzeugtes Erbrechen, um aus dem Magen – dem Hauptsitz von *Kapha* – *Kapha* auszuscheiden. Dadurch reduziert sich *Kapha* in den weiteren Sitzen, um es im Hauptsitz wieder aufzufüllen.

Im nächsten Kapitel werde ich daher etwas näher auf die Sitze der *Doshas* im Körper eingehen und die wichtigsten Eigenschaften erläutern.

Aufgaben und Sitze der Doshas im menschlichen Körper und ihre Eigenschaften

Kapha: sorgt im Körper für **Stabilität**, Festigkeit, Ruhe und Ausgeglichenheit. *Kapha* steht für **Anabolismus – Aufbau.** Die beherrschenden Elemente sind **Erde und Wasser.**
Die **Hauptsitze** im Körper sind der Kopf, der Brustbereich und der Magen.
Die Eigenschaften sind: kalt, schwer, stabil/unbeweglich, statisch, ölig/fettig, feucht, weich, langsam, klebrig/trübe.
Kapha wirkt im Körper im zellulären Bereich, bei der Schmierung des Körpers, bei Wachstum und Regeneration, gibt der Haut Glanz und sorgt für angenehmes Befinden.

Es gibt 5 spezielle Bereiche oder »Sitze« von *Kapha* im Körper:

a) ***Kledaka-Kapha*** **im Magen:** zerlegt und befeuchtet die Speisen, schützt den Magen vor *Pitta* und *Agni* (Magensäure) und nährt alle *Kaphas* im Körper.
b) ***Avlambaka-Kapha*** **in der Brust:** kühlt, schützt und nährt das Herz und die Lunge und steuert den psychischen Antrieb.
c) ***Bodhaka-Kapha*** **im Mund und Zunge:** sorgt für Geschmacksempfindung und Speichelfluss. Es regelt den Appetit und die Gelüste.
d) ***Tarpaka-Kapha*** **im Kopf:** ernährt und kühlt die Sinne und bringt uns zur Ruhe. Es schützt die Nerven im Wirbelkanal.
e) ***Sleshaka-Kapha*** **in den Gelenken:** schmiert und festigt die Gelenke und stabilisiert die Bänder und Sehnen. Es macht Knochen elastisch.

Pitta: sorgt im Körper für Temperatur, Temperament und **Umwandlung**. *Pitta* steht für **Metabolismus – Stoffwechsel**. Die beherrschenden Elemente sind **Feuer und Wasser** (z. B. bei Säuren).
Die **Hauptsitze** von *Pitta* sind der Zwölffingerdarm und die Leber.
Die Eigenschaften sind: heiß, scharf, leicht, ölig/weich, flüssig, klar/nicht klebrig, beweglich und durchdringend.

Pitta wirkt im Körper durch das Blut, durch hormonelle Prozesse und steuert Pigmentierung, Verdauung, Abwehrkräfte und Vitalität. Es regelt die Körpertemperatur und stärkt die Intelligenz.

Es gibt 5 spezielle Bereiche oder »Sitze« von *Pitta* im Körper:

a) ***Pacaka-Pitta*** **im Zwölffingerdarm***:* bewirkt die Verdauung durch Zerlegung der Nahrung und unterscheidet brauchbare von unbrauchbaren Nahrungssäften.

b) ***Ranjaka-Pitta*** **in Leber und Milz:** färbt das Blut rot, gibt ihm Wärme und fördert die Blutbildung.

c) ***Sadhaka-Pitta*** **in Herz und Kopf:** stärkt den Verstand und das Gedächtnis, vertreibt *Tamas* (Geisteszustand der Trägheit), führt zu Begeisterung und unterstützt die Erfüllung unserer Wünsche, unterstützt Auffassungsgabe und künstlerische Kreativität.

d) ***Alocaka-Pitta*** **in den Augen:** bewirkt die Sehkraft und übermittelt Eindrücke und Informationen. Es hilft auch bei der Wahrnehmung aller Sinneseindrücke.

e) ***Bhrajaka-Pitta*** **in der Haut:** »verdaut« Stoffe durch und in der Haut (Öle, Salben etc.) und sorgt für die Hautfarbe und -temperatur sowie für Schweißabsonderung und für den Tastsinn.

Vata: sorgt im Körper für **Bewegung/Spontaneität**. *Vata* steht für **Katabolismus – Abbau**.
Die beherrschenden Elemente sind **Luft und Äther/Raum.**
Die **Hauptsitze** von *Vata* sind der Dickdarm und die Beine.
Die Eigenschaften sind: kalt, leicht, beweglich, trocken, rau, locker, hart und nicht klebrig.
Vata wirkt im Körper durch die nervalen Prozesse, *Vata* ist zuständig für Bewegung, Atmung, Emotionen, Empfindungen, Absorption der Nahrung im Darm und für die Ausscheidungen.

Es gibt 5 spezielle Bereiche oder »Sitze« von *Vata* im Körper:

a) ***Prana-Vayu*** **in Kopf und Brust:** regelt die Einatmung und Aufnahme von Lebensenergie und bewirkt aufsteigende Bewegungen und die Herztätigkeit.

b) ***Apana-Vayu*** **im Dickdarm:** bewirkt die Ausscheidung sowie alle Bewegungen nach unten bzw. außen. Es unterstützt die Entbindung.

c) ***Udana-Vayu*** **in Brust und Hals:** bewirkt die Sprache und Vitalität sowie die Ausatmung, fördert unsere Begeisterung und unterstützt das Gedächtnis. Es führt beim Tod die Seele aus dem Körper.

d) ***Samana-Vayu*** **im Magen und Nabel:** setzt die Verdauung in Gang und prüft die Verdaulichkeit der Speisen. Es bewirkt Nervenimpulse von der Peripherie zum Gehirn.

e) ***Vyana-Vayu*** **im ganzen Körper und Herz:** regelt den Kreislauf, den Muskeltonus sowie den Puls. Es bewirkt die Erweiterung und das Zusammenziehen im Körper. Es steuert die Bewegungen der Gliedmaßen und bewirkt Nervenimpulse vom Gehirn zur Peripherie.

Beeinflussung oder Störung der Doshas

Caraka beschreibt in seinem Werk *Caraka-Samhita*, was die *Doshas* beeinflusst oder stört. Wichtig ist dabei, dass wir die Störung, die durch Nahrung oder körperliche Tätigkeit hervorgerufen wird, durch Therapie beeinflussen können, während die Störung, die durch Tageszeit, Jahreszeit und das Lebensalter hervorgerufen wird, nur schwer oder gar nicht beeinflussbar ist.

1. Kapha **wird gestört durch:** Mangel an Bewegung, disharmonisches Umfeld (bewirkt den Aufbau von Schutzpanzer), Schlaf während des Tages, feuchte Kälte, **zu viel** von Fett, Milch und Milchprodukten, Zucker, süßen Früchten, Meeresnahrung, süßem, saurem und salzigem Geschmack.
Ein Gefühl der Schwäche, Schwere, starke Gewichtszunahme, Benommenheit, Müdigkeit, Juckreiz und Blässe sind Zeichen von gestörtem *Kapha.*

2. Pitta **wird gestört durch:** übertriebene Anstrengung, Leistungs- und Zeitdruck, Ärger, Wut und Kummer, zu viel Hitze oder Sonne, **zu viel** von scharfem, saurem und salzigem Geschmack, zu viel erhitzendem Öl (Sonnenblumen-, Sesam-, Senfsamenöl) sowie durch zu viel Alkohol.
Übler Körpergeruch, übermäßiger Schweiß, Gereiztheit, starker Durst und Verlangen nach Kaltem sind Zeichen von gestörtem *Pitta.*

3. Vata **wird gestört durch:** Maßlosigkeit, Unterdrückung von körperlichen Bedürfnissen, Stress- und Angstsituationen, lange Reisen bzw. Autofahrten, plötzliche Wetterwechsel, kaltes, windiges Wetter, trockene Nahrungsmittel, **zu viel** von bitterem, scharfem und herbem Geschmack, Auslassen von Mahlzeiten und zu wenig Schlaf.
Durch verstopfte Kanäle (*Shrotas/Nadis*) und bei Reduzierung der *Dhatus* erhöht sich *Vata.*
Schmerz hat immer eine Ursache in gestörtem *Vata.*
Zittern, Nervosität, Unkonzentriertheit, mangelnde Koordinationsfähigkeit im Körper, Vergesslichkeit und brüchige Fingernägel sind Zeichen von gestörtem *Vata.*

Gunas – Eigenschaften und ihre Wirkung

In den Kapiteln über die Elemente (*Mahabhutas*) und die Bioenergien (*Doshas*) haben wir immer ihre Eigenschaften erwähnt. Ich möchte nun ihre Bedeutung erklären.

Im Ayurveda ist eines der wichtigsten Instrumente für **Behandlung und Therapie das System der Eigenschaften –** ***Gunas***. Es hilft uns bei der **Bestimmung, wie** Elemente, Bioenergien, Nahrung oder Medizin auf unsere Befindlichkeit **wirken.**

Mit diesem System ist es sehr leicht, die Elemente – *Mahabhutas* – in der Nahrung und ihre Wirkung auf den Körper zu beschreiben. Fehlt dem Körper z.B. das Element Erde, die Festigkeit, müssen wir dieses durch die Nahrung hinzufügen. In diesem Fall soll die Nahrung all die »erdigen« Eigenschaften, wie schwer, kompakt oder dicht, hart und kalt haben. – Besitzt die Nahrung jedoch mehr »luftige« Eigenschaften, wie kalt, leicht, rau, trocken und ist von feiner Struktur, wird sie eine nachteilige Wirkung hervorrufen und den Mangel an Festigkeit noch mehr verstärken.

Weitere Beispiele: ein schwerer Körper braucht leichte Nahrung, eine trockene Haut braucht ölig/feuchte Substanzen und bei heißem Wetter hilft ein kühles Bad.

Besonders bei Medikamenten ist es wichtig, ihre Eigenschaften genau zu kennen. So muss z.B. ein Fiebermedikament kühlende Eigenschaften haben, um entsprechend wirken zu können.

Im Ayurveda werden die Eigenschaften in **10 Gegensatzpaare** eingeteilt.

Schwer	–	*Guru*	Leicht	–	*Laghu*
Kühlend	–	*Sita*	Erhitzend	–	*Ushna*
Ölig	–	*Snigdha*	Trocken	–	*Ruksha*
Mild	–	*Manda*	Scharf	–	*Tikshna*
Glatt	–	*Shlakshna*	Rau	–	*Kara*
Fest	–	*Sandra*	Flüssig	–	*Drava*
Hart	–	*Kathina*	Weich	–	*Mridu*
Starr	–	*Sthira*	Beweglich	–	*Sara*
Grob	–	*Sthula*	Subtil	–	*Sukshma*
Schleimig	–	*Pichila*	Klar	–	*Vishida*

Für ein allgemeines Grundwissen reicht jedoch die Kenntnis von den folgenden **drei Gegensatzpaaren**, und deshalb möchte ich sie etwas genauer beschreiben.

Guru	–	**schwer**	***Laghu***	–	**leicht**
Ushna	–	**heiß**	***Sita***	–	**kalt**
Snigda	–	**ölig (feucht)**	***Ruksha***	–	**trocken.**

- ***Guru* – schwer**: Verstärkt *Kapha*, reduziert *Agni*, (das Verdauungsfeuer) und vermittelt ein Gefühl der Schwere und Trägheit, verstärkt das Körpergewicht und ist schwieriger zu verdauen.
- ***Laghu* – leicht**: Verstärkt *Vata* und *Agni,* gibt ein Gefühl der Leichtigkeit und Beweglichkeit und reduziert Gewicht, wird leicht vom Körper verdaut.
- ***Ushna* – heiß**: Verstärkt *Pitta* und *Agni.* Wird gut verdaut und reduziert das Gewicht. Kann aber auch Entzündungen verschlimmern und Zorn und Ärger verstärken.
- ***Sita* – kalt**: Verstärkt *Vata* und *Kapha,* reduziert *Agni* und die Körpertemperatur, gibt ein Gefühl der Kälte und reduziert die Sensibilität. Führt zu Gewichtszunahme.
- ***Snigda* – ölig**: Verstärkt *Kapha* und *Pitta* und *Agni,* befeuchtet das Körpergewebe und stabilisiert den Wasserhaushalt; macht den Körper weich und geschmeidig, führt zu Gewichtszunahme.
- ***Ruksha* – trocken:** Verstärkt *Vata* und vermindert *Agni,* reduziert das Gewicht, gibt das Gefühl von Trockenheit, verstärkt die Flüssigkeitsaufnahme im Dickdarm und führt daher leicht zu Verstopfung.

Unter ***Agni*** verstehen wir den Aspekt von *Pitta,* der die nötige Energie für unsere Verdauung, Stoffwechsel und Zellstoffwechsel liefert. Es wird auch als das »Verdauungsfeuer« bezeichnet. Weitere Erläuterungen dazu finden Sie im Kapitel »Wissenswertes über Ernährung und Verdauung«.

Prakriti – die verschiedenen Konstitutionstypen

In jedem Körper ist immer ein Zusammenspiel der *Doshas Kapha, Pitta* und *Vata* zu beobachten. Aus dem Verhältnis der *Doshas* zueinander bzw. der Dominanz eines *Doshas* bestimmen wir einen sogenannten **Konstitutionstypus – *Prakriti.*** Hierbei finden wir den ***Kapha-***, ***Pitta-*** und den ***Vata-*Typ** und die **Mischtypen**.

So sprechen wir beispielsweise von einem **reinen *Kapha*-Typ**, wenn der Anteil von *Kapha* um die 50% liegt und von *Pitta* und *Vata* z.B. bei 20% oder 30%. Hier gibt **das dominierende *Dosha*** die Bezeichnung des *Prakriti* bzw. Konstitutionstypus.
Finden wir etwa 40% von *Kapha* und *Pitta* bzw. 20% *Vata*, so sprechen wir von einem **Mischtyp**, da hier **zwei *Doshas* den gleichen Anteil** haben. Hier werden wir Eigenschaften beider *Doshas* vorfinden und berücksichtigen müssen. Es ergeben sich also die Mischtypen *Kapha/Pitta*, *Kapha/Vata* und *Pitta/Vata*.
Ganz selten finden wir die totale Harmonie aller drei *Doshas*, und diesen *Prakriti*-Typ nennen wir ***Sama-Dosha* – Gleichheit der *Doshas*.**
Die Konstitution ist von Geburt an fixiert und unterliegt nur geringen Änderungen.

Vorgeburtliche Faktoren der Konstitution

1. Beschaffenheit von Samen bzw. Eizelle der Eltern,
2. Körperlicher Zustand der Eltern, ihre Ernährung und ihr Bewusstsein,
3. Jahreszeit der Empfängnis,
4. Zusammensetzung der *Mahabhutas* (Elemente),
5. Karmische (schicksalhafte) Vorbestimmung.

Beeinflussung der Konstitution während des Lebens

1. Soziales, gesellschaftliches und familiäres Umfeld,
2. Räumliche und zeitliche sowie klimatische Faktoren,
3. Ernährung und Lebensweise,
4. die Lebenszeitabschnitte und das Alter.

Ich werde nun die Konstitutionstypen etwas genauer vorstellen:

Körperbau und allgemeines Erscheinungsbild

1. ***Kapha:*** Der Körper ist stämmig, untersetzt, groß und oft dick, aber im Allgemeinen wohlproportioniert. Er ist dem pyknischen Typ zuzuordnen. Der Brustkorb ist breit, stark entwickelt und meist vorgewölbt. Der Körper besitzt schwere, starke und kräftig ausgebildete Muskeln und Knochen, was ihm viel Kraft und gute Ausdauer verleiht. *Kapha*-Typen neigen allerdings zu Übergewicht. Die Bewegungen sind langsam bis träge.
2. ***Pitta:*** Der Körper ist von mittlerer Statur und von durchschnittlichem Gewicht, er besitzt unauffällige und nicht so stark ausgebildete Muskeln und Knochen, hat daher nicht so viel Kraft und geringere Ausdauer wie *Kapha*. Er ist der athletische Typ. Der Brustkorb ist flach und selten muskulös. Die Bewegungen sind schnell und effektiv.
3. ***Vata:*** Der Körper ist entweder sehr groß, schlank bzw. dünn oder sehr klein und von zierlicher Gestalt. Er gehört zum leptosomen Typ. Er hat ein unscheinbares Äußeres. Der Brustkorb ist flach und oft eingefallen (Trichterbrust) und schmal. Der Körper ist schwach entwickelt mit geringem Gewicht und schmalen, aber hervorstehenden Gelenken und hervortretenden Adern. Die Knochen sind deutlich sichtbar und von geringer, sehniger und schwacher Muskulatur bedeckt. Hier finden wir wenig Kraft und geringe Ausdauer.
Die Bewegungen sind fahrig bis zittrig, weisen aber eine ausgezeichnete Schnellkraft aus.

Haut

1. ***Kapha:*** Die Haut ist dick, feucht/ölig, glänzend, elastisch, weich und glatt, sie ist unempfindlich und fühlt sich kühl oder kalt an. *Kapha*-Typen frieren allerdings wegen der isolierenden Fettschicht nicht so leicht. Sie schwitzen wenig, der Schweiß hat dann einen angenehmen Geruch. Die Hautfarbe ist heller und blasser als üblich.
2. ***Pitta:*** Die Haut ist glänzend, glatt und warm. Da *Pitta*-Typen schnell und oft schwitzen, finden wir meist eine feuchte, ölige Haut. Hauptmerkmale sind Sommersprossen, Pickel, Akne, rötliche Muttermale und Falten. Die Hautfarbe ist rot, rosa oder gelblich. Die *Pitta*-Haut verträgt nicht viel Sonne und neigt zu Sonnenbrand.
3. ***Vata:*** Die Haut ist dünn, trocken, rau bis rissig, empfindlich, oft faltig bzw. runzelig. Sie weist oft dunkle Muttermale auf. *Vata*-Typen haben eine kalte Haut, schwitzen wenig und frieren leicht. Die Hautfarbe ist matt, glanzlos, bräunlich bis dunkel, oft mit Grauton.

Haare

1. ***Kapha:*** Die Haare sind stark, gelockt oder dicht gekräuselt, oft fettig, fest, aber weich. Wir finden selten Haarausfall und nie Glatze. Die Haarfarbe ist meist dunkel.
2. ***Pitta:*** Die Haare sind fein, dünn, seidig, weich, glatt, aber mäßig, sie ergrauen sehr früh. Wir finden bei *Pitta*-Typen frühzeitig Haarausfall und Glatze. Die Kopfhaut ist dann sehr sonnenempfindlich! Die Haarfarbe ist braun, rötlich oder kupferfarben.
3. ***Vata:*** Die Haare sind spärlich, trocken, glanzlos, leicht gewellt und oft brüchig.

Kopf und Gesicht

1. ***Kapha:*** Der Kopf ist groß, quadratisch, aber mit weichen Formen. Das Gesicht ist rund und groß mit weichen Zügen und einem blassen Teint. Die Stirn ist breit und fleischig, die Augen sind groß, klar und rund, offen und oft hervorstehend, mit sanftem, ruhigem Blick. Meist finden wir dicke, buschige Augenbrauen und starke, dichte, geschwungene Wimpern. Die Nase ist groß, dick, fest und breit (Knollennase). Die Lippen sind dick, weich und fest und die Zähne groß, weiß und stark.
2. ***Pitta:*** Der Kopf ist mittelgroß mit runder Form. Das Gesicht ist rund oder oval, von durchschnittlicher Größe, zeigt oft markante Züge. Der Teint ist rosa, rot und leuchtend. Deutlich rote Wangen sind ein *Pitta*-Merkmal. *Pitta*-Typen erröten auch leicht. Die Stirn ist durchschnittlich groß und zeigt Falten. Die Augen sind mittelgroß, oval oder schmal, mit durchdringendem Blick. Sie sind oft rot und entzündet. Die Augenbrauen sind mäßig stark, aber fein und die Wimpern klein, dünn und sehr fein. Die Nase ist mittelgroß, mit oft scharfem Nasenrücken und spitzer Nasenspitze. Der Mund zeigt mittelgroße Zähne und oft blutendes Zahnfleisch. Die Lippen sind durchschnittlich stark, weich und sehr rot.
3. ***Vata:*** Der Kopf ist klein, schmal und lang, das Gesicht ist länglich, oval, schmal, klein, oft zerfurcht und ausdruckslos. Wir finden hervorstehende Wangenknochen. Der Teint ist fahl, die Stirn klein oder hoch und gerunzelt. Die Augen sind klein, oft verkniffen, trübe, trocken, unruhig, mit ängstlichem, nervösem und scheuen Blick.
   Die Augenbrauen und Wimpern sind schwach, dünn und brüchig. Die Nase kann klein oder lang sein, schmal, meist gebogen oder unregelmäßig geformt (Hakennase). Der Mund ist schmal, oft finden wir verkniffene, blasse, trockene und rissige Lippen und ungerade Zähne. Große Zwischenräume der vorderen Schneidezähne sind ein *Vata*-Merkmal.

Nacken/Schultern

1. ***Kapha:*** Der Nacken ist stark und dick, der Kopf sitzt oft direkt auf den Schultern. Diese sind überdurchschnittlich breit und stämmig.
2. ***Pitta:*** Der Nacken ist von mittlerer Stärke und die Schultern zeigen eine durchschnittliche Breite.
3. ***Vata:*** Der Nacken ist lang, schmal und sehnig. Markant ist auch der hervortretende Kehlkopf. Die Schultern sind sehr schmal und klein, mit flachen Schulterblättern und oft gekrümmt.

Arme, Hände, Finger

1. ***Kapha:*** Die Arme sind stark und lang, dick, aber wohlgeformt mit großen starken, festen, meist kühlen Händen. Die Finger sind dick und groß mit dicken, festen, aber elastischen und hellen Fingernägeln. Der Händedruck ist fest, meist feucht, ölig und kühl.
2. ***Pitta:*** Die Arme sind von mittlerer Stärke und Länge und weisen meist eine weiche Muskulatur auf. Die Hände sind mittelgroß, weich, feucht und warm mit rosa Haut. Die Finger sind mittelgroß mit weichen, rosafarbenen und nicht sehr großen Nägeln. Der Händedruck ist fest und warm.
3. ***Vata:*** Die Arme sind dünn und sehnig, entweder sehr lang oder sehr kurz. Die Hände sind klein und schmal, kalt, rau und rissig, ruhelos – sie halten selten still –, mit langen, dünnen Fingern. An den Händen treten Adern und Sehnen deutlich hervor. Die Fingernägel sind klein, dünn, rau und brüchig. Nägelkauen ist ein *Vata*-Merkmal! Der Händedruck ist kraftlos und unruhig.

Beine, Füße

1. ***Kapha:*** Die Beine sind stämmig, rund und fest, mit dicken, starken Oberschenkeln und großen, breiten und kräftigen Füßen.
2. ***Pitta:*** Die Beine sind von mittlerer Stärke und Länge mit weicher Muskulatur und durchschnittlichen Oberschenkeln. Die Füße sind mittelgroß, weich, feucht und rosa.
3. ***Vata:*** Die Beine sind schlank und dünn, überdurchschnittlich lang oder kurz, mit hervorstehenden Kniegelenken und sehnigen, dünnen Oberschenkeln, die nur mäßige Muskulatur aufweisen. Die Waden sind klein und hart und weisen die Tendenz zu Krämpfen auf. Die Füße sind schmal, lang oder klein, mit trockener, rauer und rissiger Haut, und sie stehen selten still (*Vata*-Typen reden mit Händen und Füßen).

Gelenke

1. ***Kapha:*** Alle Gelenke im Körper sind groß, stark, fest und gut geschmiert.
2. ***Pitta:*** Alle Gelenke im Körper sind durchschnittlich gebaut, nicht so stabil und oft locker.
3. ***Vata:*** Alle Gelenke im Körper sind schmal, treten aber deutlich hervor, sind schlecht geschmiert, trocken. Knackende Gelenke sind ein typisches *Vata*-Zeichen.

Kreislauf

1. ***Kapha:*** Der Kreislauf ist langsam und beständig, der Puls langsam, stetig und regelmäßig.

2. **Pitta:** Der Kreislauf ist gut und bewirkt einen gut durchbluteten, warmen Körper. Der Puls ist stark und springend.
3. **Vata:** Der Kreislauf ist unregelmäßig, was oft zu Durchblutungsstörungen führt. *Vata*-Typen bekommen leicht Herzklopfen. Der Puls ist schnell, unregelmäßig, kann aber auch dünn und schwach sein.

Verdauung, Stoffwechsel, Appetit

1. **Kapha:** *Kapha*-Typen haben eine langsame bis träge Verdauung, einen langsamen, aber effektiven Stoffwechsel und sind daher gute Futterverwerter. Sie benötigen wenig Nahrung, nehmen schnell zu und so gut wie nicht ab. Sie können daher ohne Probleme einmal eine Mahlzeit ausfallen lassen.
2. **Pitta:** *Pitta*-Typen können große Mengen und alle Arten von Nahrung gut verdauen und nehmen dabei kaum zu. Ihr Stoffwechsel ist gut. Sie sollten nur bei scharfen und sauren Speisen vorsichtig sein. Sie essen gerne gut, viel und oft und haben starken Durst. Sie benötigen unbedingt 3 regelmäßige Mahlzeiten täglich. Sie vertragen es schlecht zu hungern. Sie bevorzugen kühle Speisen und Getränke.
3. **Vata:** *Vata*-Typen neigen zu unregelmäßigem Appetit, unregelmäßiger Verdauung und zu Gewichtsabnahme. Sie nehmen schwer zu. Ihr Stoffwechsel ist unregelmäßig. Sie sollten sich unbedingt angewöhnen, regelmäßig 3 Mahlzeiten zu sich zu nehmen und keine Mahlzeiten auszulassen. *Vata*-Typen essen oft zu schnell und kauen ungenügend. Daher neigen sie zu Blähungen und Verstopfungen. Sie sollten warme Mahlzeiten und Getränke bevorzugen.

Stimme und Sprechweise

1. **Kapha:** Die Stimme klingt wohltuend, angenehm, tief und volltönend. Die Sprache ist langsam, deutlich, folgerichtig, behäbig, oft wortkarg.
2. **Pitta:** Die Stimme klingt scharf, schrill und aggressiv. Die Sprache ist klar, argumentativ, treffend, fließend und kraftvoll und die Wortwahl kann sehr verletzend sein. *Pitta*-Typen sind gute Redner mit bestechenden Argumenten und Überzeugungskraft.
3. **Vata:** Die Stimme ist schwach, leise, oft heiser. Die Sprache ist schnell, oft geschwätzig, teils zusammenhangslos und sprunghaft.

Einstellung

1. **Kapha:** entschieden, beständig, langsam, aber gewiss.
2. **Pitta:** bestimmt, hitzig, wetteifernd, verbissen, entschlossen.
3. **Vata:** unentschlossen, schnell, Tätigkeiten werden schnell begonnen, aber nur mit Unterbrechungen und verspätet abgeschlossen.

Verhalten/Charakter/Emotionen

1. **Kapha:** Vom Charakter her sind *Kapha*-Typen ruhig, zufrieden, geduldig, gütig, sanft, vergebend, tolerant, harmoniebedürftig, zärtlich, anhänglich, respektvoll gegenüber Älteren, zuverlässig und sentimental. Sie haben ein ausgeglichenes Gemüt und sind daher schwer reizbar.

   Allerdings neigen sie auch zu Anhaftung, geistiger Unbeweglichkeit, Neid und Gier. Sie können auch zögerlich, antriebsschwach, unflexibel sein und wirken oft lethargisch.

2. ***Pitta:*** Vom Charakter her sind *Pitta*-Typen mutig, aber auf Sicherheit bedacht, entschlossen, hilfsbereit, scharfsinnig, selbstsicher, fröhlich und unternehmungslustig und ehrgeizig. Sie haben Führungsqualitäten. Sie können aber auch nachtragend (auch über längere Zeit), jähzornig, ungeduldig, unbeherrscht, streitsüchtig und zerstörerisch sein. Sie sind schnell ärgerlich und schnell wieder erfreut, gütig zu Untergebenen, streng bei Widerspruch. *Pitta*-Typen sind nicht leicht zu überreden, aber experimentierfreudig und neugierig. Sie lieben ihre Freiheit und lassen sich nicht gerne an die »Kette« legen.
3. ***Vata:*** Vom Charakter her sind *Vata*-Typen einfallsreich, spontan, heiter, fröhlich (Luftikus), flexibel, empfindsam. Durch ihre Sensibilität fühlen sie sich vortrefflich in jede Situation ein. Sie können mit wenig Besitz auskommen und trotzdem rundum zufrieden sein. Eine gewisse Losgelöstheit vom Materiellen ist ihnen eigen. Sie haben ein gutes Vorstellungsvermögen.
   Sie neigen jedoch auch zu Unzuverlässigkeit und ängstlichem Zaudern. Sie schieben gerne Verantwortung von sich und zeigen eine unruhige, unsaubere Handschrift. Oft sind sie auch unkonzentriert, vergesslich, wankelmütig, unberechenbar, rebellisch, ungeduldig, überheblich, nervös (Zappelphilipp), sorgenvoll, ängstlich. Ihre Gefühlswelt ist instabil.

Intelligenz/Gedächtnis

1. ***Kapha:*** Der Verstand arbeitet langsam bis träge, ist jedoch sehr gut entwickelt. *Kapha*-Typen sind wenig entscheidungsfreudig und wägen sehr lange ab. Die Entscheidungen sind dann jedoch wohldurchdacht und werden konsequent ausgeführt. Sie halten allerdings oft stur an falschen Entscheidungen fest. Das Gedächtnis ist sehr gut, vor allem das Langzeitgedächtnis.
2. ***Pitta:*** Der Verstand zeigt eine schnelle Auffassungsgabe, er ist intelligent, kritisch und konsequent. *Pitta*-Typen hinterfragen gerne, können gut analysieren und sind nicht leicht zufriedenzustellen. Das Gedächtnis ist sehr gut, scharf und vergleichend.
3. ***Vata:*** Der Verstand arbeitet sehr spontan und ist anpassungsfähig, spontane Auffassungsgabe, wir finden schnelles Verstehen, doch kein kontinuierliches Umsetzen. Allerdings kann sein Arbeiten auch unentschlossen, zögernd bis ängstlich sein. *Vata*-Typen verlieren leicht den Faden, auch fehlt es manchmal an Willenskraft. *Vata*-Typen haben ein schwaches Gedächtnis – sie verstehen schnell, vergessen aber genauso schnell.

Schlaf

1. ***Kapha:*** Der Schlaf der *Kapha*-Typen ist schwer, tief und ohne Unterbrechungen. Sie benötigen wenig Schlaf (ca. 6 Stunden), haben allerdings Schwierigkeiten mit dem Aufwachen.
2. ***Pitta:*** Der Schlaf ist mäßig tief und nicht von langer Dauer. *Pitta*-Typen wachen leicht auf, schlafen aber ohne Probleme schnell wieder ein. Sie brauchen mehr Schlaf als *Kapha* (ca. 7 Stunden).
3. ***Vata:*** Der Schlaf ist leicht mit Unterbrechungen, mit der Tendenz zur Schlaflosigkeit und Zähneknirschen. *Vata*-Typen benötigen mehr Schlaf als *Kapha* und *Pitta* (ca. 8 Stunden).

Empfindlichkeiten/Krankheiten/Abwehrkraft

1. ***Kapha:*** Empfindlich gegen Kälte. *Kapha*-Typen neigen zu Übergewicht, Mattigkeit, Ödemen, Verschleimungen – vor allem der Atemwege –, Depressionen und Antriebsschwäche. Sie haben allerdings ein sehr gutes Immunsystem und erkranken daher nur selten. Sie reagieren langsam auf Medikamente und Therapie und benötigen daher hohe Dosierungen.
2. ***Pitta:*** Empfindlich gegen Hitze und Sonne. *Pitta*-Typen neigen zu Entzündungen, Infektionen und fiebrigen Erkrankungen. Sie haben eine durchschnittliche Abwehrkraft. Sie reagieren durchschnittlich schnell auf Medikamente und Therapie und benötigen eine mittlere Dosierung.
3. ***Vata:*** Empfindlich gegen Kälte und Wind. *Vata*-Typen tendieren zu Spannungszuständen, Muskelkrämpfen, Allergien, Schmerzzuständen, Arthrosen und Erkrankungen des Nervensystems. Sie haben ein schwaches Immunsystem und hohe Krankheitsanfälligkeit. Sie reagieren allerdings schnell und gut auf Medikamente und Therapie und benötigen nur geringe Dosierung. Jedoch zeigen sie häufig unerwartete Nebenwirkungen. *Vata*-Typen vergessen »gern« die Einnahme von Medikamenten.

Das Leben allgemein

1. ***Kapha*-Typen** lieben das Meer, Wasser und Wassersport. Sie brauchen Sonne und Wärme und mögen bunte Blumen und Farben, gute Düfte und schminken sich gerne. Sie können gut mit Geld umgehen und sind meist gute, erfolgreiche Geschäftsleute. Sie erfreuen sich guter, stabiler Gesundheit mit hoher Lebenserwartung. Sie sind als Freunde beliebt, da sie zuverlässig und nicht streitsüchtig sind. Als Feinde sind sie jedoch auch nicht angenehm, da sie ein langes Gedächtnis haben, nachtragend sein können und ihre Meinung nicht so leicht ändern (»vergeben, aber nicht vergessen«).
   ***Kapha*-Typen benötigen zum Ausgleich viel Bewegung und vor allem Begeisterung.**
2. ***Pitta*-Typen** lieben Sport, Spiel, Jagd und Wettkampf, aber auch Tanz, Gesellschaft und Politik. Sie gehen keiner Herausforderung aus dem Wege, und sie stehen gerne im Mittelpunkt, sei es in Gesellschaft oder Kampf. *Pitta*-Typen bevorzugen kühleres Klima und sollten sich im Sommer bei Hitze möglichst im Schatten aufhalten.
   Da sie sehr verbissen sein können, überschätzen *Pitta*-Typen leicht ihre Grenzen und ihr Energiepotenzial und neigen daher leicht zum »Ausbrennen« (Burned out Syndrom). *Pitta*-Typen sind »Arbeitstiere« und geben eine begonnene Arbeit nicht gerne ab, auch unterbrechen sie sich ungern. *Pitta*-Typen sind sehr von sich selbst überzeugt, selbstherrlich und leicht reizbar, sie lieben und verteidigen ihre Freiheit. Ihre Launen wechseln oft sehr spontan!
   Zum Ausgleich sollten *Pitta*-Typen unbedingt lernen, sich zurückzunehmen, zu sich und anderen »nein« zu sagen und sich nicht zu überfordern. Für sie sind Regenerationspausen sehr wichtig. Für sie sind Entspannungsübungen, Meditation und Yoga von Vorteil.
3. ***Vata*-Typen** bewegen sich gerne und sind deshalb oft auf Reisen. Sie sind verspielt, erzählen gerne Witze und Geschichten, sie sind gerne künstlerisch und gestaltend tätig. Sie lieben Theater und Schauspielerei, allerdings sind sie oft sehr exzentrisch. Sie lieben Natur und Parks, sie suchen die Sonne und die Wärme. Da sie unstetig und unzuverlässig sind, haben sie selten viele Freunde.
   Als Ausgleich benötigen *Vata*-Typen konsequent Regelmäßigkeit und Beständigkeit, Entspannung, Ruhe, Meditation und Yoga.

Zusammenfassung der Konstitutionstypen

Ich möchte nun die Konstitutionstypen in einer kurzen Zusammenfassung skizzieren und dabei auf die markantesten Merkmale der einzelnen Konstitutionen eingehen, und zwar sowohl auf die reinen Typen als auch auf die Mischtypen.

Kapha

Da *Kapha* für Fülle steht, hat der *Kapha*-Typ meist einen großen und fülligen Körperbau. Da *Kapha* für den Aufbau des Körpers steht, wird man nur ganz selten schlanke *Kapha*-Typen finden. Das Besondere an *Kapha* ist jedoch, dass, selbst wenn sie übergewichtig sind, die Proportionen harmonisch bleiben. Der *Kapha*-Typ hat einen kräftigen Knochenbau, er ist muskulös, hat aber keine kantigen, sondern weiche Formen. Sehr typisch für ihn sind eine ölige, fette Haut, große Augen und üppiges Haar.

Der *Kapha*-Typ hat von allen Konstitutionstypen den langsamsten Stoffwechsel und tendiert daher zu Verstopfung. Allerdings ist er der beste Futterverwerter, der aus den kleinsten Mengen der Nahrung ausreichend Nährstoffe gewinnen kann. *Kapha* nimmt sehr schnell zu, aber hat große Probleme, Gewicht zu reduzieren. Deshalb ist es für *Kapha*-Typen kein Problem, eine Mahlzeit ausfallen zu lassen.
Beim *Kapha*-Typ sind im Allgemeinen die Körperfunktionen langsam. Er reagiert deshalb auch am langsamsten auf äußere Einflüsse.
Auch geistig ist der *Kapha*-Typ langsam, aber sehr genau. Er fällt seine Entscheidungen spät, aber wohl durchdacht. Hat er seine Meinung gebildet, so bleibt er sich treu und man kann sich auf ihn verlassen. Er ist sehr verlässlich, wenn er etwas verspricht.
Der *Kapha*-Typ hat einen ruhigen, ausgeglichenen Geist, er liebt Friede und Harmonie und verträgt keine Streitereien. In Beziehungen oder in Gesellschaft bildet er meist den ruhenden Pol, ebenso im Beruf. Er ist geduldig, ausdauernd und lässt sich auch in Stress-Situationen selten aus der Ruhe bringen. Da der *Kapha*-Typ meist introvertiert ist, erscheint er oft unbeteiligt, aber er fühlt sich einfach mit sich selber wohl.
Die Gefahr für ihn liegt jedoch in geistiger Trägheit und Antriebslosigkeit, der Neigung zur Melancholie bis hin zur Depression. Er braucht Anerkennung und Begeisterung. Diese motivieren ihn zu hohen Leistungen.

Pitta-Nahrung und Wärme im Allgemeinen sind für ihn wichtig zum Ausgleich für seine kalte *Kapha*-Konstitution. Leichtverdauliche Nahrung sollte er vorziehen, ebenso warme Getränke und Speisen.

Da *Kapha*-Typen meist ein hohes Reservepotenzial haben, haben sie im Allgemeinen die größte Ausdauer und die höchste Lebenserwartung. Wenn sie im Einklang mit ihrer Natur leben, sind sie auch nur selten krank. Sonst tendieren sie zu Verschleimung, Wasseransammlung und Übergewicht bei Bewegungsmangel.

Pitta

Der *Pitta*-Typ hat einen mittleren Körperbau, der meist athletisch und muskulös ist. Allerdings hat sein Körper mehr harte Formen. Besondere Merkmale sind seidiges, welliges Haar mit Neigung zur Glatzenbildung sowie ein rötlicher Teint mit Sommersprossen. Seine Haut neigt zu Entzündungen und Pickeln.

Pitta-Typen haben den schnellsten Stoffwechsel und die beste Verdauung. Deshalb neigen sie zu unkontrollierbarem Hungergefühl. Sie benötigen unbedingt drei Mahlzeiten am Tag, um ihre Energiereserven stabil zu halten.

Der *Pitta*-Typ hat einen leicht agitierbaren Geist, reagiert schnell und neigt zu Ungeduld und Jähzorn. Er hat ein dominantes Wesen, duldet selten Widerspruch und kann auf Kritik oft überzogen reagieren. Er ist ein guter Redner mit Überzeugungskraft. Selbstzweifel sind bei ihm selten.
Er ist meist extrovertiert und vermisst oft die innere Ruhe. Wenn er sein eigenes Arbeitstempo bestimmen kann, so hat er gute Ausdauer und bewährt sich in Stress-Situationen. Er neigt jedoch bei Störungen von außen zu »Ausrastern.«
Er hat ein dynamisches Wesen und ist generell ein »Arbeitstier« und muss immer etwas zu tun haben. Er neigt jedoch dazu, erst zu agieren und dann zu denken.
Er hat keine Probleme, mehrere Arbeiten gleichzeitig durchzuführen. Da er ein Perfektionist ist, kann er aber Arbeiten, die abgeschlossen sind, selten loslassen und grübelt, was er hätte besser machen können. Er tendiert jedoch dazu, während seiner momentanen Arbeit neue Projekte für die Zukunft zu planen.
Daher neigt der *Pitta*-Typ dazu, sich von der Arbeit getrieben zu fühlen und kommt so schwer zur Ruhe. Da der *Pitta*-Typ außerdem dazu neigt, immer an die Grenzen seiner Energiereserven zu gehen, läuft er im allgemeinen Gefahr, sich zu verausgaben, was letztendlich zum Burned out Syndrom führen kann.
Da *Pitty*-Typen dynamische Naturen sind, entstehen bei ihnen Störungen und Krankheiten recht schnell, sie haben jedoch eine gute Heilungstendenz. Typische Erkrankungen der *Pitta*-Typen sind Entzündungen. Deshalb tut ihnen alles gut, was ihr *Pitta* abkühlt. Das bezieht sich auf die Lebensweise und die Ernährung.

Vata

Da *Vata* für Abbau steht, sehen wir bei *Vata*-Typen im körperlichen Bereich selten Fülle, sondern eher Mangel. Bei ihnen findet man meistens einen lang aufgeschossenen, schlanken bis hageren, knochigen Körperbau. Es gibt jedoch *Vata*-Typen mit einem kleinen, zierlichen und grazilen, elfenhaften Körperbau. Sie tendieren nicht zum muskulösen, sondern eher zum sehnigen Körper.
Merkmale von *Vata* sind deutlich sichtbare Adern und Sehnen, schwach ausgekleidete Gelenke, eine trockene, raue Haut sowie die Tendenz zu brüchigen Fingernägeln und Haaren. Da ihnen das Feuerelement fehlt, neigen sie zum Frieren und haben oft kalte Hände und Füße.

Vata-Typen haben im Allgemeinen einen sehr unregelmäßigen Stoffwechsel. Es gibt Tage, da haben sie großen Hunger und eine gute Verdauungskraft. Diese wechseln jedoch häufig mit Appetitlosigkeit und schwacher Verdauung ab, die sich durch Blähungen und Verstopfung äußern. *Vata*-Typen nehmen im Allgemeinen sehr leicht ab, haben es jedoch schwer, Gewicht aufzubauen, was zu Problemen bei der Regeneration nach Krankheiten führen kann.
Da sich *Vata*-Typen leicht ablenken lassen, übersehen sie oft Hungergefühl und lassen daher Mahlzeiten ausfallen. Da sie aber die geringsten Reserven haben, ist es für sie wichtig, drei warme Mahlzeiten am Tag einzunehmen.
Vata-Typen haben einen unruhigen und unstetigen Geist und reagieren sehr schnell. Sie tendieren zu Unkonzentriertheit und Fahrigkeit. Jedoch haben sie generell ein fröhliches Gemüt und Lebensfreude. Sie sind Lebenskünstler und Luftikusse. Sie sind am spontansten von allen Typen und sprühen vor Ideen. Sie haben meistens einen guten Spruch oder Witz auf Lager.
Sie haben meist künstlerische Neigungen und die Fähigkeit, sich in Situationen und andere Menschen hineinzuversetzen. Im Allgemeinen sind sie sehr sensibel, einfühlsam und verletzlich. *Vata*-Typen tendieren oft zu Gegensätzen. Sind sie stabil, so gehen sie

fröhlich und unbeschwert durchs Leben. Sind sie jedoch gestört, tendieren sie zu Ängstlichkeit, Sorgen und endlosem Grübeln.
Es fehlt ihnen am langfristigen Denken und Planen und sie haben meist ein schwaches Gedächtnis. Generell haben *Vata*-Typen wenig Durchhaltevermögen und Durchsetzungskraft. Stress-Situationen gehen sie gerne aus dem Weg, so wie sie es auch nicht lieben, in Verantwortung eingebunden zu sein. Sie sind nicht faul, wollen aber ihr Leben genießen. Wenn man ihnen die Möglichkeit gibt, ihren eigenen Lebensrhythmus zu gestalten, so sind sie umgänglich, hilfsbereit und einsatzfreudig.

Da *Vata* für Bewegung im Körper steht, lieben es *Vata*-Typen, sich zu bewegen. Längeres Stillsitzen ist für sie im Gegensatz zum *Kapha*-Typ eine Qual. Sie lieben Tanz und Sport, jedoch ohne ehrgeizige Ziele.
Sie brauchen erhitzende *Pitta*-Nahrung und aufbauende *Kapha*-Nahrung. Alle Aktivitäten, die *Pitta* und *Kapha* stärken, tun ihnen gut.
Bei *Vata*-Typen treten Krankheiten sehr spontan auf, heilen jedoch sehr schnell. *Vata*-typische Erkrankungen sind Allergien, Nervenschmerzen, Muskelkrämpfe, Gelenksarthrosen sowie die meisten geistigen Störungen, wie Panikattacken, Psychosen etc. Bei allen Schmerzen ist ein erhöhtes *Vata* beteiligt.

Mischtyp Kapha/Pitta

Hier mischen sich die äußeren Merkmale von *Pitta* und *Kapha*. Diese Typen können z. B. einen kräftigen, rundlichen Körperbau haben, aber zu Glatzenbildung neigen.
Menschen mit dieser Konstitution sind im Allgemeinen sehr erfolgreich in jeder Hinsicht. Denn sie haben die Dynamik und das Temperament von *Pitta* und die Ausdauer und Kraft von *Kapha*. Der Anteil von *Kapha* dämpft das *Pitta*-Feuer. Das gibt ihnen auch die nötige Besonnenheit und Ausgeglichenheit und die Lust am Genießen. Der feurige Anteil von *Pitta* bringt Begeisterung und Drang nach Aktivitäten und ist ein guter Ausgleich für die Schwere und Trägheit des *Kapha*.
Die negative Seite dieser Konstitution kann sich zeigen, wenn Jähzorn und Unduldsamkeit von *Pitta* und die Sturheit von *Kapha* zusammenkommen. Das kann sie zu sehr schwierigen Zeitgenossen machen.
Sie müssen im Sommer auf ihren *Pitta*-Anteil achten, dass er nicht überschießt und hierzu ihre kühlenden *Kapha*-Eigenschaften pflegen und stärken. Kühlend wirkt auch *Vata*-Nahrung.
Im Winter besteht die Gefahr, dass die Schwere und Kälte des *Kapha*-Anteils überhand nimmt. Deshalb sind hier ausgleichend die *Pitta*-Anteile zu pflegen und zu stärken. Das bezieht sich auf die Lebensweise, wie auch auf die Ernährung. Die Geschmacksrichtungen von salzig und sauer sind möglichst zu reduzieren, da sie *Pitta* und *Kapha* erhöhen.

Mischtyp Kapha/Vata

Äußerlich kann sich dieser Typ z. B. so zeigen, dass sich die Merkmale von *Vata* in zarten Gelenken und dünnen Haaren zeigen und dass sie durch den *Kapha*-Anteil Übergewicht haben.
Durch den *Kapha*-Anteil können sie ausdauernd, geduldig und genau arbeiten. Hier wirken die stabilen Elemente Erde und Wasser ausgleichend auf den instabilen Wind des *Vata*.
Der *Vata*-Anteil bringt ihnen aber auch Spontaneität und gute Ideen und hilft gegen die Schwere und Trägheit von *Kapha*. Die Sensibilität von *Vata* mischt sich mit der Friedfertigkeit von *Kapha*.

Da *Kapha* und *Vata* vollkommene Gegensätze sind, haben wir eine vielseitige Persönlichkeit vor uns. In der einen Situation kann sie schnell reagieren, in der anderen braucht sie einige Zeit zum Überlegen, bis sie sich zu einer Entscheidung durchringt, bei der sie dann auch bleibt.
Dieser Konstitutionstyp muss besonders darauf achten, dass im Winter der *Kapha*-Anteil nicht zu hoch wird. Sehr leicht kann das zu Gewichtsproblemen und Antriebsschwäche führen. Es ist ein schwieriger Balanceakt, den Ausgleich von *Kapha* und *Vata* herbeizuführen.
Sinkt nämlich der Anteil von *Kapha* zu stark, wird das *Vata* zu hoch. Dann kommt es zu den typischen *Vata*-Beschwerden und die Stabilität geht verloren sowie die Ausgeglichenheit und Ruhe von *Kapha*. Darauf muss dieser Typ besonders im Herbst, der *Vata*-Zeit, achten in Bezug auf Lebensweise und Ernährung. Er muss generell alles Kalte meiden. Er braucht einen hohen *Pitta*-Anteil in seiner Ernährung, da ihm die *Pitta*-Wärme und Dynamik fehlt. Aufenthalte am Meer und Wärme tun ihm besonders gut.

Mischtyp Pitta/Vata

Bei diesem Typ haben wir eine Persönlichkeit vor uns, die die äußeren Merkmale von *Pitta*, z. B. Sommersprossen und Glatze sowie die Merkmale von *Vata*, also trockene Haut und sehnigen Körperbau zeigen kann.
Dieser Typ ist eine sehr dynamische und spontane Persönlichkeit. Sie bewegt sich schnell, geistig wie körperlich, neigt aber zu Ungeduld. Sie hat aber nicht die starke Dynamik von *Pitta*, sondern wird durch das Unstete des *Vata*-Anteils in der Ausdauer gebremst.
Die beiden Elemente von Feuer und Luft feuern einander gegenseitig an. Daher sind es Menschen mit aufschäumendem Temperament, die schwer zur Ruhe kommen.
Sie haben viele Ideen, die sie auch perfekt verwirklichen wollen. Sie setzen sich dadurch sehr unter Druck und durch ihren *Vata*-Anteil neigen sie zu nervlicher Anspannung und Nervosität. Große Gefahr besteht in der Verausgabung ihrer körperlichen Energiereserven, weil ihnen das stabilisierende Erd/Wasser-Element *Kapha* fehlt.
Im Sommer müssen sie darauf achten, dass ihr *Pitta* nicht agitiert und gestört wird und im Herbst müssen sie danach trachten, dass ihr *Vata* nicht zu hoch wird.
Daher brauchen sie zum Ausgleich besonders Entspannung und Nahrung mit hohem *Kapha*-Anteil, das ihnen die nötige Stabilität gibt.

Mischtyp Sama Dosha

Hier sind die Anteile von *Kapha*, *Pitta* und *Vata* harmonisch im Gleichgewicht. Sie ergänzen und gleichen sich gegenseitig aus, sodass dieser Mischtyp, wenn er im Einklang mit der Natur lebt, selten zu Störungen neigt. Dieser Mischtyp ist sehr selten anzutreffen.

Triguna – Eigenschaften des Geistes

Neben den *Gunas*, welche die körperlichen oder stofflichen Eigenschaften beschreiben, gibt es noch eine Einteilung, mit der die Eigenschaften des Geistes beschrieben werden. Da es sich hier um drei ganz spezielle Eigenschaften handelt, werden sie ***Trigunas (tri*** – drei) genannt. Im Einzelnen heißen sie: ***Sattwa, Rajas und Tamas.***
Sattwa beschreibt den hellen, bewussten und spirituellen Geist, ***Rajas*** den aktiven, schöpferischen und leidenschaftlichen Geist, und mit ***Tamas*** meinen wir den trägen, desinteressierten und dumpfen Geist. Bei *Sattwa* gibt es 7 Unterordnungen, bei *Rajas* 6 und bei *Tamas* 3.

Wir sollten nicht den Fehler machen, die *Trigunas* – Eigenschaften des Geistes – mit den *Doshas* in Beziehung zu setzen, auch wenn wir des Öfteren bei *Pitta* einen rajasischen Geist vorfinden, aber bei *Kapha* und *Vata* würde es meist zu Fehleinschätzungen führen!

1. ***Sattwa:*** Ein Mensch mit *sattwischem* Geist ist erwacht, spirituell/religiös mit freudigen, lichten und edlen Gedanken. Er liebt die Meditation, das Gebet und die Gemeinschaft von spirituellen Menschen. Er beschäftigt sich mit »Genüssen«, die im Einklang mit der menschlich/seelischen Entwicklung stehen und diese fördern, oder er neigt zu Askese und Loslösung von materiellen Anhaftungen. Er ist ausgeglichen, ruhig und von heiterer Fröhlichkeit bzw. Gelassenheit. Er ist genügsam, zufrieden und sieht Dinge, die ihm zukommen, als Geschenk Gottes an. Er beneidet niemanden, und wenn ihm Übles widerfährt, so verzeiht er schnell und ist nicht nachtragend. Das kann so weit gehen, dass er die böse Absicht nicht einmal erkennt. Er lebt nach dem *Ahimsa*-Ideal (Gewaltlosigkeit). Er sagt und denkt immer die Wahrheit und lügt nie. Er achtet auf geistige und körperliche Reinheit. Er ist freundlich und hilfsbereit zu Untergebenen und respektvoll zu Höherstehenden. Liebe und Weisheit leiten seine Handlungen. Er hat ein hohes ethisches Ideal.
2. ***Rajas:*** Ein Mensch mit *rajasischem* Geist ist aktiv, arbeitsam und geschäftstüchtig. Er strebt stets nach Erfolg und Anerkennung, wobei ihm die Mittel und Wege relativ egal sind. Er ist kämpferisch, überaus ehrgeizig und hat ein hohes Durchsetzungsvermögen. Er ist leidenschaftlich, an Sinnesbefriedigung angehaftet und meist ruhelos in seinem Tatendrang. Er ist zielstrebig mit hoher Ausdauer, jedoch oft sehr verbissen. Er ist materiell angehaftet, und seine Interessen sind selten spirituell/religiös ausgerichtet. Er hat ein gewisses Gerechtigkeitsempfinden: Er wird diejenigen, die ihm loyal und demütig untergeben sind, immer beschützen. Bei Widerstand und Auflehnung wird er jedoch schnell aggressiv und zornig. Auch sonst ist er leicht aus der inneren Balance zu bringen. Er verzeiht schwer und hasst lange. Er liebt die Gemeinschaft von erfolgreichen Menschen und sieht geringschätzig auf Schwächere herab.
3. ***Tamas:*** Ein Mensch mit *tamasischem* Geist ist träge, faul und nicht an Wissen und Bildung interessiert. Er hasst Verantwortung und verdrängt gerne. Er flüchtet sich in übermäßigen Schlaf und jegliche Art von geistiger Betäubung wie Alkohol und Drogen etc. Er nimmt nur ungern Ratschläge und Belehrungen an, besitzt keinen Ehrgeiz und will meist in Ruhe gelassen werden. Er ist unsauber in seinen körperlichen und geistigen Gewohnheiten. Er ist oft überheblich, zynisch, selbstherrlich und hat oft eine (selbst-) zerstörerische Lebenshaltung. Er neigt zu Atheismus oder Geisterglauben, wie Spiritismus oder gar Satanismus. Er erträgt nur die Gemeinschaft seinesgleichen, und oft ist er ein Einzelgänger.

Genau wie bei der *Prakriti* der *Doshas* finden wir auch bei den *Trigunas* Mischtypen. Obwohl wir festgestellt haben, dass wir keine Beziehung zwischen *Trigunas* und *Doshas* herstellen können, so ist doch wichtig zu wissen, dass die *Trigunas* Einflüsse auf unsere körperliche Verfassung nehmen können (Geist herrscht über Materie). Der geistige Zustand ist jedoch **nicht fixiert, sondern** jederzeit durch geeignetes Interesse, geistiges Training, richtigen Umgang bzw. Gesellschaft, richtige geistige und körperliche Nahrung etc. **veränderbar.** Im Ayurveda wird die Kultivierung von *sattwischer* Lebensweise und *sattwischer* Geisteshaltung empfohlen und angestrebt.

Kala – die Zeit – und ihr Einfluss auf unser Leben

Die Zeit spielt in der ayurvedischen Gesundheitslehre eine wichtige Rolle. So haben bestimmte **Tages-, Jahres- und Lebenszeiten** eine spezielle Wirkung auf die *Doshas*. Das heißt, in diesen Zeiten verspüren wir die stärkste Auswirkung auf die *Doshas* und die Konstitutionen.

Tageszeit:

Kapha ist am stärksten wirksam in der Dämmerung, so dass man 6 Uhr bis 10 Uhr bzw. 18 Uhr bis 22 Uhr als *Kapha*-Zeit bezeichnet. Dies ist die Zeit der größten Ruhe und Ausgeglichenheit (günstig zum Meditieren).

Pitta ist am stärksten wirksam mittags und zu Mitternacht, so dass man 10 Uhr bis 14 Uhr und 22 Uhr bis 2 Uhr früh als *Pitta*-Zeit bezeichnet. Dies ist die Zeit, in der das Temperament und Aktivitäten angefacht werden (Stoffwechsel, Verdauung).

Vata ist am stärksten wirksam von 14 Uhr bis 18 Uhr und 2 Uhr bis 6 Uhr früh und diese Zeit nennen wir *Vata*-Zeit. Das ist die Zeit, in der wir den größten Bewegungsdrang verspüren und am kreativsten und schöpferischsten sind. Die Zeit nächtlicher Ausscheidung ist meist zwischen 2 – 4 Uhr.

Jahreszeit:

Der Frühling gilt als eine Übergangszeit mit gemischtem Einfluss von ***Kapha* und *Pitta*.** Der Sommer mit seiner meist trockenen Hitze gilt als die eigentliche ***Pitta*-Zeit**. Der Herbst mit seinen feucht/kalten Stürmen ist die ***Vata*-Zeit,** und der Winter mit Schnee, Nässe und Kälte gilt als ***Kapha*-Zeit.** Im Kapitel »Die Lebensweise nach den Jahreszeiten« wird darauf ausführlich eingegangen.

Lebenszeit:

Die Kindheit bis zur Pubertät gilt als ***Kapha*-Zeit.** Hier wächst der Mensch heran und baut sich die Stabilität für das ganze Leben auf. Da die Kindheit die Zeit der intensivsten Prägung ist, sollten Eltern besonders auf Harmonie, Zuwendung und Ehrlichkeit achten. Die Zeitspanne bis ca. 25 Jahre sind Übergangsjahre mit meist gleichmäßigem Einfluß von *Kapha* und *Pitta.*

Danach tritt der Mensch in die ***Pitta*-Phase** ein, welche die aktivste, kraftvollste und hoffentlich erfolgreichste Zeit des Lebens darstellt. In dieser Phase ist es wichtig, auf unsere Energie zu achten und keinen Raubbau mit dem Körper zu betreiben. Hier hilft Yoga, Qi Gong, Entspannung etc.

Ab ca. 50 Jahren beginnt *Kapha* und *Pitta* zu schwinden, und der Mensch geht in die ***Vata*-Phase.** Sie gilt als die Zeit des körperlichen Abbaues und Reduzierung, z. B. Nachlassen der Sinne, Verlust der Elastizität der Haut und der Knochen. **Spätestens** jetzt sollten wir mit *Rasayana*, d. h. mit Aufbau- und Regenerationstherapie beginnen z. B. mit spezieller Aufbaunahrung, Ölkuren, Meditation etc.

Beispiele zu den Lebensphasen

Wir haben nun einen Überblick über die ***Doshas***, ihre Eigenschaften – die ***Gunas***, die **Konstitutionstypen** und die verschiedenen **Zeitqualitäten** gewonnen. Wenn wir alle Faktoren (Konstitution, Jahres- und Lebenszeiten, Nahrung, persönliches Verhalten, Klima, Umfeld) berücksichtigen, können wir somit jederzeit ausgleichend auf unseren Körper, unsere Konstitution einwirken und Krankheiten schon im Vorhinein verhindern.

Ich möchte einige Beispiele aufzeigen, wie das geschehen kann:

a) Ein Kind befindet sich in der ***Kapha*-Phase** seines Lebens. Hat es zusätzlich eine *Kapha*-Konstitution, wird es besonders häufig unter *Kapha*-Krankheiten, z. B. Schnupfen, Verschleimungen leiden. Erhitzende Getränke helfen hier (austrocknende Wirkung). Als Ausgleich wird es viel Bewegung an der Sonne und Ferien am Meer brauchen (*Vata und Pitta).* Allerdings werden sich diese *Kapha*-Beschwerden beim Eintritt in die *Pitta*-Phase meistens bedeutend verbessern.
Wenn wir bei den Kindern nicht darauf achten, dass sie sich in dieser Zeit die nötige Stabilität *(Kapha)* für das ganze Leben aufbauen, werden sie spätestens als Erwachsener beim Eintritt in die *Vata*-Phase mit ernsten, gesundheitlichen Problemen rechnen müssen. Das gilt besonders für schmächtige, zappelige *Vata*-Kinder, die aufbauende *Kapha*-Nahrung und Harmonie brauchen.

b) Ein 30-jähriger *Pitta-Typ* steht in der ***Pitta*-Phase** seines Lebens und wird im Sommer, in der *Pitta*-Zeit, viel ärger unter der Hitze leiden als ein anderer. Er wird mehr zu Entzündungen bzw. ungezügeltem Temperament neigen. Als Ausgleich wären *Kapha und Vata* in der Nahrung und ein Urlaub im Gebirge in frischer Luft zu empfehlen (kühlend). Für ihn wären beruhigende *Kapha*-Aktivitäten (Meditation und Entspannung) empfehlenswert.

c) *Vata*-Typen, besonders ältere Leute, die sich sowieso in der ***Vata*-Phase** ihres Lebens befinden, brauchen aufbauende *Kapha*-Nahrung, erhitzende *Pitta*-Nahrung, viel Hautpflege mit Ölen *(Kapha)* gegen das Austrocknen und als Ausgleich einen Aufenthalt an einem See in der Sonne (*Kapha und Pitta).* Alle stabilisierenden, aufbauenden und wärmenden Aktivitäten sind für ihn empfehlenswert.

Anhand dieser Beispiele kann man die verschiedenen **ausgleichenden Wechselwirkungen** der *Doshas,* der Nahrung, der Umgebung usw. auf die eigene Konstitution erkennen. Wenn man für diese Prinzipien Verständnis erwirbt, dienen sie gleichsam als Schlüssel zur Gesundheit!

Dhatus – die Gewebe des menschlichen Körpers

Der Körper besteht aus ***7 Dhatus.*** Damit bezeichnen wir die **Körpergewebe.** Die Nebenprodukte der einzelnen Gewebe werden ***Upadhatus*** genannt.
Die ***Malas*** sind Abfallprodukte, die jedoch für den Körper wichtig sind und unbedingt gebraucht werden. Werden sie nicht ganz verbraucht oder wird zu viel produziert, müssen wir für eine restlose Ausscheidung sorgen, um Krankheiten vorzubeugen.
Ich möchte dafür ein Beispiel geben: *Kapha* ist das ***Mala,*** das Abfallprodukt von ***Rasa-Dhatu*** (Plasma, Lymphe, Serum etc.). Als *Kapha-Dosha* (Bioenergie) ist es ein wichtiger Faktor für das gesunde Funktionieren des Körpers, da es für Aufbau, Stabilität und Zusammenhalt sorgt.

Wird jedoch zu viel *Kapha* gebildet oder wird *Kapha* nicht genügend abgebaut oder ausgeschieden, so schwillt das *Kapha-Dosha* an, was zu Erkrankungen, wie Verschleimung oder Schwellung führt. Da *Kapha* von *Rasa-Dhatu* gebildet wird, steht es auch mit dem Wasserhaushalt des Körpers in Verbindung.

Die *Dhatus* bauen nicht nur den Körper auf, sondern haben auch jeweils eine bestimmte **Aufgabe zu seiner Erhaltung.** Auch hierfür ein Beispiel: Die Aufgabe von *Rakta-Dhatu* (Blut) ist die Sauerstoffversorgung des Körpers. Wenn wir bei einem Unfall oder einer Verletzung viel Blut verlieren, so verliert der Körper dabei auch Sauerstoff und *Prana* (Lebensenergie); und die Zellen werden nicht mehr ausreichend versorgt. Deshalb wird im Falle der Verletzung der behandelnde Arzt auch immer als erstes bemüht sein, die Blutung zu stillen, bevor er sich um weitere Verletzungen kümmert. Im Notfall müssen wir sogar mit Blutkonserven wieder für einen Ausgleich des Blutverlustes sorgen.
In einigen Ayurveda-Büchern wird noch ein 8. *Dhatu* erwähnt. Es handelt sich hierbei um ***Ahara-Rasa.*** Damit ist der »Saft« der Nahrung gemeint, der nach der Verdauung von der Darmwand aufgenommen und dem Blut zugeführt wird.

Ich werde nun kurz die einzelnen *Dhatus* beschreiben:

1. ***Rasa-Dhatu*** wird jedoch im Allgemeinen als erstes Gewebe genannt. Wir würden dazu **Blutplasma, Serum** und **Lymphe** sagen, aber auch Gewebeflüssigkeit zählt zu ***Rasa-Dhatu*** Die Aufgabe im Körper ist die von *Prinana*, was so viel wie **Ernährung** bedeutet.
   Die *Upadhatus* sind Muttermilch und Menstruationsflüssigkeit. Das *Mala*/ Abfallprodukt ist *Kapha.*
2. ***Rakta-Dhatu*:** Damit bezeichnen wir die **Blutzellen und -körperchen**. Die Aufgabe ist *Jivanam*, was soviel wie Belebung heißt und die **Sauerstoffversorgung** des Körpers bedeutet.
   Die *Upadhatus* sind die Blutgefäße, Arterien und Venen. Das *Mala* ist *Pitta.*
3. ***Mamsa-Dhatu:*** Es ist das **Muskelgewebe** und hat die Aufgabe von *Lepana,* was **Auskleidung** oder Bedeckung bedeutet. Die Muskeln bedecken unser Skelett und geben ihm Halt und Festigkeit. Muskeln formen unser äußeres Erscheinungsbild und geben uns Kraft.
   Die *Upadhatus* sind die Haut, Sehnen und die Bänder der Gelenke. Die *Malas* sind Absonderungen in die äußeren Hohlräume, z. B. Ohrenschmalz.
4. ***Meda-Dhatu*** ist das **Fettgewebe.** Es hat die Aufgabe von *Snehana*, was «Zuneigung« aber auch »**Schmierung«** bedeutet. Das Fettgewebe polstert den Körper und macht ihn weich. Es polstert und »schmiert« die Nervenleitbahnen. Fettgewebe speichert viel Energie und gibt uns das Gefühl »umsorgt« zu sein! Fehlt dieses Gefühl, legen sich viele Menschen einen »Fettpanzer« zu!
   Das *Upadhatu* ist das »Bauchfell« unter der Bauchdecke und das *Mala* ist der Schweiß.
5. ***Asthi-Dhatu*** ist das **Knochengewebe.** Es hat die Aufgabe von *Dharana*, was »**unterstützen«** heißt. Es gibt dem Körper Halt, Stütze und Stabilität. Ein gutes »Stehvermögen« hängt auch von gesunder Knochenstruktur ab (»ein starkes Rückgrat haben«).
   Das *Upadhatu* sind die Zähne und die *Malas* sind Fuß- und Fingernägel sowie die Haare.
6. ***Majja-Dhatu*** ist das **Nervengewebe und das Knochenmark**. Es hat die Aufgabe von *Purana,* was »**Ausfüllen«** heißt. Wir unterscheiden a) das Nervengewebe, das den Wirbelkanal, die Nervenkanäle und den Schädel (Gehirn) füllt und b) das Kno-

chenmark, das Hohlräume in den Knochen füllt. Hier werden auch die roten Blutkörperchen gebildet. *Majja-Dhatu* sorgt auch für die Gelenksflüssigkeit, Schmierung im Darm und im Auge.
Die *Upadhatus* sind Kammerwasser des Auges und Gelenksschmiere. Die *Malas* sind die Tränenflüssigkeit und der »Tränengrieß«.

7. ***Shukra-Dhatu*** ist das **Reproduktionsgewebe**. Die Aufgabe ist die von *Garbhotpadana*, was »**Hervorbringen von Leben**« heißt. Eigentlich bedeutet *Shukra* nur den männlichen Samen, es ist aber auch das weibliche Reproduktionsgewebe gemeint und heißt hier »*Arthav*« und bezeichnet die Eiproduktion in den Eierstöcken. Auch alle Flüssigkeiten, die die Fortpflanzung ermöglichen, zählen zum Reproduktionsgewebe.
Das ***Upadhatu*** oder eigentlich die **Essenz** des Fortpflanzungsgewebes wird ***Ojas*** genannt, was soviel wie »die Lebenskraft« bedeutet. *Ojas* ist keine Substanz, sondern eher die Ausstrahlung, die uns anziehend und attraktiv macht. Es ist die Schönheit von innen. Eine bevorzugte Heilpflanze, um *Ojas* zu stärken, ist Ashwagandha.
Ojas ist enorm wichtig für unser Leben, da es unser **Immunsystem nährt und unterstützt** und die **Selbstheilungskräfte fördert**. Es hat seinen Hauptsitz im Herzchakra! (Thymusdrüse) *Ojas* gibt uns auch das Selbstwertgefühl und lässt uns zuversichtlich auf das Leben schauen. Es gibt uns Entschlossenheit, Unverzagtheit und Widerstandskraft. Deshalb ist es besonders wichtig, dass wir mit unseren Fortpflanzungsenergien und seinem Gewebe sehr sorgsam umgehen!
Die *Malas* sind Aussonderungen der Fortpflanzungsorgane.

Die therapeutischen Anteile der Heilpflanzen für die Dhatus

1. *Rasa*: Saft
2. *Rakta*: Harz
3. *Mamsa*: Weichholz
4. *Meda*: Gummi/Harz
5. *Asthi:* Rinde
6. *Majja*: Blätter
7. *Shukra:* Blüten, Samen und Früchte.

Der Wurzelanteil dient allgemein zur Stärkung und Kräftigung.

Bildung der Dhatus

Um das Zusammenspiel der Dhatus genau zu verstehen, ist es wichtig zu wissen, in welchem Zeitraum sie aufgebaut und erneuert werden. In der Caraka-Samhita wird beschrieben, wie lange es dauert, bis sich aus einem Gewebe das nachfolgende Gewebe gebildet hat.

So dauert es 1 Tag, bis sich aus der Nahrung, die wir zu uns nehmen, Rasa-Dhatu gebildet hat. Aus Rasa wird in 2 Tagen Rakta-Dhatu, aus Rakta wird in 3 Tagen Mamsa-Dhatu, aus Mamsa wird in 4 Tagen Meda-Dhatu, aus Meda wird in 5 Tagen Asthi-Dhatu, aus Asthi wird in 6 Tagen Majja-Dhatu und aus diesem in 7 Tagen Shukra-Dhatu.

In der Sushruta-Samhita finden wir die Beschreibung, wie lange es dauert, bis der Körper aus der Nahrung ein Gewebe gebildet hat.

So dauert es:
1 Tag, um aus Nahrung Rasa-Dhatu zu bilden.
5 Tage, um aus Nahrung Rakta-Dhatu/Blut zu bilden,
10 Tage, um aus Nahrung Mamsa-Dhatu/Muskelgewebe zu bilden,
15 Tage, um aus Nahrung Meda-Dhatu/Fettgewebe zu bilden,
20 Tage, um aus Nahrung Asthi-Dhatu/Knochengewebe zu bilden,
25 Tage, um aus Nahrung Majja-Dhatu/Knochenmark und Nervengewebe zu bilden und
30 Tage, um aus Nahrung Shukra-Dhatu/Fortpflanzungsgewebe zu bilden.

Dies ist sehr wichtig, da uns genaue Zeiten für Heilungsprozesse bei Gewebedefekten zur Verfügung stehen. So wissen wir, dass es 10 Tage dauert, bis der Körper das Muskelgewebe erneuert hat und können z. B. bei Fleischwunden eine exakte Prognose geben. Bei Knochenbrüchen wird es ca. 3 Wochen dauern, bis sich das Knochengewebe erneuert hat und der Bruch verheilt ist.

Die Angaben aus der Sushruta-Samhita decken sich übrigens erstaunlich genau mit den Heilungsprognosen der heutigen Schulmedizin.

Marmas – Vitalpunkte

Sowohl Caraka als auch Sushruta beschreiben in ihren Samhitas 107 *Marma*-Punkte. Diese Vitalpunkte sind in etwa vergleichbar mit den Akupunktur-Punkten der chinesischen Medizin. Wir finden diese *Marma*-Punkte in den verschiedenen Geweben und sie werden auch danach benannt.

So finden wir 11 Muskelmarmas, 41 Blutgefäßmarmas, 27 Bänder- bzw. Sehnenmarmas, 20 Gelenksmarmas und 8 Knöchenmarmas. Einige haben eine besondere Beziehung zu Energiezentren- oder -bahnen, wie etwa die 7 Marma-Punkte auf den *Chakren*.

In der **Chirurgie** und bei den **Kampftechniken** war die Kenntnis der *Marma*-Punkte von besonderer Bedeutung. Da z. B. die Verletzung von 9 Marmapunkten den sofortigen Tod hervor rufen und die Verletzung einiger *Marmas* schwerwiegende Behinderungen verursachen, muss bei den Operationstechniken die Lage der *Marma*-Punkte besonders bedacht werden.

Bei den Kriegs- und Kampftechniken war das Wissen um die *Marma*-Punkte deshalb so wichtig, da sie die effizientesten Angriffsziele waren. Deshalb galt es, sich an diesen Punkten besonders zu schützen. Dieses Wissen gelangte über den Buddhismus nach China und Japan. Die chinesischen Shaolin-Mönche, deren großartige Kampfkünste man heute bewundern kann, kennen diese *Marma*-Punkte und schützen diese energetisch mittels ihrer geistigen Fähigkeiten und durch Konzentration, so dass sie unverletzbar sind, selbst bei den schwersten und gefährlichsten Übungen.

Auch in der indischen Wissenschaft des **gesunden Wohnens Vastu oder Vasati** werden bestimmte *Marmas* oder Vitalpunkte im Bild der Wohnung, des Hauses und des Grundstückes berücksichtigt.

Für den **Ayurveda-Therapeuten** sind die *Marmas* wichtig, um einerseits bei den Massage-Techniken Vorsicht walten zu lassen, andererseits ist es von Vorteil, bestimmte stimulierende Punkte in die Massage mit einzubeziehen. Bei genauer Kenntnis der *Marmas* kann auch eine sehr wirksame spezielle *Marm*a-Massage durchgeführt werden, um bestimmte Bereiche des Körpers, z. B. Organe, Nervenzentren etc. gezielt zu behandeln. Da die *Marma*-Punkte ein aufwendiges Studium erfordern, möchte ich in diesem Buch nicht weiter darauf eingehen.

Shrotas und Nadis – Körperkanäle und Energiebahnen

Unser Körper wird von einem System von Kanälen durchzogen, die *Shrotas* genannt werden. Das Wort *Shrota* bedeutet soviel wie » durchströmen«. Immer dort, wo etwas strömt oder etwas transportiert wird, sprechen wir von *Shrotas.*

Alle unsere Zellen schwimmen, z. B. in der Interzellularflüssigkeit, und beziehen ihre Nahrung, Energie und Informationen von dort. Dies stellt die weitläufigste Form von *Shrota* dar.

Die wichtigsten *Shrotas* sind:

1. **der Verdauungskanal.** Darunter verstehen wir im Ayurveda alle Bereiche, in denen Nahrung zerlegt und aufgenommen wird, also Mund, Schlund, Magen und die Därme.
2. **Der Atemkanal**, der alle Bereiche umfasst, die zur Atmung und Sauerstoffversorgung sowie der Entsorgung von Atemschlacken dienen.
3. **Der Blutkanal**, das arterielle und das venöse Kreislaufsystem sowie
4. **Die Kanäle des Wasserhaushalts** und
5. **Die Ausscheidungskanäle für Kot, Urin, Schweiß.**

Dann gibt es noch **spezielle *Shrotas*** zur Versorgung der einzelnen *Dhatus.*

Das einwandfreie Funktionieren der *Shrota*-Systeme ist sehr wichtig für die Gesundheit. Die bedeutendsten Störungen in den *Shrotas* sind die Blockaden. Sie führen sowohl zu Stauungen als auch zum Leerfließen der Kanäle. Auch ein zu starker oder zu schwacher Fluss in den *Shrotas* führt zu körperlichen Beeinträchtigungen.

Nadis sind **Energiebahnen**, durch die das *Prana* oder die feinstoffliche Lebensenergie fließt. Durch sie werden alle Bereiche des Körpers mit Energie versorgt. Dieses System entspricht dem der Meridiane in der chinesischen Medizin. Alte Yogaschriften sprechen von etwa 72.000 Nadis, die den Körper durchziehen. Drei sind jedoch besonders erwähnenswert:

1. ***Ida oder Chandra Nadi*** beginnt am linken Nasenloch, und seine Energie kühlt und beruhigt den Körper. *Ida Nadi* entspricht in etwa dem Parasympathikus des vegetativen Nervensystems.
2. ***Pingala oder Surya Nadi*** beginnt am rechten Nasenloch und seine Energie erwärmt und aktiviert den Körper. *Pingala Nadi* entspricht in etwa dem Sympathikus des vegetativen Nervensystems.
3. ***Sushumna Nadi*** entspricht dem Wirbelkanal der Wirbelsäule und stellt die energetische Verbindung zwischen den feinstofflichen **Energiezentren**, den ***Chakren*** dar. Jedes dieser 7 Chakren versorgt einen bestimmten Körperbereich mit Lebensenergie. Außerdem ist ihr einwandfreies Funktionieren auch verantwortlich für die Entwicklung bestimmter Bewusstseinsstufen.

Chakren – die feinstofflichen Energiezentren des Körpers

Die *Chakren* sind 7 feinstoffliche Energiezentren, die sich in der Energieschicht des Astralkörpers befinden. Die ersten drei Chakren dienen der Lebenserhaltung, die oberen drei Zentren, also Hals-, Stirn- und Kronenchakra, dienen der spirituellen Entfaltung.
Das vierte Chakra, das Herzzentrum, ist gleichsam der Vermittler zwischen den oberen und unteren Chakren. Erst wenn der Mensch Herzensqualitäten entwickelt, sich selbst annehmen und Liebe geben und empfangen kann, werden die oberen Zentren immer mehr zur Entfaltung kommen und der Mensch entwickelt höhere Wahrnehmung und spirituelles Bewusstsein.
Die Menschen durchlaufen verschiedene Entwicklungsstadien in vielen Leben, bis sie sich ihrer göttlichen Wurzeln bewusst werden und letztendlich Gottesbewusstsein entfalten.

Aus der folgenden **Chakren-Aufstellung** können wir ersehen, wie der Entwicklungsweg eines jeden Menschen von Geburt bis zum Tode verläuft. Zuerst geht es um die lebenserhaltenden Aspekte, wie Nahrungsaufnahme, Sexualität und Durchsetzung im Leben. Durch die liebevolle Hinwendung vom Ich zum Du entfaltet sich das Herzchakra und der Mensch wird für höhere Wahrnehmungen offen und sich seiner spirituellen Wurzeln bewusst.

Jedes Chakra regiert ein bestimmtes Element, bestimmte Organe und Drüsen, entspricht Bewusstseinsstufen und beinhaltet eine Lernaufgabe.

1. Wurzel- oder Basis-Zenrum -*Muladhara-Chakra*

Lage:	Zwischen Anus und Genitalien
Farbe:	Rot
Element:	Erde
Sinn:	Riechen
Körperliche Zuordnung:	Knochen, Wirbelsäule, Zähne, Nägel, Anus, Dick-, Mast- und Enddarm, Prostata, Blut- und Zellaufbau
Zugeordnete Drüse:	Nebennieren
Bewusstsein:	Nahrungsbewusstsein, Erdverbundenheit
Thema/Lernaufgabe:	Urvertrauen, Erdung, Stabilität, Durchsetzungskraft, Lebenswillen.

2. Sakral- oder Sexual-Zentrum – *Swadhistana-Chakra*

Lage:	Bauch, knapp unterhalb des Nabels
Farbe:	Orange
Element:	Wasser
Sinn:	Schmecken
Körperliche Zuordnung:	Beckenraum, Fortpflanzungsorgane, Niere, Blase, alles Flüssige: Blut, Lymphe, Verdauungssäfte, Sperma
Zugeordnete Drüse:	Keim- oder Geschlechtsdrüsen
Bewusstsein:	Sexualbewusstsein, Kreativität, Lebensfreude
Thema/Lernaufgabe:	Sinnlichkeit, Erotik, Kreativität, Selbstwertgefühl, Begeisterung.

3. Solar-Plexus oder Sonnengeflecht – *Manipura-Chakra*

Lage:	Bauch, knapp oberhalb des Nabels
Farbe:	Gelb

Element: Feuer
Sinn: Sehen
Körperliche Zuordnung: Unterer Rücken, Bauchhöhle, Verdauungssystem, Magen, Leber, Milz, Galle, vegetatives Nervensystem
Zugeordnete Drüse: Bauchspeicheldrüse (Pankreas)
Bewusstsein: Energiebewusstsein, Körperbewusstsein
Thema/Lernaufgabe: Entfaltung der Persönlichkeit, Einfluss und Macht, Kraft und Fülle, Verarbeitung von Gefühlen und Erlebnissen.

4. Herz-Zentrum – *Anahata-Chakra*
Lage: Mitte Brustbein
Farbe: Grün/rosa
Element: Luft
Sinn: Tasten
Körperliche Zuordnung: Oberer Rücken, Herz, Brustraum, unterer Lungenbereich, Blutkreislaufsystem
Zugeordnete Drüse: Thymusdrüse. Es verbindet die 3 oberen Chakren mit den 3 unteren, es ist das Heilungszentrum
Bewusstsein: Gefühlsbewusstsein (Emotionen)
Thema/Lernaufgabe: Entfaltung der Herzensqualitäten, Selbstannahme, bedingungslose Liebe, Heilung.

5. Hals-Zentrum – *Vishuddha-Chakra*
Lage: Zwischen Halsgrube und Kehle
Farbe: Türkis, hellblau/silbrig
Element: Äther
Sinn: Hören
Körperliche Zuordnung: Hals-, Nacken-, Kieferbereich, Ohren, Sprechapparat (Stimme), Luftröhre, Bronchien, oberer Lungenbereich, Speiseröhre, Arme
Zugeordnete Drüse: Schilddrüse
Bewusstsein: Gelehrter Austausch, Sprache
Thema/Lernaufgabe: Loslassen, Wissensaustausch, Kommunikation, kreativer Selbstausdruck, Inspiration, Zugang zu den feineren Ebenen des Seins.

6. Stirn-Zentrum oder 3. Auge – *Ajna-Chakra*
Lage: In der Mitte der Stirn, zwischen den Augenbrauen
Farbe: Weiß/dunkelblau
Element: Mahat-tattwa – unmanifestierte Schöpfung
Sinn: Übersinnliche Wahrnehmung,
Körperliche Zuordnung: Gesicht, Augen, Ohren, Nase, Nebenhöhlen, Kleinhirn, Zentralnervensystem, Hormonsteuerung
Zugeordnete Drüse: Hypophyse
Bewusstsein: Spirituelles, geistiges Bewusstsein
Thema/Lernaufgabe: Höhere Sinneswahrnehmung, Hellsehen, Hellhören, Telepathie. Sitz von Willen, Geist und Verstand, Imagination und Intuition.

7. Kronen-Zentrum, Scheitelchakra – *Sahasrara-Chakra*

Lage:	Schädeldecke, Scheitel
Farbe:	Gold/violett, auch weiß
Element:	Spirituell
Sinn:	Reines Sein
Körperliche Zuordnung:	Großhirn, Fontanelle (Brahmarandra)
Zugeordnete Drüse:	Zirbeldrüse (Epiphyse)
Bewusstsein:	Kosmisches Bewusstsein, Gottesbewusstsein,
Thema/Lernaufgabe:	Gelassenheit, Gotteserkenntnis, Vollendung, Vereinigung mit dem All-Seienden.

Krankheiten – Entstehung und Behandlung

In diesem Kapitel möchte ich auf das ayurvedische Verständnis der körperlichen Disharmonie oder Krankheit und ihre Behandlung eingehen. Ich werde mich dabei bewusst kurz halten und nur die grundlegenden Bereiche ansprechen. Im Falle eines körperlichen Problems oder einer ernsthaften Erkrankung rate ich, einen Ayurveda-Arzt aufzusuchen.

Entstehung von Krankheiten

1. ***Chayavastha:*** Durch ungesunde oder unnatürliche Lebensweise, ungünstige klimatische Einflüsse, mangelhafte Verdauung mit Bildung von *Ama* (Verdauungsgiften) oder emotionalen Störungen, wie Angst, Trauer, Zorn, Gier, aber auch durch übertriebene Freude werden die *Doshas* agitiert und ihre Harmonie gestört.
2. ***Prakopavastha*****:** Das gestörte *Dosha* »sammelt« und vermehrt sich in seinem angestammten Sitz (Körperbereich).
3. ***Prasaravastha:*** Das gestörte *Dosha* verlässt seinen angestammten Sitz bzw. Körperregion und verteilt sich im Körper.
4. ***Sthana-Samskriya*****:** Das gestörte *Dosha* setzt sich in körperlichen Schwachstellen fest, wirkt als Gift und verursacht Krankheitssymptome.
5. ***Viyakta*****:** Nun manifestiert sich die Krankheit und es zeigen sich deutliche Krankheitsbilder.
6. ***Bheda:*** In diesem Stadium wird die Krankheit chronisch.

Behandlung von Krankheiten

Ayurveda setzt hauptsächlich **2 Behandlungsmethoden** ein, nämlich *Panchakarma* zur Eliminierung von überschüssigen bzw. gestörten *Doshas* und Behandlung mit Arzneimitteln bzw. Diät.

1. Panchakarma heißt **»5 Handlungen«.** Gemeint sind Behandlungsmethoden, um gestörte Doshas zu eliminieren und zu beruhigen.
Bevor *Panchakarma* eingesetzt wird, werden einleitende und vorbereitende Behandlungen angewendet, die *Purvakarma* genannt werden. Es handelt sich dabei um ***Snehana* – nährende Ölbehandlungen**, die besonders bei gestörtem *Vata* vorteilhaft sind, und ***Svedhana* – Schwitzbehandlungen.**
Beide Behandlungen helfen, die gestörten und in das Gewebe eingedrungenen *Doshas* zu lösen, zu verflüssigen und in die Hohlorgane (Magen, Darm, Adern etc.) zu bringen, von wo sie ausgeschieden werden können.

Begleitend kann eine **Eliminierung von Darmgiften *(Ama)*** angeregt werden. Das Trinken von flüssigem, warmen *Ghee* (Butterfett) ist nur zu empfehlen, wenn keine Leberstörung oder -schwäche vorliegt und das *Agni* (Verdauungsfeuer) intakt und stark ist!
Ein Teelöffel Heilerde in ein Glas warmes Wasser verrührt, ist ein ebenso gutes Mittel, den Darm zu entgiften – und viel ungefährlicher.

Die fünf Behandlungsmethoden des *Panchakarma* lauten wie folgt:

a) ***Vamana:*** Erbrechen. Da *Kapha* seinen Hauptsitz im Magen- und Brustbereich hat, ist das Auslösen von Erbrechen ein guter Weg, überschüssiges oder krankmachendes *Kapha* aus dem Körper auszuscheiden und *Kapha* zu beruhigen.

b) ***Virecana:*** Durchfall. Da *Pitta* seinen Hauptsitz im Zwölffingerdarm und Leber hat, ist das Herbeiführen von Durchfall der beste Weg, überschüssiges oder krankmachendes *Pitta* aus dem Körper auszuscheiden und *Pitta* zu beruhigen.

c) ***Vasti:*** Einlauf. Da *Vata* seinen Hauptsitz im Dickdarm hat, ist ein Einlauf a) mit Kräuterölen (besonders Sesamöl) oder b) mit Kräuterabkochungen der beste Weg, um erhöhtes *Vata* zu beruhigen. Der ölige Einlauf (ca. 100 ml.) kann bis zu 12 Stunden im Darm verbleiben. Ein Einlauf mit warmem Wasser kann auch allgemein zur Darmreinigung angewandt werden.

d) ***Nasya:*** Da der Kopf ein weiterer wichtiger Sitz von *Kapha* ist, haben wir ein gutes Mittel, durch ein medizinisches Öl *(Anutaila),* das in die Nase geträufelt wird oder durch Kräuterpulver, die geschnupft werden, überschüssiges oder krankmachendes *Kapha* zu verflüssigen und über die Nase auszuscheiden und *Kapha* zu beruhigen.

e) ***Rakta-Moksha:*** Aderlass bzw. Blutegelbehandlung. Da die Entstehung und Wirkung von *Pitta* eng mit dem Blut verbunden ist, gilt der Aderlass bzw. die Behandlung mit Blutegeln einerseits als wirksame Methode zur Behandlung von hartnäckigen *Pitta*-Erkrankungen, andererseits sind sie wirksame Mittel zur Reinigung und Entgiftung des Blutes.

Nach *Purvakarma/Panchakarma* sollte eine ***Rasayana*-Behandlung** folgen, d.h. es werden **aufbauende oder regenerierende** Mittel oder Nahrung verabreicht, um die Gesundheit und den Körper generell zu stabilisieren.

2. Behandlung mit Arzneimitteln

Arzneimittel werden im Ayurveda nach ***Dravya*** = Substanz (*Mahabhutas* etc.), ***Guna*** = Eigenschaften (erhitzend/kühlend, trocken/feucht etc.) und ***Karma*** = Wirkung (z.B. fiebersenkend, schleimlösend etc.) eingeteilt.
Wir unterscheiden zweierlei Arten von Heilwirkungen:

a) ***Samanya:*** Die Wirkung der Arznei gleicht der Krankheit. Dies ist das homöopathische Prinzip (Gleiches heilt Gleiches).

b) ***Viresha:*** Verschiedenheit. Hier wirkt die Arznei der Krankheit entgegen. Dies ist das allopathische Prinzip der Schulmedizin.

Wie wir sehen, gibt es diese zwei Wirkungsansätze schon seit dem Altertum im Ayurveda. Der Arzt entscheidet nun, welche Behandlungsform er gemäß Konstitution, körperlichem Zustand, Stadium der Krankheit und Stärke der Verdauung beim Patienten einsetzt.

Arzneimittel werden wiederum in drei Kategorien eingeteilt:

a) **Pflanzliche Arznei**: Diese enthalten Pflanzenanteile, wie Wurzeln, Rinden, Blätter, Blüten oder auch ganze Pflanzen. Hauptsächlich werden Abkochungen, Öle, medizinisches *Ghee* (Butterfett), medizinische Weine, Tabletten oder Pulver hergestellt.

b) **Mineralische Arznei**: Hierbei handelt es sich hauptsächlich um ***Bhasma*** von Edelsteinen, Korallen, Muschelkalk oder verschiedenen Metallen. Dieses *Bhasma* ist die Asche dieser Stoffe, die in einem aufwendigen Verfahren durch mehrmaliges »Backen« erzeugt wird.
Zwischen den einzelnen »Backvorgängen« wird die gebackene Asche gemahlen und mit Aloe Vera-Saft gereinigt. Diese Kunst, Medizin aus ansonsten giftigen, aber auch normalen Metallen herzustellen, wird ***Rasashastra*** genannt.
c) **Tierische Arznei**: Hierbei handelt es sich um tierische Arzneistoffe, wie Horn, Knochen, Tierfette etc., die zu Arzneien verarbeitet werden. So gibt es z.B. auch ein *Bhasma* von Pfauenfedern.

Es gibt auch **Krankheiten karmischen Ursprungs**, die sich jeder medizinischen Behandlung widersetzen (Therapieresistenz). Dies bedeutet, dass wir jetzt unter Auswirkungen leiden, deren Ursache in einem früheren Leben liegt. In diesem Fall gehört der Patient in die Hand eines Priesters oder eines spirituell ausgebildeten *Vaidyas* (Arztes), da hier nur **Heilgebete, religiöse Rituale oder Behandlungen mit Mantren** helfen können.

Zusammenfassung der Dosha-Behandlung nach Caraka-Samhita

***1. Kapha* reduzieren durch:**

- Erbrechen (*Vamana),* Magenreinigung oder Spülung (*Dhauti*), Schleimableitung über die Nase mit *Nasya*-Öl (scharf, herb, reizend) oder Schnupf- bzw. Niespulver.
- Honig zum Süßen oder als Medizingrundlage (bestes Heilmittel bei *Kapha).*
- Speisen oder Heilmittel mit dem Geschmack sauer, scharf, bitter und herb oder mit trockenen und heißen Eigenschaften, alter Wein (herb/sauer).
- Langes Wachbleiben, wenig Schlaf, Vermeiden von Tagesschlaf, anregende Gesellschaft und Gespräche, viel Bewegung, Geschlechtsverkehr.
- Ausgleich bei sitzender Tätigkeit: Laufen oder Wandern.
- Fastenkur oder strenge Diät bei Übergewicht.
- Anregende, lebensweckende Düfte: z. B. Bergamotte, Zitronengras, Zimt.
- Farbtherapie: generell grelle, anregende Farben, speziell rot, gelb, grün und lila.

***Pitta* reduzieren durch:**

- Abführmittel (*Virecana*): süß, und kalt,
- Speisen mit viel *Ghee* (zerlassener Butter), – bestes Heilmittel bei *Pitta.*
- Speisen oder Heilmittel mit dem Geschmack süß, bitter und herb, kühle bzw. kalte Milch.
- Heilmittel mit kühlendem Charakter, wie Kampfer oder Sandelholzpaste.
- Kalte Bäder, ruhige Gespräche, Zärtlichkeit, Mondlicht, kühle Winde, das Tragen von Perlen, Mondstein und Korallenschmuck (zur *Pitta*-Verstärkung Rubin).
- kühlende Atemübungen: *Sitali/Sitkari;*
- wohlriechende Substanzen, Blumendüfte: Rose, Jasmin, Geranien, Sandelholz.
- Farbtherapie: generell dunkle, ruhige Farben, speziell blau und violett.

***Vata* reduzieren durch:**

- Einläufe (*Basti*): warm und ölig mit Sesamöl, Ölmassagen (*Abhyanga),*
- Sesamöl ist das beste Mittel, um *Vata* zu dämpfen, sowohl innerlich als auch äußerlich.
- Medikamente mit zerlassener Butter (*Ghee*) oder warmer Milch,
- Speisen oder Heilmittel mit Geschmack süß, sauer oder salzig und erwärmenden Eigenschaften, Appetitanreger, Stärkungsmittel (*Rasayana*).
- Milde Abführmittel bei Verstopfung.
- Beruhigende Gedanken, fröhliche Gespräche, Märchen und Erzählungen lauschen, lachen.
- Viel Ruhe, Entspannung, Meditation, frühen Schlaf am Abend (vor 22 Uhr!)
- Annehmlichkeit, Bequemlichkeit und Zufriedenheit sind wichtig für den Heilerfolg.
- Mäßigung und Regulierung in allen Tätigkeiten.
- Sitzende oder liegende Tätigkeiten bzw. Übungen.
- Beruhigende, ausgleichende Düfte: Rose, Lavendel, Orange.
- Farbtherapie: generell dunkle, beruhigende und warme Farben: speziell blau, rot.

Generell ist nach allen Therapien eine *Rasayana*-Behandlung mit Aufbaumitteln zur Regeneration von Vorteil.

Das ayurvedische Dreieck zur Therapie

Abschließend zu den Grundlagen noch eine anschauliche Hilfe zur Harmonisierung und Behandlung der *Doshas*: Die *Doshas* stehen im Körper in enger Verbindung miteinander und beeinflussen sich gegenseitig.

1. ***Pitta*** und ***Vata:***	**leichte** Eigenschaften	beeinflussen das **schwere** ***Kapha.***
2. ***Kapha*** und ***Pitta:***	**ölige** Eigenschaften	beeinflussen das **trockene** ***Vata.***
3. ***Kapha*** **und** ***Vata*****:**	**kalte** Eigenschaften	beeinflussen das **heiße** ***Pitta.***

Dieses Prinzip können wir therapeutisch nutzen, und ich möchte es anhand eines Beispieles erklären:
Ein Patient mit *Pitta*-Konstitution hat eine schwere Verschleimung der Bronchien (*Kapha).* In diesem Falle ist eine *Vata*-Therapie zu empfehlen mit Apfelsaft (Geschmack herb) oder Huflattich-Tee (Geschmack herb-bitter). Hiermit wird die Verschleimung ausgetrocknet.
Wir könnten die Verschleimung auch durch erhitzende Therapien behandeln. In diesem Falle jedoch würden wir die *Pitta*-Konstitution des Patienten verstärken, mit der Gefahr einer Entzündung. Bei der Behandlung sollten wir also immer darauf achten, dass die eigene Konstitution nicht durch die Therapie aus dem Gleichgewicht gebracht wird.

Das *Dosha* der persönlichen Konstitution
(Bei Mischtypen das momentan stärkere *Dosha*)

Das gestörte *Dosha* Das *Dosha* zur Therapie

Um auf unser Beispiel zurückzukommen: an der Spitze des Dreiecks steht *Pitta,* die Konstitution. Das gestörte *Dosha* ist *Kapha* und steht unten links. Unten rechts steht *Vata*, das dritte *Dosha,* das die beiden anderen kontrolliert und zur Behandlung eingesetzt werden kann.

Diese Einleitung sollte Ihnen grundlegende theoretische Kenntnisse zum besseren Verständnis von Ayurveda vermitteln.
Es ist mir ein wichtiges Anliegen zu betonen, dass nicht nur Therapie und Behandlung im Vordergrund der Ayurvedischen Medizin stehen, sondern auch die **Krankheitsvorbeugung.**
Dies wird das Thema des Hauptteiles dieses Buches sein, wo es um **bewusste Lebensführung** durch Beachtung von *Svasthavritta* – Der ayurvedischen Gesundheitslehre – geht.
Alle die dort gegebenen Richtlinien sollen Ihnen, lieber Leser, **praktisch** helfen, körperlich, geistig und seelisch in Harmonie zu bleiben.

1. Svasthavritta – die Gesundheitslehre

Einleitende Bemerkungen

Ayurveda ist ein Medizinsystem, das uns einerseits wirksame Medikamente und Therapieformen zur Behandlung von Krankheiten gibt, andererseits aber auch einen reichen Schatz an vorbeugenden Maßnahmen zur Gesunderhaltung.
Diese werden unter dem Begriff ***Svasthavritta*** zusammengefasst. *Svasthavritta* heißt eigentlich »eine Lebensweise im Einklang mit der eigenen Natur« und gibt uns Anregungen und Regeln zu verschiedenen Themen wie:

- ***Dinacharya*** – Lebensregeln für den Tag und die Nacht,
- ***Ritucharya*** – die den Jahreszeiten angepasste Lebensweise,
- **die drei Säulen der Gesundheit** – richtige Ernährung und Verdauung, gesunder Schlaf und Ruhe sowie geregelter Umgang mit der Sexualität,
- ***Navegandharaniya*** oder die Befolgung bzw. Regulierung der körperlichen Dränge,
- ***Sadvritta*** – **ethische Lebensweise**. Dies sind Verhaltensregeln zur Erlangung von geistigem Frieden, innerer Zufriedenheit und spirituellem Wachstum, um letztlich *Moksha* – Befreiung – aus der materiellen Anhaftung und das ewige Leben bei Gott zu finden.

***Svasthavritta* gibt uns auch eine genaue Definition von vollkommener Gesundheit:**

1. Ein ungestörtes Gleichgewicht der *Doshas* – *Kapha, Pitta* und *Vata.*
2. Eine ausgewogene Verdauung und ein guter Stoffwechsel.
3. Ein harmonischer Aufbau der *Dhatus* – Körpergewebe und die vollständige Ausscheidung von Giftstoffen.
4. Ein gutes, kontrolliertes Arbeiten der Sinne – *Indriyas* – und ihrer Organe:
   a) der *Jnanendriyas,* der Wahrnehmungsorgane: Ohren, Haut, Augen, Zunge und Nase.
   b) der *Karmendriyas*, der Handlungsorgane: After, Geschlechtsorgane, Füße, Hände und Mund.
5. Sich absolut glücklich zu fühlen.
6. Das Wahrnehmen der spirituellen Seele, unseres wahren Selbst.

Ich habe nur die wichtigsten Punkte von *Svasthavritta* angesprochen. Der Schwerpunkt meiner Ausführungen wird auf *Dinacharya* und *Ritucharya* liegen. Die drei Säulen der Gesundheit sowie *Sadvritta* werde ich an geeigneter Stelle in die Tagesroutine integrieren.

Als Wichtigstes sollten wir jedoch immer beachten: Diese **Gesundheitsregeln** sind Angebote, Hinweise, Hilfestellungen, Anregungen – **auf gar keinen Fall** sind sie ein **Muss** oder **Dogma.** Probieren wir doch aus, was uns gut tut und hilft, und wenn der Körper mit Ablehnung reagiert, so lassen wir es. Nur beobachten wir bitte kritisch, ob die Ablehnung nicht von einem trägen Geist kommt. Der Geist, der Verstand – mit seinen Wünschen, Verlangen, Ablehnungen und Zweifeln und liebgewordenen Angewohnheiten – ist oft ein schlechter Ratgeber, und wir sollten auf jeden Fall lernen, ihn zu kontrollieren und zu beherrschen. Es ist ein gewaltiger, aber wichtiger Unterschied, ob wir etwas nicht können, ob uns etwas überfordert oder gegen unsere Natur ist – oder ob wir einfach nicht wollen.

Bei *Dinacharya*- den Tagesregeln – handelt es sich um Maßnahmen, die es uns erlauben, mit der Natur und ihren Gesetzen in Einklang zu sein und so weitestgehend **Krankheitsursachen auszuschließen.**

Es mag bei erster Betrachtung vieles fremdartig und ungewohnt erscheinen, aber beim zweiten Hinsehen – oder wenn wir die Zusammenhänge besser erkennen können – werden wir den Nutzen sehen, den wir aus diesen Gesundheits- und Lebenslehren ziehen können. Ein indisches Sprichwort sagt: »Ein spirituelles oder gesundes Leben ist zuerst wie Gift, danach aber wie Nektar. Ein materialistisches Leben ist zuerst wie Nektar, dann jedoch wie Gift.«

Unter *Ritucharya* verstehen wir Regeln, die es uns ermöglichen, den Wechsel der Jahreszeiten gesund zu überstehen. Das Wetter ändert sich während der Jahreszeiten und so müssen wir gewisse Maßnahmen treffen, die unsere Kleidung, die Ernährung und unser allgemeines Verhalten betreffen.

Es ist auch zu beachten, dass sich die *Doshas* im Wechsel der Jahreszeiten verändern und es so zu veränderten Empfindungen und Reaktionen des Körpers kommt, z. B. ist im Sommer das Wetter heiß und trocken. Das wird *Pitta* verstärken und wir müssen nun versuchen, im täglichen Verhalten, bei der Kleidung und der Ernährung einen Ausgleich zu schaffen, um *Pitta* im Gleichgewicht zu halten.
Es ist wichtig, all dies zu beachten, um jene Harmonie der *Doshas* im Körper zu erreichen, die wir Gesundheit nennen.

Eine weitere Besonderheit des Ayurveda besteht darin, dass es alle Bereiche von Körper, Geist und Seele umfasst, also auch die Spiritualität. Was nutzt es, wenn wir zwar die höchste Gesundheit erlangen, aber der Sinn im Leben nur in der Befriedigung des Egos besteht? Wir sind alle Kinder Gottes und so sollten wir auch eine liebevolle Beziehung zu unserem Göttlichen Vater entwickeln.

Dies wird im Ayurveda als höchstes Ziel angesehen: Ein langes, gesundes Leben bei voller geistiger Frische, mit dem Ziel der Vervollkommnung unserer ewigen Beziehung zum Vater.

Deshalb finden wir bei den Lebensregeln immer wieder die Erwähnung von *Sadhana*. Dieses beinhaltet religiöse Praxis, Gebete, Rituale, Mantras zur Heilung von Körper und Geist sowie zur Erweckung der Liebe zum Göttlichen Vater. Seine Verehrung sowie die Entfaltung unseres wahren Selbst – als spirituelle Seele – und nach dieser Erkenntnis zu leben, stellen das höchste Ziel des Lebens dar.

ॐ

Die Seele ist von Natur aus frei von Krankheiten.
Sie ist die Ursache von dem Bewusstsein des Geistes
und der qualitativen Eigenschaften der Elemente.
Sie ist ewig und sie ist der Betrachter all unserer Aktivitäten.

Caraka Samhita, Kap. 1, Vers. 56

Gute Gesundheit ist die Wurzel aller frommen Handlungen,
Ansammlung von Reichtum, Befriedigung der Sinne
und letztendlich der Befreiung (Moksha).
Krankheiten zerstören Gesundheit, Wohlstand und Leben.

Caraka, Kap. Vers. 15 – 16

2. Dinacharya – Tagesroutine

Beginnen wir unsere Betrachtung eines »ayurvedischen Tages« am frühen Morgen:

Als **beste Zeit zum Aufstehen** gilt die B*rahma Muhurta*«, eine Zeitspanne etwa 1 1/2 Stunden vor Sonnenaufgang, gegen 4 Uhr früh. Diese Zeit gilt als besonders günstig, da jetzt viel Ruhe in der Natur vorherrscht, zum Beispiel begeben sich die Nachttiere zur Ruhe, die Tagtiere sind aber noch nicht aktiv. Deshalb ist die Atmosphäre besonders ruhig und friedlich. Wenn wir nun in dieser Stimmung den Tag beginnen, so hat das positive Auswirkungen auf Körper, Geist und Seele. Die *Brahma Muhurta* gilt auch als spezielle Zeit der Morgenmeditation. Unser Geist empfindet jetzt weniger Störungen und Unruhe und lässt sich daher auch leichter auf unser Mantra, oder das Objekt der Meditation fixieren. Wer ernsthaft Fortschritt in seinem *Sadhana*, d. h. in seiner Meditationspraxis oder spirituellen Entwicklung erfahren will, sollte sich diesen speziellen Zeitabschnitt zunutze machen.

Während meiner Zeit als Yogaschüler in Rishikesh – einer heiligen Stadt in Indien – konnte ich es jeden Tag erleben, wie gegen 4 Uhr morgens das Leben erwachte, und durch das Ganges-Tal die Lieder und Gebete aus den Tempeln zu hören waren. Trotz der Dunkelheit – es gab nur Sternen- und Mondlicht – trafen sich die Menschen am Fluss zum rituellen Bad, zur körperlichen Reinigung. Auch waren hier keine Allerweltsgespräche zu hören, sondern allein die Anrufungen der heiligen Namen Gottes und Seiner verschiedenen Erweiterungen (Aspekte). – In diesem Bewusstsein der Freude, des Friedens und der Ruhe beginnt ein Tag doch etwas anders und wird viel bewusster gelebt.
Wenn ich nun von unserem westlichen – sogenannten zivilisierten – Leben ausgehe, wo wir meist mit aller Macht versuchen, die Nacht zum Tage zu machen, so sehe ich die Zeit vor 6 Uhr früh als die günstigste – weil realistischste – zum Aufstehen an. Wichtig ist, dass wir vor 6 Uhr früh aufstehen, da jetzt *Vata* noch wirksam ist und so der Kreislauf, die Ausscheidung und der Stoffwechsel noch leichter in Schwung zu bringen sind.

Nach 6 Uhr früh beginnt stärker *Kapha* zu wirken, das heißt, wir werden träger und es wird schwieriger, die körperlichen Funktionen in Gang zu bekommen. Es wird vielleicht eine Zeit der Umstellung benötigen, jedoch lohnt es sich, den Tag früh zu beginnen.

Im Winter, wenn es sehr spät hell wird, können wir auch einmal bis 7 Uhr schlafen, da der Winter die Zeit ist, wo wir die Stabilität für das ganze übrige Jahr aufbauen und Schlafen ist eine wunderbare Möglichkeit, *Kapha* aufzubauen. Die Schlafzeit sollte aber auch jetzt nicht mehr als 8 bis 9 Stunden betragen. Alle diese Zeitangaben gelten für die Normalzeit, nicht für die Sommerzeit.

Nach dem Erwachen bleiben wir noch kurze Zeit liegen und sprechen in Gedanken ein Gebet als Dank, dass wir gesund erwacht sind und während der Nacht beschützt waren. Viele Menschen der heutigen Zeit sehen es als völlig normal an, gesund zu erwachen und machen sich keine Gedanken darüber, was ihnen alles hätte zustoßen können. Da empfinden sie auch keine Dankbarkeit mehr für guten, erholsamen Schlaf, Gesundheit und Wohlgefühl. Wir sollten uns auch den kommenden Tag mit seinen Aufgaben in kurzen Stichpunkten bewusst machen. Freuen wir uns auf den neuen Tag! Das gibt Kraft und Zuversicht.

Noch im Bett strecken wir nun die Wirbelsäule in die Länge, wir dehnen und recken unsere Glieder und Muskeln sanft, aber bewusst. Auf gar keinen Fall sollten wir gleich nach dem Erwachen ruckartige oder gar »gewalttätige« Bewegungen machen. Unser Kreislauf braucht immer etwas länger zum Erwachen als unser Geist. Danach drehen wir den Oberkörper nach links und nach rechts. Mit einer so gelockerten und gut durchbluteten Wirbelsäule und Rückenmuskulatur bereitet das Aufstehen keine Mühe.

3. Morgendliche Hygiene und Körperpflege

Der erste Gang am Morgen führt uns zur Toilette. Falls wir Mühe haben, Stuhl auszuscheiden, gibt es verschiedene Tricks, der trägen Natur nachzuhelfen: So hilft es, ein Glas lauwarmes Wasser (für *Pitta* eventuell auch kühles Wasser) mit etwas Zitronensaft sofort nach dem Aufstehen zu trinken.

Eine weitere Methode besteht darin, über Nacht Wasser in einem Kupfergefäß aufzubewahren und dieses Wasser gleich nach dem Aufstehen zu trinken. Dadurch wird *Agni* – das Verdauungsfeuer und *Pitta*, das den Stoffwechsel regelt, – angefacht und die Ausscheidung angeregt und beschleunigt.

Mit dem Kupfergefäß sollten wir auf jeden Fall sehr sorgsam umgehen, um die Bildung von giftigem Grünspan zu vermeiden! So empfiehlt es sich, das Gefäß sofort nach Gebrauch gut trocken zu reiben und auch trocken aufzubewahren. Ich habe mir angewöhnt, das Gefäß abends nochmals mit einer groben Spülbürste (Wurzelbürste) zu reinigen, bevor ich es mit Wasser fülle. Falls sich doch einmal Belag bildet, lässt sich dieser sehr gut und einfach mit Zitronensaft entfernen.

Beim Ausscheiden von Stuhl bitte nie mit großem Druck pressen, da dies zu Irritationen im Kopfbereich führen kann. Eine gesunde Verdauung und ein guter Stoffwechsel zeigen sich übrigens daran, dass wir ein- bis zweimal am Tag ohne Problem Stuhlgang haben. Um Verstopfung vorzubeugen, empfiehlt sich eine ballaststoffreiche Ernährung mit reichlich Gemüse und Obst, ausreichende Flüssigkeitszufuhr und körperliche Bewegung.

Erkennen des Zustandes der Malas und Doshas

Unter *Malas* verstehen wir **Giftstoffe** oder giftige Verunreinigungen, die im Körper durch den Stoffwechsel bzw. durch die Ernährung entstehen. In erster Linie sind dies *Mutra* – Urin, *Purisha* – Kot und *Sveda* – Schweiß, aber auch Absonderungen aus Nase, Ohren, Augen, Mund sowie der Geschlechtsorgane zählen dazu.

Es ist enorm wichtig, darauf zu achten, diese *Malas* regelmäßig und gründlich auszuscheiden und die Orte der Ausscheidung sorgsam sauber zu halten. Werden die *Malas* gut ausgeschieden und achten wir auf die nötige Hygiene, so bleibt der Körper gesund. Verbleiben die *Malas* im oder auf dem Körper, so führt dies zu Erkrankungen. Bleibt z. B. der Schweiß auf der Haut, so verstopfen sich die Poren, und die Hautatmung und weitere Ausscheidungen werden unterbunden. Bleibt der Stuhl im Darm, so führt dies zu einer Vergiftung des gesamten Körpers mit Darmgiften!

Nach der Ausscheidung von Urin und Stuhl beschäftigen wir uns noch etwas mit dem Zustand dieser *Malas*. Die *Malas* Urin und Stuhl geben uns eine genaue Auskunft über den **Zustand der *Doshas* – *Vata, Pitta und Kapha* –** und der Verdauung. Da im Ayurveda *Agni* – das Verdauungsfeuer – eine zentrale Rolle für die Gesundheit spielt, ist es wichtig, auch über seinen Zustand Bescheid zu wissen. Auch ist es wichtig, eine **Störung oder Disharmonie in den *Doshas* so früh wie möglich zu erkennen**, um rechtzeitig ausgleichend einwirken zu können.

Der **Urin** eines gesunden Menschen ist klar, in einem kräftigen Strahl und ohne Schaum. Riecht nun der Urin säuerlich und/oder ist er dunkel bzw. rötlich gefärbt, so deutet dies auf ein gestörtes *Pitta* hin. Gelblicher oder brauner Urin zeigt uns eine starke Lebertätigkeit an.

Ist der Urin milchig, trüb oder flockig, so können wir ein gestörtes oder übermäßiges *Kapha* annehmen. Ein rötlicher Urin deutet auf eine Störung im *Rakta-Dhatu*, der Blutzellen und -körperchen, hin. Wenn die Urinausscheidung verzögert ist oder in kurzen Intervallen erfolgt und trüb aussieht, kann eine *Vata-Störung* vorliegen. Ein süßlicher Geruch des Urins deutet auf eine Erhöhung von Zucker im Körper bzw. im Blut hin. Schwärzlicher Urin zeigt Störung mehrerer *Doshas* an.

Die Beschaffenheit des **Stuhls** gibt uns folgende Hinweise: Ist er fest, hart oder erfolgt die Ausscheidung in Form kleiner, trockener Klümpchen und einer gräulichen Farbe, deutet dies auf eine *Vata-Störung* hin. Auch eine Verstopfung ist ein Zeichen für zu viel *Vata*. Man sagt, dass durch den verstärkten »Wind« – *Vata* – der Darm austrocknet. Der Flüssigkeitsmangel lässt sich einfach durch Trinken von ausreichend Wasser beheben.

Falls der Stuhl von flüssiger Form ist, eine gelblich/grünliche Farbe zeigt und stark bzw. übel riecht, lässt dies auf eine *Pitta-Störung* schließen. Zu Durchfall kommt es bei Überschuss von *Pitta*.

Wenn *Kapha* im Überfluss ist, so kommt es zu weichem, klebrig-schleimigen Stuhl.

Dies mag uns auf den ersten Blick sehr aufwendig erscheinen, aber mit etwas Übung und Routine können wir dann mit einem Blick erkennen, welche *Doshas* auszugleichen sind.

Ein weiteres Kriterium für die Gesundheit ist die Bildung oder das Fehlen von *Ama*. Hierbei handelt es sich um Verdauungsgifte, die entstehen, wenn die Nahrung unzureichend verdaut wird. Dies ist der Fall, wenn wir zum Beispiel zu viel oder zu hastig essen, wenn wir mangelhaft kauen oder wenn unser *Agni* zu schwach ist für die Art und Menge der Nahrung, die wir zu uns nehmen.

Dieses *Ama* wirkt wie ein zäher Schleim, der die *Nadis* – Energiekanäle –, die Gewebe oder gar Organe »verklebt«. Dies führt früher oder später zur Beeinträchtigung von Körper- oder Organfunktionen! Daher ist es besonders wichtig, über Entstehung oder Ansammlung von *Ama* im Darm Kenntnis zu haben.
Ein Blick in die Toilettenschüssel gibt hier Auskunft: Schwimmt der Stuhl auf dem Wasser, so ist kein *Ama* vorhanden; sinkt er auf den Grund, so liegt eine Ansammlung von *Ama* vor und wir sollten dem entgegenwirken. Eine Darmreinigung oder Fasten sind gute Hilfen.

Eine weitere Möglichkeit, uns ein Bild über den Zustand der *Doshas* zu machen, ist die **Betrachtung der Haut:**
Eine feuchte, ölige Haut gibt uns den Hinweis auf einen hohen Anteil von *Kapha*. Eine trockene, rissige oder faltige Haut deutet auf erhöhtes *Vata* hin. Auch brüchige oder rissige Fingernägel weisen auf zu viel *Vata*. Trockene, juckende und schuppige Haut zeigt uns einen Mangel an *Kapha* an. Zeigt die Haut verstärkte Rotfärbung oder kommt es zu Pickeln, die vielleicht entzündet sind, so deutet dies auf verstärktes *Pitta* hin.

Auch die Farbe der Haut kann uns Aufschluss geben. Wie gesagt, gerötete Haut deutet auf *Pitta*, weiße Haut zeigt *Kapha* an und fahle oder graubräunliche Färbung zeigt uns *Vata*.
Durch Ertasten machen wir uns ein Bild über die Hauttemperatur. Kühle oder kalte Haut zeigt ein Vorherrschen von *Kapha* oder *Vata* an, wobei Mangeldurchblutung speziell *Vata* anzeigt.

Lässt sich die Haut leicht vom Untergewebe abheben und bleibt beim Loslassen für eine Weile eine sichtbare Falte, so ist *Vata* dominant.

4. Gesichtspflege

Es empfiehlt sich, zuerst das Gesicht mit kaltem oder kühlem Wasser abzuwaschen. Im Kopfbereich vermeiden wir unbedingt heißes Wasser, da der Kopf einen sensiblen *Kapha* Bereich darstellt und es sonst zu *Kapha* Irritationen kommen könnte.

Beim Waschen des Gesichts massieren wir sanft den Bereich der Stirn, Augenbrauen, den Bereich der Augen und die Schläfen. Zum einen fördern kaltes Wasser und Massage die Durchblutung im Gesichtsbereich und sorgen so für eine gesunde und straffe Gesichtshaut, andererseits befinden sich im Bereich um die Augen und Schläfen einige wichtige *Marma- oder Vitalpunkte,* die wir so stimulieren.

Das **Augenbad** ist deshalb wichtig, weil wir auch über die Augen *Malas* – Unreinheiten – ausscheiden. Deshalb sind die Augen morgens oft verklebt und durch die eingetrocknete Tränenflüssigkeit fühlen sich die Augen rau und trocken an.

Für das Augenbad gibt es sogenannte Augenschalen im Handel, aber wir haben von der Natur unsere eigene Augenschale mitbekommen. Wir wölben unsere Hand, sodass eine »Schale« entsteht, die wir mit kühlem Wasser füllen.
Nun legen wir unser Gesicht so in die Hand, dass das Auge in dem Wasser liegt. Wir rollen dann mit dem offenem Augapfel in alle Richtungen, um ihn gut zu benetzen. So spülen wir Staubpartikel oder ausgetrocknete Reste von Tränenflüssigkeit sanft aus, auch regen wir den Tränenfluss an und verhindern trockene Augen.
Im Falle von geröteten oder entzündeten Augen können wir 1 Teelöffel alten Honig in einer Tasse mit warmem Wasser auflösen. Von altem Honig sprechen wir, wenn er mindestens ein halbes Jahr alt ist. Mit dieser Lösung spülen wir die Augen nach Bedarf.
Ein weiteres, gutes Mittel ist Rosenwasser. Da es zu leichtem Brennen der Augen führen kann, ist zu empfehlen, das Rosenwasser nach Bedarf mit normalem Wasser zu verdünnen.

Die **Nasenpflege** ist der nächste Punkt unserer Gesichtspflege.

Die Nasenspülung – *Neti* – ist der wichtigste Bereich für die Pflege der Nase. Wahlweise haben wir die Möglichkeit, ein im Handel erhältliches *Neti* Kännchen oder unsere Hand zu verwenden. Das *Neti* Kännchen ist ein kleines Kupfergefäß mit einem Schnabel, ähnlich einer Gießkanne. Dieses *Neti* Kännchen füllen wir mit kaltem Wasser und führen den Schnabel in ein Nasenloch. Dann legen wir den Kopf zur Seite und lassen das Wasser durch die Nase laufen. Zum Abschluss blasen wir die Nasenlöcher frei, indem wir jeweils ein Nasenloch zuhalten und das andere kräftig »schnäuzen«.

Als Alternative bietet sich wieder unsere Hand an. Wir machen eine »hohle« Hand, füllen sie mit Wasser und tauchen unsere Nase hinein. Durch Schluckbewegungen erzeugen wir einen Unterdruck in den Nasengängen, sodass das Wasser mit sanftem Sog in die Nase gezogen wird. Falls wir mit Kraft das Wasser hochziehen würden, so gäbe es immer die Gefahr, dass das Wasser in die Stirn- und Nebenhöhlen eindringt. Nun blasen oder »schnäuzen« wir das Wasser abwechselnd aus den Nasenlöchern.

Hiermit reinigen wir die Nasenschleimhäute und lösen überflüssigen Schleim. Eine Funktion der Nasenschleimhäute ist es, die Atemluft zu filtern und zu reinigen. So ist es gut vorstellbar, dass viele Staubpartikel oder andere Unreinheiten der Luft auf den Schleimhäuten »kleben«.

Nur eine gut »befeuchtete« Nase kann ihre Filterfunktion optimal erfüllen. Daraus erkennen wir, wie wichtig die Nasenspülung ist, und zwar nicht nur morgens, sondern auch zwischendurch, falls wir ein Gefühl der Trockenheit in der Nase verspüren, z. B. in zentralgeheizten Räumen.

Alternativ zu Wasser können wir auch für die Nasenspülung eine physiologische Salzlösung verwenden. Dazu lösen wir 1 Teelöffel Meersalz in einem Liter Wasser.
Dies entspricht der Salzkonzentration in unserem Blut, und wirkt daher in der Nase weniger irritierend als reines Wasser. Diese Salzlösung hat auch eine gute, desinfizierende Wirkung auf die Schleimhäute!

Ob wir nun die Nase mit Wasser oder einer Salzlösung reinigen, auf jeden Fall gilt, dass wir zum Abschluss einige Tropfen Öl in die Nase reiben. Dies schützt die Nasenschleimhäute vor Austrocknung. In kalten, trockenen Zeiten oder bei der Arbeit in zentralgeheizten Räumen empfiehlt es sich, immer ein Döschen mit *Ghee* (Butterfett) oder etwas Öl bei sich zu haben und bei Bedarf die Nase zu fetten!

Zur **Reinigung der Stirn- und Nebenhöhlen** – um verfestigten Schleim zu lösen – massieren wir den Nasensattel. Dazu legen wir den Zeigefinger der rechten Hand auf die Stirn und die Daumenkuppe in die Mulde am Ende des Nasenrückens, am Übergang zur Stirn. Nun massieren wir mit sanftem Druck mit dem Daumen nach oben.

Dies hilft, den Schleim zu lösen. Meist verspüren wir schon kurz darauf das Verlangen, die Nase zu putzen.

5. Mund- und Zahnhygiene

Als Nächstes wenden wir unsere Aufmerksamkeit dem Mund, den Zähnen und dem Zahnfleisch zu.

Zuerst spülen wir unseren Mund kräftig mit lauwarmem Wasser aus. Dabei saugen und pressen wir das Wasser auch durch die Zahnzwischenräume. In der indischen Tradition wird dieser Vorgang mindestens 12 Mal wiederholt und daran anschließend gurgeln wir. Dabei wird aller Schleim, der sich während der Nacht im Bereich von Rachen und Hals angesammelt hat, gelöst und ausgeschieden.
Der Mund ist – bildlich gesehen – ein riesiges »Eingangstor« in den Körper, allerdings auch für alle Arten von Krankheitserregern. Die Schleimhäute im Mund, Rachen und Hals mit ihrer klebrigen Oberschicht fangen jedoch diese Erreger zum größten Teil ab und verhindern so ein Eindringen. Diese Schleimhäute müssen daher regelmäßig gereinigt werden, damit sie ihre Aufgabe ungehindert ausführen zu können. Nach dem Gurgeln sollten wir sehr vorsichtig sein und das Wasser und den gelösten Schleim nicht hinunterschlucken, sondern alles ausspucken!
Um diese **Reinigung und Entgiftung** zu verstärken, gibt es eine spezielle Mundspülung – ***Gandusha* –**, die bis tief ins Gewebe und den Zellbereich wirkt. Zusätzlich regen wir damit unsere Immunabwehr an. Die Spülung wirkt bakterien- und pilztötend im Mundbereich und hilft, das Zahnfleisch zu stärken und Zahnfleischschwund vorzubeugen. Zu dieser Mundspülung verwenden wir naturbelassene Öle. Bei der Durchführung gibt es zwei verschiedene Techniken:

Im ersten Fall füllen wir den Mund so weit es uns möglich ist, mit warmem Sesamöl (ca. 40 Grad) und halten es ca. 10 Minuten ganz ruhig im Mund und lassen es wirken, bis sich *Kapha* im Kopf verflüssigt. Das merken wir daran, dass die Augen zu tränen beginnen und die Nase anfängt zu laufen. Falls es beim ersten Mal keine Reaktion gibt, spucken wir das Öl aus und beginnen erneut.

Für die zweite Technik verwenden wir naturbelassenes Sonnenblumenöl. In diesem Fall spülen wir mit dem Öl den Mund, wir saugen und ziehen das Öl kräftig und stetig durch den Mund und die Zähne, bis das Öl nach etwa 15 Minuten seine ölige Konsistenz verliert und erst flüssig und dann schaumig wird. Wir sollten jedes Herunterschlucken vermeiden, da dieser »Ölschaum« jetzt viele Giftstoffe enthält. Wir spucken das Öl entweder in die Toilette oder in ein spezielles Gefäß. Danach spülen wir den Mund gründlich mit warmem Wasser, um alle Ölreste zu entfernen.

Für *Kapha*-Konstitutionen ist es eher zu empfehlen, vorsichtig zu sein und im Zweifelsfalle statt Öl warme Kräutertees zur Mundspülung zu verwenden. Falls sich ein Brechreiz einstellt, sollten wir von der Mundspülung Abstand nehmen. Der Körper zeigt seine ablehnende Haltung und wir sollten ihn nicht zwingen.

Zungendiagnose und -pflege

Nun betrachten wir die Zunge. Sie kann uns einen guten Überblick über eine mögliche *Ama* Ansammlung (Verdauungsgift) im Körper geben:
Zeigt die Zunge einen weißlichen, schleimigen Belag, so ist dies ein Anzeichen für Entstehung und Ansammlung von *Ama* im Darm. Finden wir diesen Belag an der Zungenwurzel, so deutet dies auf *Ama* im Bereich des Dickdarms hin, zeigt sich dieser auf der Zungenmitte, so hat sich *Ama* im Bereich des Dünn- und Zwölffingerdarms entwickelt.

Wenn *Ama* bei der Magenverdauung entsteht, so zeigt sich der Belag auf der Zungenspitze.
Nun prüfen wir die Festigkeit des Belages. Je fester dieser auf der Zunge haftet, umso tiefer ist das *Ama* schon in die Gewebe eingedrungen.
Beim **Zungenreinigen** schaben wir diesen Belag mit einem Zungenschaber oder mit einem Teelöffel ab. Verwenden wir einen Teelöffel, so legen wir ihn mit der hohlen Seite auf die Zunge und schaben mit sanftem Druck den Belag von der Zunge, und zwar beginnen wir an der Zungenwurzel und ziehen nach der Zungenspitze hin. Mit dem Zungenschaber ist dies etwas einfacher, da wir den Zungenbereich in der ganzen Breite abschaben können. Im Handel sind Zungenschaber aus verschiedenen Metallen erhältlich.
Die Prozedur ist beendet, wenn die Zunge wieder eine rote bis rosa Färbung erkennen lässt. Machen wir dies zum ersten Mal, wird es uns unter Umständen nicht gelingen, sämtlichen Belag zu entfernen. In den nächsten Tagen wird aber ein Erfolg zu sehen sein. Wir säubern dabei jedoch nicht nur die Zunge, sondern auch die Geschmackspapillen. Mit Erstaunen werden wir erleben, wie sich unsere Geschmacksempfindungen wesentlich verbessern. Außerdem sorgen wir für frischen Atem und stärken unsere Verdauungskraft.
Wir reinigen nur morgens die Zunge. Dabei könnte es zu einem Brechreiz kommen, der allerdings morgens bei leerem Magen keine Auswirkungen hat.

Zum **Putzen der Zähne** verzichten wir besser auf die üblichen süßen, gezuckerten Zahncremes. Im Ayurveda werden Zahnputzmittel mit bitterem, herbem, zusammenziehendem oder salzigem Geschmack empfohlen.
In Indien wird zum Zähneputzen ein kleiner Zweig des *Neem* Baumes verwendet. Dabei wird der frisch geschnittene Zweig zuerst an einem Ende »angekaut« und aufgefasert, bis eine kleine »Bürste« entsteht, mit der dann die Zähne, die Zahnzwischenräume und das Zahnfleisch gereinigt werden.
Bei uns sind in letzter Zeit auch Zahncremes im Handel erhältlich, die Wirkstoffe des *Neem* Baumes enthalten. Sie wirken desinfizierend, straffen das Zahnfleisch und sorgen für eine gesunde Mundflora durch Anregung des Speichelflusses. Die Wirkstoffe des *Neem* Baumes haben auch eine sehr gute, regelnde Wirkung auf die Verdauung!

Neben den Zahncremes gibt es auch fertige Zahnpulver, die Kräuter und Mineralien zur Mundpflege enthalten. Diese reibt man am besten mit den Fingern auf die Zähne und das Zahnfleisch. Dabei werden neben der Reinigung **Zähne und Zahnfleisch massiert**, was zu einer guten Durchblutung des Mundraumes führt.
Da diese Zahnpulver bei uns sehr schwer zu erhalten sind, möchte ich eine Mischung empfehlen, die leicht herzustellen und doch sehr wirksam ist:
Dazu verwenden wir ein gutes, feines Meersalz mit einer Prise gemahlenen Nelken, das wir mit einigen Tropfen Olivenöl vermischen. Am besten bereiten wir uns diese Paste täglich frisch. Die Paste wird auch mit den Fingern auf Zähne und Zahnfleisch gerieben und massiert.
Hierbei wird neben der Reinigung und Massage der Speichelfluss gefördert, was die natürlichste Mundhygiene darstellt.

Die Reihenfolge der besprochenen Mund-, Zahn- und Gesichtspflege entspricht nicht medizinischen Regeln, sondern ist von mir entsprechend meiner praktischen Erfahrung wiedergegeben. Es bleibt natürlich jedem Leser vorbehalten, seine eigene morgendliche Reihenfolge zu finden.

Um ein Austrocknen der Nasenschleimhäute oder der Augen zu verhindern, empfehle ich, die Nasendusche und das Augenbad öfters während des Tages zu wiederholen. Ich halte dies für besonders wichtig bei heißem, trockenem und staubigem Wetter, aber auch im Winter, wenn wir uns viel in zentralgeheizten Räumen aufhalten. Zum einen erfrischt es angenehm, zum anderen schützt es die gesunde Funktion von Nase und Auge.

Lassen Sie sich bitte von dem beschriebenen umfangreichen Morgenprogramm nicht abschrecken, sondern versuchen Sie nach und nach die einzelnen Reinigungstechniken in Ihre Morgenroutine einzubauen. Nach einer Eingewöhnungszeit werden Sie den Ablauf als Selbstverständlichkeit ansehen, und Sie werden sich wundern, wie wenig Zeit Sie dazu benötigen.

Man sollte zum Zähneputzen einen Zweig verwenden,
dessen Ende zu einer Bürste zerdrückt wurde und
dessen Geschmack entweder herb, bitter oder scharf ist (Neem).
Man verwende den Zweig so, dass das Zahnfleisch nicht verletzt wird.
Dies beseitigt schlechten Geschmack im Mund und entfernt
Unreinheiten der Zähne, des Mundes und der Zunge.
Dies reinigt die Zähne dauerhaft.

Caraka Samhita, Kap. 5, Vers. 71 – 72

6. Abhyanga – Ölbehandlung

Zur allgemeinen Reduzierung von *Vata* oder einfach nur zum Verwöhnen ist es empfehlenswert, ein *Abhyanga* durchzuführen. Ein *Abhyanga,* was wörtlich »Einölen« heißt, ist eine besondere Wohltat für trockene oder rissige Haut und für schmerzende, steife Gelenke.
Die beste Zeit dafür ist morgens, und so können wir das *Abhyanga* problemlos in unsere Morgenroutine einbauen.

Das Öl wählen wir nach unserer Konstitution. Es gibt schon viele ayurvedische medizinische Öle im Handel, wie etwa das SEVA Massageöl. Meist finden wir die Bezeichnungen »*Vata*«-, »*Pitta*«- oder »*Kapha-Öl*«, wobei z. B. die Bezeichnung »*Vata-Öl*« bedeutet, dass die medizinischen Bestandteile des Öls das *Vata-Dosha* ausgleicht oder reduziert. *Pitta-Öl* ist mehr kühlend und reduziert *Pitta,* und *Kapha-Öl* beruhigt *Kapha.*
Haben wir keine spezifischen Öle zur Hand, so kann Sesamöl *für Vata und Kapha* aufgrund der erwärmenden und leicht absorbierbaren, aktivierenden Wirkung empfohlen werden. Für *Pitta* empfiehlt sich das Kokosöl aufgrund seiner kühlenden und nährenden Wirkung.
Ein besonders erhitzendes Öl ist Senfsamenöl. Dieses hat eine gute Wirkung bei *Kapha*-Überschuss, der sich durch Erkältung oder Verschleimung zeigt. Man kann es auch anwenden, um den Fieberprozess bei Grippe zu unterstützen. Es ist das ideale Öl bei Schwitzkuren. Allerdings darf Senfsamenöl nie auf den Kopf aufgetragen werden, und nur *Kapha*-Konstitutionen sollten es für das tägliche *Abhyanga* – die Einölung – benutzen.

Ganzkörper-Ölmassage

Zur Vorbereitung erwärmen wir das Öl im Wasserbad auf ca. 39–40° C. Ich fülle mein Öl in eine kleine Glasflasche (ca. 100 ml) und stelle sie in einen kleinen Topf mit warmem Wasser. Es dauert nur wenige Minuten und das Öl hat die geeignete Temperatur.
Zur Massage genügt im Bad ein Hocker oder man setzt sich auf den Badewannenrand. Eine gewisse Vorsicht ist geboten, der ölige Boden ist sehr rutschig! Nützlich erweisen sich bereitgestellte abwaschbare Badesandalen, in die man nach der Massage mit den öligen Füßen hineinschlüpft und eine Küchenrolle zum Abdecken des Bodens und zum Abwischen.

Nun tragen wir das Öl mit den Händen auf den ganzen Körper auf. Wir **beginnen** mit der Kopfhaut, dem Gesicht und Nacken, dann reiben wir einige Tropfen Öl in die Nase und die Ohren.
Danach massieren wir die Ohrmuschel gut mit den Fingern. Die Ohrmuschel enthält viele Reflexpunkte, sodass wir mit einer sorgsamen Massage eine ausgleichende bzw. aktivierende Wirkung auf den Körper haben. Der äußere Rand der Ohrmuschel entspricht in etwa unserer Wirbelsäule! Gerade bei bewegungsarmen Menschen ist es eine hilfreiche Technik, diesen Ohrenrand zu massieren, um den Rücken zu beleben.
Das Öl in der Nase ist ein guter Schutz, um die Nasenschleimhäute vor Austrocknung zu schützen. Speziell, wenn wir uns in zentralgeheizten oder staubigen Räumen aufhalten, ist das nicht zu unterschätzen!

Nun tragen wir das Öl über den restlichen Körper bis zu den Füßen auf:
Zuerst reiben wir das Öl mit langen, streichenden Bewegungen auf die Schultern und die

Arme, wobei wir die Gelenke mit im Uhrzeigersinn kreisenden Bewegungen massieren, danach folgen Oberkörper und Unterleib. Hier reiben wir nicht zu kraftvoll, sondern nur mit sanften Bewegungen. Rücken und Gesäß vertragen wieder festere Massage. Auch die Beine vertragen wieder mehr Druck, hier streifen wir über die Muskulatur und umkreisen die Gelenke im Uhrzeigersinn. Handflächen und Handrücken, Fußsohlen und Fußrücken massieren wir fest mit der flachen Hand. Bei den Zehen und Fingern wird das Öl gut in die Zwischenräume massiert.

Wir müssen nur beachten, dass wir bei *Vata-Dominanz* das Öl **vom Rumpf weg** in Richtung Finger oder Zehen reiben, bei *Kapha Dominanz* streichen wir in Richtung **zum Herzen.**

Bei *Kapha*-Überschuss ist es jedoch sinnvoller, das *Abhyanga* einzuschränken oder nur spezielle *Kapha* Öle zu verwenden.

Beim Einreiben kommt es nicht auf gekonnte Massagegriffe an, sondern wir streichen das Öl mit kräftigen, aber weichen Zügen auf den Körper, ohne zu kneten oder zu kneifen. Beim *Abhyanga* wirken hauptsächlich das Öl bzw. die medizinischen Wirkstoffe im Öl. Das Öl tut die Arbeit! Entgegen der allgemeinen Meinung ist die Haut sehr wohl in der Lage, Wirkstoffe aufzunehmen, – zu »verdauen« – und in den Organismus zu leiten.

Das Öl lassen wir nun etwa 30 Minuten bis höchstens eine Stunde einwirken. Während dieser Zeit können wir dann auch die Gesichts-, Mund- und Zahnpflege durchführen. Wenn die Zeit, in der das Öl einwirkt, vorüber ist, sollten wir uns gründlich abduschen oder waschen. Dabei entfernen wir das Öl, das noch auf der Haut verblieben ist, mit Seife bzw. einem milden Babyshampoo oder einer Reinigungspaste aus dem Mehl der Mung Bohnen und Wasser. Es sollte höchstens ein dünner Ölfilm auf der Haut verbleiben, um die Verstopfung der Poren zu vermeiden.

Das *Abhyanga* – die Einölung – führen wir nach Möglichkeit täglich oder wenigstens zweimal pro Woche durch. Die entgiftende und regenerierende Wirkung für den Körper und den Stoffwechsel ist beachtenswert!
Ich möchte noch einige **vorteilhafte Wirkungen** einer regelmäßigen Einölung aufzählen:

- Sie reduziert generell das *Vata-Dosha,* regeneriert die Zellen, fördert das Wachstum, gibt gesunden und erholsamen Schlaf, stärkt allgemein die Organfunktionen.
- Sie gibt den Knochen Elastizität und schützt daher vor Knochenbrüchen. Sie beseitigt Lethargie und Müdigkeit, hilft bei Erschöpfung und Nervosität sowie bei Gemütsstörungen.
- Sie verzögert den Alterungsprozess und belebt die Sinne.
- Sie lindert Rheumabeschwerden und beseitigt Steifheit der Glieder und Gelenke, speziell bei Arthrose und erhöht die Abwehrkräfte.

Falls die Zeit für eine Ganzkörpermassage einmal nicht reicht, sollten wir aber auf jeden Fall **täglich eine Kurzmassage** vornehmen, wobei wir Öl in die Nase und Ohren reiben und die Ohrmuscheln gut massieren. Auch empfiehlt es sich, die Hände und Füße gut mit Öl einzureiben. Dabei massieren wir die Hand- und Fußflächen, Hand- und Fußrücken, die Finger und die Zehen. Hier gibt es wichtige Reflexpunkte und -zonen, die den Körper aktivieren bzw. harmonisieren.

Nun möchte ich noch einige Beispiele für **spezielle Ölmassagen** geben:
Da das Kreuzbein ein Reflexzentrum ist, das mit Rücken und Darmtätigkeit verbunden ist, so zeigt sich hier eine *Vatastörung* in den genannten Bereichen sofort mit Schmerzen. Deshalb ist es günstig, auch hier eine Ölmassage durchzuführen. Dabei reiben wir das Öl einige Minuten kräftig im Bereich Kreuzbein, Gesäß und untere Lendenwirbelsäule mit den Fingerspitzen in die Haut. Wir können schon nach kurzer Zeit eine Linderung, z. B. bei Rückenschmerzen verspüren.

Falls wir schmerzende oder steife Gelenke haben, ist es eine Wohltat, auch diesen Bereich ein- bis zweimal täglich großflächig mit *Vata- oder Sportöl* einzureiben und das Öl gut einziehen zu lassen.
Bei entzündeten Gelenken, etwa bei akuter Arthritis, gibt es gute Resultate durch täglich zweimaliges Einreiben mit einem *Pitta-Öl,* begleitend zu unserer medizinischen Therapie. Auch verspannte, schmerzende Muskelpartien oder Arthroseerkrankungen reagieren gut auf tägliche Ölmassage mit *Vata*-Öl.
Bei diesen speziellen Ölmassagen waschen wir das Öl nicht ab, sondern reiben diese Bereiche **nach** dem Duschen ein und belassen das Öl auf der Haut.

Wenn Sie Interesse an Ayurveda-Kuren haben – deren »Herzstück« Ölmassagen sind – darf ich Ihnen mein zweites Buch »Ayurveda-Kuren« empfehlen, in dem Sie alles Wissenswerte darüber erfahren.

7. Schwitzen

Schwitzen ist ein hervorragendes Mittel, um die **Entgiftung** des Körpers und die Heilung von Krankheiten – speziell bei *Kapha*-Überschuss – zu unterstützen. Wenn wir etwas mehr Zeit zur Verfügung haben, z. B. an Wochenenden oder im Urlaub, ist Schwitzen auch eine sinnvolle **Ergänzung nach dem *Abhyanga* – der Einölung.**

Schwitzen hilft, verfestigtes *Kapha* zu lösen und Gifte aus dem Körper und der Haut auszuscheiden und ist eine gute Anregung für Kreislauf und Immunsystem. Nebenbei löst Schwitzen Muskelverhärtungen und Verspannungen.

Hierzu verwenden wir am besten eine Heimsauna, wobei wir aber unbedingt darauf achten müssen, dass der Kopf außerhalb der Sauna bleibt! Im Handel gibt es Schwitzkästen, die so gebaut sind, dass nur der Körper entweder sitzend oder liegend im Kasten ist, der Kopf jedoch außerhalb verbleibt. Mittels Hitze und Dampf – dem wir gegebenenfalls auch Kräuter zufügen können – bringen wir nun den Körper kräftig zum Schwitzen. Je nach Konstitution lassen wir uns dafür 10 bis 20 Minuten Zeit.
Falls nur eine normale Sauna zur Verfügung steht, kann man den Kopf mit einem nassen, kalten Handtuch vor der Hitze schützen.

Haben wir keine Heimsauna oder Schwitzkasten zur Verfügung, so können wir uns auch eines einfachen Hilfsmittels bedienen: Wir trinken schweißtreibende Tees (Lindenblüten) oder gönnen uns eine kräftige Wechseldusche mit heißem und kalten Wasser und legen uns dann sofort ins Bett. Dazu wickeln wir uns – oder besser lassen uns mit einem Laken und Wolldecken gut einwickeln. Falls benötigt, geben wir noch eine Federdecke darauf. Nun ist das Schwitzen eine einfache und leichte Sache. Nach dem Schwitzen reiben wir uns gut mit feuchten Tüchern ab, ziehen uns warm an und ruhen noch etwas nach.

ॐ

Weil sich Sonne und Mond nicht im trüben Gewässer widerspiegeln können,
so kann sich der Allmächtige nicht in einem Herzen widerspiegeln,
das nur von der Idee des »Ich und Mein« getrübt ist.

Sri Rama Krishna

Von den Geschwätzigen habe ich das Schweigen gelernt.
Von den Intoleranten die Toleranz
und von Unfreundlichen die Freundlichkeit.
Ich sollte diesen Lehrern nicht undankbar sein!

Kahlil Gibran

8. Die Morgenwäsche

Das Morgenbad oder das Bad allgemein wird im Ayurveda und in Indien als sehr wichtig angesehen. Dem Stand der Brahmanen wird z. B. das Bad dreimal täglich vorgeschrieben.

Wir sollten mindestens einmal täglich, und zwar morgens, baden oder besser duschen. Das indische Bad hat auch nichts mit einer Badewanne zu tun. In Indien füllt man einen Eimer oder Bottich mit Wasser und schüttet sich das Wasser mit einem Schöpfer oder einer Kelle vom Kopf aus über den ganzen Körper. Dann reibt man den Körper mit Seife ab und gießt dann weiter Wasser über den Körper. Zum Schluss gießt man den Inhalt des Eimers in einem Schwall über den Körper. Das lässt sich am besten mit der Dusche vergleichen.

Das morgendliche **Duschen** ist sehr wichtig. Bedenken wir, dass nachts während des Schlafes eine sehr aktive Entschlackung stattfindet und die Haut viele Gifte ausscheidet. Es ist zwar selbstverständlich, aber ich möchte trotzdem darauf hinweisen, dass wir beim Duschen oder Waschen jene Körperbereiche sehr sorgfältig reinigen, die *Malas* ausscheiden.
Unter *Malas* verstehen wir Substanzen, die der Körper ausscheidet, um Schlacken, verbrauchte Stoffe, aber auch Bakterien und Viren zu beseitigen. Hauptsächlich sind das Stuhl, Urin und Schweiß, aber auch Nasenschleim, Augen- und Menstruationssekrete. So schenken wir diesen Ausscheidungsorganen besondere Aufmerksamkeit. Das ist sehr wichtig für unsere Gesundheit und die Hygiene.

Stuhl- und Harndrang dürfen wir **auf gar keinen** Fall unterdrücken, auch wenn es uns unter Umständen zeitmäßig nicht »in den Kram« passt. Falls wir die körperlichen Bedürfnisse unterdrücken, wird dies zwangsläufig zur Beeinträchtigung der Gesundheit führen. Wir sollten im Gegenteil den Körper unterstützen, seine *Malas* oder Abfallstoffe auszuscheiden.

In der indischen Kultur gilt es als normal, jedes Mal nach dem Stuhlgang ein »indisches Bad« – wie oben beschrieben – zu nehmen bzw. zu duschen. Zumindest das Waschen der Hände setzen wir als selbstverständlich voraus. Eine Frau im Menstruationszyklus muss natürlich besondere Aufmerksamkeit auf ihre Hygiene richten.

Wenn wir viel schwitzen, sollten wir den Körper und spezielle Bereiche, wie z. B. die Achselhöhlen gut waschen, um zu verhindern, dass sich die Poren der Haut verstopfen. Auch lästige Geruchsbildung wird damit unterbunden. Schwitzen ist gesund und sollte auf gar keinen Fall mit Chemie, z. B. Deos mit Schweißhemmern, unterdrückt werden.

Beim Duschen verwenden wir kühles oder warmes Wasser. Wir erinnern uns, dass der Kopf und das Gesicht nur mit kühlem oder kaltem Wasser gewaschen werden, um *Kapha* nicht zu irritieren. Außerdem kann zu heißes Wasser auf dem Kopf zu Haarausfall führen.

Seife benutzen wir nur bei behaarten oder stark verschmutzten oder verschwitzten Körperpartien sowie bei den Ausscheidungsorganen. Wenn wir Seife verwenden, ist es wichtig, eine sorgfältige Wahl zu treffen. Am besten verwenden wir eine Seife ohne oder mit wenigen chemischen Bestandteilen, um die Haut nicht zu reizen. Viele ayurvedische Seifen enthalten den Wirkstoff des *Neem*-Baumes. *Neem* hat besondere Wirkstoffe, die die Haut pflegen und ihre Funktion unterstützen.

Neem-Seife ist z. B. gut bei trockener und rissiger Haut, allerdings ist es in diesem Falle vorteilhaft, die Haut nach dem Waschen gut zu ölen.

Auch Sandelholz-Seife wird im Ayurveda empfohlen. Sie ist von Vorteil bei Haut mit *Pitta*-Eigenschaften oder bei großer Hitze, da Sandelholz eine kühlende Eigenschaft hat. In Indien wird z. B. aus Sandelholz eine Paste zubereitet, die auf Stirn und Schläfen aufgetragen wird, die sehr angenehm kühlt und einen klaren Geist gibt.

Am besten ist es, den Körper nur mit einem Waschlappen oder einem weichen Tuch abzureiben. Dabei reinigen wir die Haut, reiben äußere abgestorbene Hautpartikel ab und fördern durch diese Massage die Durchblutung der Haut. Das ist eine Reinigung von innen. Wichtig ist, den Waschlappen regelmäßig auszukochen.

Vata-Konstitutionstypen haben jedoch oft Mühe, morgens eine gesunde Körperwärme zu entwickeln. In diesem Fall duscht man zuerst mit heißem Wasser, um dann zum Abschluss Beine, Arme und das Gesicht mit kaltem Wasser zu übergießen. Damit erwärmen wir uns nicht nur passiv – durch das heiße Wasser –, sondern auch aktiv – durch Anregung des Kreislaufes und der Durchblutung – aufgrund der wechselnden Wassertemperatur.

Wechselduschen mit mehrmals wechselnder Wassertemperatur sind von großem Vorteil für den Kreislauf. Es ist aber wichtig, dass wir immer mit dem kalten Übergießen beenden. Wir sollten, wenn wir das erste Mal eine Wechseldusche ausführen, unbedingt beachten, dass der Temperaturunterschied nicht zu extrem ist und der Wechsel nicht zu abrupt erfolgt, da wir ja den Kreislauf anregen und ihn nicht »niedermachen« wollen. Nach einiger Zeit des Gewöhnens lässt sich der Temperaturwechsel auch unbeschadet verstärken.

Nach dem Duschen streifen wir das Wasser mit der Hand sorgfältig vom Körper. Dabei lassen wir uns auch etwas Zeit, um der Haut die Gelegenheit zu geben, den Trockenprozess anzukurbeln. Dabei wird wieder die Hautfunktion verstärkt und die Erwärmung wird von innen her angeregt.

Nun trocknen wir das restliche Wasser mit einem Handtuch gut ab. Wichtig ist, dass wir die Haare gut trocknen, um den Kopf vor Auskühlung zu schützen. Im Ayurveda wird empfohlen, nach dem Trockenreiben der Haare ein Pulver – *Rasnadi Curna* – sorgfältig auf die Kopfhaut einzumassieren. Dies verhindert auch ein Auskühlen des Kopfes, mit Erkältung als Folge.

ॐ

Ein Bad zu nehmen, reinigt den Körper,
stimuliert die Ausstrahlung
und verstärkt die Lebenskraft.
Es vertreibt Müdigkeit, Schweiß und Schmutz.
Es gibt dem Körper Kraft und ist das perfekte Mittel,
um Ojas zu stärken.

Caraka Samhita, Kap. 5, Vers. 94

9. Kriyas – Reinigungsübungen

Wer sich seinen Tagesablauf so einteilen kann, dass er morgens ausreichend Zeit hat, sei auf die sogenannten ***Yoga-Kriyas*** hingewiesen. Es gibt im traditionellen *Hatha-Yoga* Reinigungsvorschriften, die sich mit denen des Ayurveda decken.
Auch die *Yoga-Kriyas* empfehlen tägliches Reinigen der Zähne, Zunge, Ohren, Auge und Nase. Es wird empfohlen, dreimal am Tag ein Bad zu nehmen oder zu duschen.

Daneben gibt es aber auch *Kriyas*, die nicht unbedingt für die tägliche Routine geeignet sind, da sie zu umfangreich oder zu schwierig auszuführen sind. Deshalb habe ich auch bewusst auf die Schilderung einiger *Kriyas* – wie etwa die Reinigung des Magens mittels einer Mullbinde oder die Reinigung der Nase mittels eines Wollfadens – gänzlich verzichtet. Generell sollten alle *Kriyas* von einem erfahrenen Yogalehrer erlernt werden. Ich möchte aber trotzdem einige erwähnen und sie so gut wie möglich erklären.

Antara-Dauti – Magenreinigung

Ich möchte mit ***Antara-Dauti***, der Gruppe der **Magenreinigungen** beginnen. Es gibt die Reinigung des Magens mittels Wasser, Luft, »Feuer« und mittels eines Tuches oder einer Mullbinde.

Die **Wasserreinigung des Magens** können wir täglich oder nach Bedarf durchführen. Diese Magenreinigung ist sehr hilfreich, wenn wir das Gefühl haben, im Magen hätten sich unverdauliche Stoffe oder zu viel Schleim angesammelt.

Wir bereiten uns nun ca. 2 l Salzwasser im Verhältnis von 1 Teelöffel Meersalz auf 1 l reines, lauwarmes Wasser. Dann trinken wir das Wasser und massieren mit den Händen den Bauch. Wir können auch die *Nauli-Kriya* (s.u. »Feuerreinigung« des Magens) vorsichtig ausführen. Jedenfalls ist es von Vorteil, wenn wir das Wasser im Magen gut bewegen. Dann beugen wir uns über die Toilettenschüssel und würgen den Mageninhalt heraus.
Falls uns das Würgen Schwierigkeiten bereitet, so stecken wir 2 bis 3 Finger weit in den Mund bis in den Rachen. Damit reizen wir Rachen und Speiseröhre, was meist zu einem spontanen Erbrechen führt. Mir hat diese Übung schon oft geholfen, übermäßige Verschleimung, z. B. beim Schnupfen, zu reduzieren.

Die **Luftreinigung des Magens** ist besonders zu empfehlen bei Magendruck, der durch aufgestaute Magengase oder durch Luft, die wir beim Essen schlucken, entsteht. Diese Luft kann den sogenannten Magenfundus, die obere Wölbung des Magens erweitern und nach oben drücken. Dieser Druck engt den Herzraum ein und kann Beschwerden des Herzens hervorrufen und sollte daher unverzüglich beseitigt werden. Fachleute bezeichnen diese Druckaufwölbung als »Roemheld- Syndrom«.
Um den Druck abzuleiten, versuchen wir zu »rülpsen«. Wir ziehen die Bauchdecke stark nach innen und saugen kräftig Luft durch die Speiseröhre in den Magen, um sie danach sofort wieder mit einer kräftigen Ausatmung durch den Mund auszustoßen. Durch Druck der Hände auf die Bauchdecke kann der Vorgang des Luftausstoßens noch verstärkt werden. Es ist wichtig zu erwähnen, dass wir das Luftaufstoßen, das nach dem Essen einsetzt, niemals unterdrücken dürfen, da sonst diese Luft oder Magengase in den Darm wandern und schwere Koliken verursachen können.

Unter »**Feuerreinigung**« **des Magens** ***(Agni-Sara oder Nauli)*** verstehen wir eine *Kriya*-Übung, die zur Aufgabe hat, das *Agni* – das Verdauungsfeuer – anzufachen, um die Verdauung zu optimieren und keine Verdauungsgifte – *Ama* – entstehen zu lassen. Diese Übung darf jedoch nie mit gefülltem Magen oder Darm durchgeführt werden, wodurch das Üben am frühen Morgen als ideal erscheint.

Technik: Für ***Agni-Sara*** **oder** ***Nauli*** stellen wir uns zuerst aufrecht hin. Dann beugen wir die Knie und lassen Becken und Oberkörper absinken. Der Oberkörper bleibt gerade, wir beugen ihn jedoch etwas nach vorne. Nun stützen wir uns mit den Händen oberhalb der Knie ab, wobei die Arme gestreckt bleiben. Wir atmen tief aus, wobei wir die Bauchdecke nach innen ziehen.

Dann tun wir so, als ob wir einatmen würden und »saugen« das Zwerchfell kräftig nach oben. Um die Übung optimal durchzuführen, darf keine Luft in die Lunge eindringen. Während wir den Atem anhalten, lassen wir das Zwerchfell in kurzen, ruckartigen Bewegungen noch oben und unten schnellen. Die Bauchdecke wölbt sich dabei ruckartig vor und zurück. Anfangs wird dieses »Schnellen« der Bauchdecke nur langsam gehen. Mit etwas Übung sollte es uns aber möglich werden, 12 bis 36 Kontraktionen pro Ausatmung zu erreichen. Danach lösen wir die Spannung von Zwerchfell und Bauchdecke und atmen wieder ruhig ein. Nun können wir den nächsten Durchgang beginnen.

Bei einer weiteren Variation von *Nauli* lassen wir Zwerchfell und Bauchdecke nach rechts und links wandern, indem wir die Bauchmuskulatur abwechselnd rechts und links anspannen. Hierzu verlagern wir unser Körpergewicht abwechselnd mehr auf die rechte Hand auf dem rechten Knie und dann auf die linke Hand auf dem linken Knie. Diese Übung wird auch »Darmmühle« genannt.

Desweiteren gibt es ***Danta-Dauti*** – die Zahnreinigung – mittels Zahnbürste oder *Neem*-Zweig.
Hrid-Dauti – die Kehl- und Zungenreinigung – mittels Zungenschaber und Fingern,
Karna-Dauti – die Ohrreinigung und das Eintropfen von Öl in das Ohr und
Moola-Sudhava – das Reinigen des Darmes durch einen Einlauf.
Danta-Dauti und Hrid-Dauti habe ich bei der Morgentoilette schon ausführlich beschrieben.

Basti – Darmspülung

Die **zweite Gruppe** der *Kriyas* betrifft das ***Basti*** – die **Darmspülung**. Die Durchführung von *Basti*, dem Einlauf, wird mit Kräuterabkochungen oder mit reinem Wasser empfohlen. Dabei verbleibt die Einlaufflüssigkeit im Gegensatz zum *Pancha-Karma* des *Ayurveda* nicht im Darm, sondern wird sofort wieder ausgeschieden. Es ist daher auch nicht unbedingt als Therapie zu sehen, sondern hier steht der Gedanke der Reinigung im Vordergrund.

Shank Prakshalana

Eine **spezielle Übungsfolge** zur Darmreinigung ist die *Shank Prakshalana.*
Der Vorteil der *Shank Prakshalana*-Darmreinigung liegt darin, dass wir mit der Reinigung von oben – vom Munde her – beginnen, und so den gesamten Verdauungskanal reinigen. Beim Einlauf – *Basti* – leiten wir das Wasser nur bis zum absteigenden Ast des Dickdarmes. So reinigen wir auch nur diesen Dickdarmbereich, das Sigmoidum und den

Mast- bzw. Enddarm. Deshalb ist die Darmreinigung mit der *Shank-Prakshalana* viel gründlicher und effektiver.

Da diese Reinigungsübung auch gewisse Gefahren birgt, sollten wir folgendes beachten: Die *Shank Prakshalana* niemals bei Verstopfung durchführen. Bei Bluthochdruck und Nierenschwäche ist wegen des Salzwassers Vorsicht geboten! Im Zweifelsfall sollten wir immer unseren Arzt befragen.

Für diese Darmreinigung bereiten wir als erstes lauwarmes Salzwasser, und zwar im Verhältnis 1 Teelöffel Meersalz auf 1 Liter Wasser. Salzwasser ist deshalb wichtig, damit nicht zu viel Flüssigkeit von den Darmwänden aufgesogen und absorbiert wird. Wir benötigen für die Darmreinigung in etwa 3–5 Liter Salzwasser.

1. Wir trinken nun 4 Gläser (je 1/4 Liter) Salzwasser und beginnen mit der **ersten Übung:**
   Dabei stehen wir aufrecht und heben beide Arme über den Kopf. Wir verschließen die Finger beider Hände ineinander und drehen die Handflächen nach oben. Nun neigen wir zügig den Oberkörper nach rechts und links, wobei wir uns jeweils mit der Einatmung neigen und mit der Ausatmung in die Mittelstellung kommen. Wir achten sorgfältig darauf, dass wir den Oberkörper nicht verdrehen, sondern nur seitlich neigen.
   Diese Übung führen wir viermal nach jeder Seite aus, ohne dazwischen anzuhalten. Sie öffnet den Magenpförtner und leitet das Salzwasser **in** den Dünndarm.

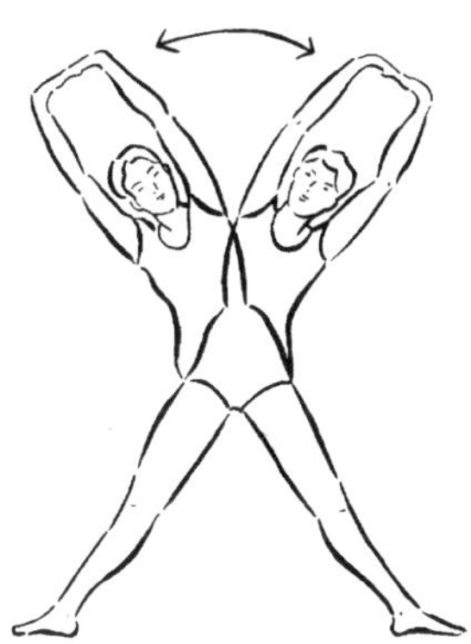

2. Bei der **zweiten Übung** strecken wir den linken Arm seitlich aus und winkeln den rechten Arm so an, dass die Hand mit der Daumenseite am oberen Ende des Brustbeins liegt. Mit der Einatmung drehen wir den Oberkörper und den linken Arm soweit nach links, wie es uns möglich ist. Mit der Ausatmung kommen wir in die Ausgangslage zurück. Ohne anzuhalten winkeln wir nun den linken Arm an und strecken den rechten Arm seitlich aus und drehen uns nach rechts; dabei atmen wir wieder ein. Dieses wechselseitige Drehen des Oberkörpers sollte zügig und ohne Anhalten geschehen. Wir drehen uns viermal in jede Richtung. Diese Übung leitet das Salzwasser **durch** den Dünndarm.

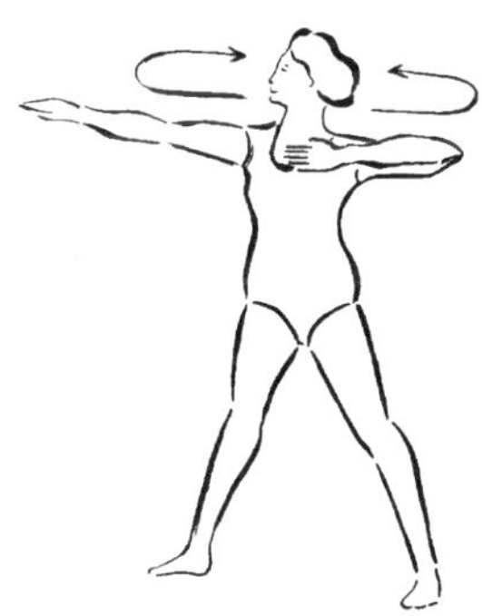

3. Für die **dritte Übung** legen wir uns nun flach auf den Bauch. Die Füße sind ca. 30 cm auseinander. Nun stellen wir die Hände unter die Schultern und strecken die Arme gerade durch. Wir stützen den Oberkörper auf die Arme und spannen Bauch und Gesäß so an, dass der Körper bis auf Hände und Füße vom Boden erhoben ist. Mit der Einatmung beginnen wir uns nach rechts zu drehen und versuchen, über die **rechte** Schulter auf die **linke Ferse** zurückzuschauen.

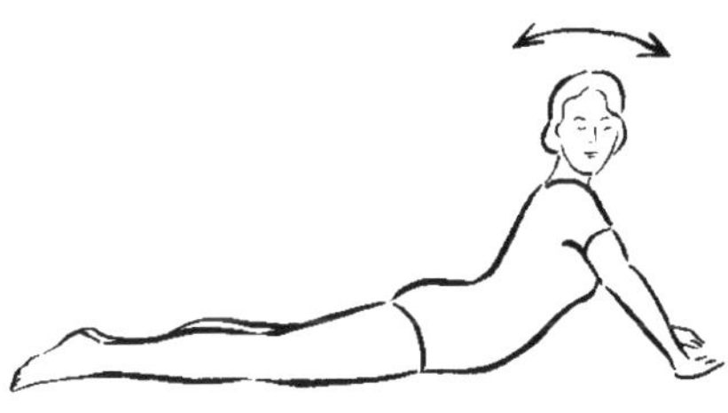

Mit der Ausatmung schauen wir wieder nach vorne und drehen uns ohne Pause mit der nächsten Einatmung nach links. Wir schauen über die **linke** Schulter zurück auf die **rechte Ferse**. Auch diese Übung führen wir viermal in jede Richtung aus. Damit leiten wir das Salzwasser vom Dünndarm **in den Dickdarm**.

4. Für die **vierte Übung** hocken wir uns auf die Fersen, die Hände ruhen auf den Knien. Nun drücken wir das rechte Knie mit der Hand so zu Boden, dass es vor dem linken Fuß aufliegt, das linke Knie bleibt erhoben. Dadurch entsteht im rechten Unterbauch ein Druck.
Danach heben wir das rechte Knie wieder in die Ausgangsstellung und drücken gleichzeitig das linke Knie mit der Hand vor dem rechten Fuß auf den Boden. Wir **wechseln** wieder zügig, ohne anzuhalten. Diese Übung führen wir 8 Mal in jede Richtung aus.
Diese Übung führt das Wasser durch den Dickdarm **zum Mast- oder Enddarm** und leitet die Ausscheidung ein. Deshalb begeben wir uns unverzüglich zur Toilette.

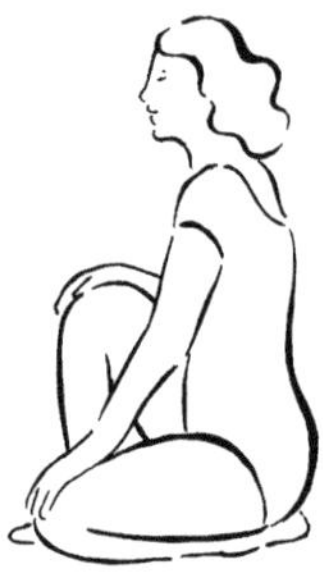

Falls es nicht zu einer spontanen Ausscheidung kommt, so trinken wir erneut 4 Gläser Salzwasser und führen die Reihe der vier Übungen nochmals durch. Wenn wir die *Shank Prakshalana* zum ersten Mal ausführen, kann es einige Zeit dauern, bis der Körper reagiert. Mit etwas Übung verläuft der Ausscheidungsvorgang dann schneller und spontaner.

Nach der erfolgreichen Entleerung wiederholen wir die Übung so oft, bis das Wasser wieder ganz klar ausgeschieden wird. Danach gönnen wir uns unbedingt eine Entspannungspause. Es ist wichtig, dass die nächste Mahlzeit nicht später als eine Stunde nach der letzten Entleerung erfolgt, damit der Darm nicht zu lange leer bleibt. Diese Mahlzeit darf jedoch nicht zu üppig sein.

Weitere Kriyas

Als **dritte Gruppe** der *Kriyas* zählen wir ***Neti*** – die verschiedenen Methoden der **Nasenreinigung.** Hier gibt es ***Jala-Neti***, die Spülung der Nase mittels Wasser (siehe Morgentoilette) und ***Sutra-Neti***, die Reinigung der Nase mittels eines Wollfadens.

Nauli wird noch einmal als **viertes *Kriya*** erwähnt, hier jedoch im Sinne der **Stärkung des gesamten Verdauungsfeuers,** also nicht nur als Magenreinigung, sondern zur Anfachung des *Agni* auch im Darm und in den Geweben. Hier zeigt die »Darmmühle« besonders gute Wirkung.

An **fünfter Stelle** der Kriyas stehen ***Tratak*** – **die Augenübungen und -reinigung.**
Für die Augen gibt es spezielle Übungen zur Stärkung der Augenmuskulatur. Dabei blicken wir abwechselnd mit den Augen so weit wie möglich nach oben und unten, nach rechts und links, wobei der Kopf unbewegt bleibt. Danach blicken wir diagonal und im Kreis, zuerst im Uhrzeigersinn und dann dagegen – einmal langsam, einmal schnell. Man kann sich dabei eine große Uhr vorstellen, wobei die Augen den Weg der Zeiger verfolgen.
Bei *Tratak* fixieren wir unseren Blick auf einen Punkt und schauen dorthin mit offenen Augen, ohne zu blinzeln, bis die Tränen zu fließen beginnen. Diese Übung sollte nur langsam und behutsam gesteigert werden.

Eine weitere Augenübung besteht darin, frühmorgens oder abends, wenn die Sonne schwach ist, in die Sonne zu starren, bis der Tränenfluss beginnt. Mittags oder untertags ist diese Übung verboten, da die Sonne zu mächtig ist und das Auge Schaden nehmen kann! Sinn der Übung ist es, *Alocaka-Pitta* der Augen zu stärken.

Der **sechste Kriya** ist die ***Kaphalabati* – die Reinigungsatmung**. Bei der *Kaphalabati* wird sowohl die Lunge durch kräftige Ausatmung als auch das Blut durch Senkung des Kohlendioxydspiegels gereinigt. Die Technik finden wir bei den Atemübungen beschrieben.

ॐ

Die Essenz von körperlicher und geistiger Reinheit bringt Edelmut,
Klarheit des Denkens, Kontrolle der Sinne
und die Fähigkeit, das höhere Selbst zu erkennen.

Patanjali, Yoga-Sutra, Kap. 2, Vers. 41

10. Schönheitspflege

Schönheit zeichnet sich durch strahlende Augen und dem Glanz der Haut und der Haare aus. Wahre Schönheitspflege sollte also bestrebt sein, dieses Strahlen und den Glanz zu erhalten bzw. zu stärken. Man kann die Schönheit durch mehrere Maßnahmen erhalten und pflegen:

1. Durch äußere Schönheitspflege,
2. Durch innere Schönheitspflege mit richtiger Ernährung,
3. Durch richtige Lebensweise,
4. Durch Spiritualität, Ausstrahlung von Freude, Liebe und Wärme.

Äußere Schönheitspflege

Die Pflege der Haut nimmt im Ayurveda einen breiten Raum ein. Aus gutem Grund, denn die Haut ist unser größtes Organ, sie ist Schutzfaktor gegen alle schädlichen Einflüsse jeglicher Art, z. B. gegen Bakterien. Die Haut kann aber auch Substanzen aufnehmen. Das machen wir uns bei der Schönheitspflege zunutze, indem wir der Haut wertvolle Pflegesubstanzen zuführen. Sie muss aber atmen können, deshalb ist die Hautpflege, ihre tägliche sorgfältige **Reinigung** und **nährende Pflege** wichtig.

In den vorigen Kapiteln über **Körper- und Gesichtspflege, Morgenwäsche und Ölbehandlungen** bin ich schon ausführlich darauf eingegangen. **Ölmassagen** nähren die Haut ideal, sie beugen *Vata*-Erkrankungen und dem Austrocknen der Haut vor.
So wie wir das Leder unserer Schuhe durch Putzen und Einfetten weich, geschmeidig und widerstandsfähig machen, so machen wir auch unsere Haut durch Reinigen, Pflegen und Ölmassagen weich, geschmeidig und widerstandsfähig.
Ein gepflegtes Äußeres hebt das Selbstbewusstsein. Mit **Kosmetik** zeigen wir uns die eigene Wertschätzung. Wir tun uns etwas Liebes, Angenehmes und verstärken die Lebensfreude.

Ayurveda hält sehr gute Pflegesubstanzen für die Haut bereit:

1. Für ***Vata*-Konstitutionen** eignen sich besonders nährende, fettende Substanzen, wie Sesamöl, Olivenöl, Mandelöl, Rahm und Kichererbsenmehl.

2. Für ***Pitta*-Konstitutionen** sind kühlende Substanzen für die Pflege der Haut wichtig. Dazu gehören Kokosöl, Rosenwasser, *Ghee*, Milch und Sandelholzpaste, welche wir zum Kühlen auf Stirn und Schläfen auftragen.

3. Für ***Kapha*-Konstitutionen** eignen sich Honig, Gurke, Quark.

Allgemeine wertvolle Pflegesubstanzen in der Kosmetik:

Ayurvedisches Hautreinigungspulver, *Brahmi*-Öl, *Amla*-Frucht und *Neem*-Öl. Aloe Vera ist ein Schönheitsmittel für die Haut. Man kann sie auch heilend einsetzen, z. B. bei Verbrennungen durch Strahlentherapie, Ekzemen und Schuppenflechte.
Eine Heilsalbe ist die Ringelblumen-Salbe, Kamille dient zur Linderung von Entzündungen, auch Johanniskrautöl ist ein gutes Hautpflegemittel, speziell bei Verbrennungen bzw. Sonnenbrand.

Ayurvedische **Seifen**, die aus *Neem*-Öl, Sandelholzöl und *Amla* hergestellt werden, haben eine gute, reinigende und pflegende Wirkung.

Gesichtsmasken

Es gibt fertige ayurvedische Hautreinigungspulver, (z. B. SEVA ayurvedisches Reinigungspulver für die Haut). Die Basis ist meistens Kichererbsenmehl bzw. Mehl aus gemahlenem Dal (ind. Linsen/Soja) oder für fettige Haut feines Ziegelmehl, mit Zusatz von Gelbwurz.

Eine gute **Gesichtsmaske für jeden Typ** lässt sich aus dem SEVA Haut-Reinigungspulver machen:

Dazu kann man dem Pulver etwas Rahm oder Yoghurt (für *Vata*), Rosenwasser (für *Pitta*) oder Honig (*Kapha*) beimischen. Maske gut trocknen lassen und anschließend mit kaltem Wasser abspülen.

Schönheitsmaske pflegend und reinigend: Honig, Kichererbsenmehl und Wasser vermischen, auftragen, 20–30 Minuten einwirken lassen, abspülen.

Für fette *Kapha*-Haut: 200 g Gurke mit 1 TL Kichererbsenmehl und ¼ TL Kurkuma-Pulver, 20–30 Minuten einwirken lassen, abwaschen mit kaltem Wasser.

Für *Pitta* und *Vata*-Haut: 2 EL Kichererbsenmehl mit 1 EL Ghee und genügend kalte Milch, daß sie die richtige Konsistenz hat. Auftragen und 15–20 Minuten einwirken lassen, kalt abwaschen. Diese ist besonders nährend.

Für Belebung der Gesichtshaut: Honig und Rosenwasser, Amla-Pulver, 15–20 Minuten einwirken lassen, warm abwaschen. Auch frische Gurkenschalen erfrischen und straffen die Haut.

Hautprobleme

Bei allen Unreinheiten der Haut ist das *Rakta-Dhatu* (das Blut) verunreinigt. Hier empfiehlt sich immer eine Blutreinigung. Die Ausscheidung der Schlacken erfolgt durch Anregung der Nieren.

Gegen Mitesser und Akne haben Blutreinigungs-Tees (Brennnessel, Löwenzahn und Triphala), ayurvedisches Heilwasser, Sonnenbäder und Kamille gegen die Entzündung gute Wirkungen. Wichtig ist jedoch, dass wir fette und schwerverdauliche Nahrung vermeiden.

Gegen Sonnenbrand: kühlendes Sandelholz- und Kokosöl, Johanniskraut-Öl.

Gegen braune Flecken: rohe Kartoffel ohne Schale raffeln und als Maske auftragen oder Radieschen mit frischen Yoghurt mischen und auftragen.

Pflege der Kopfhaut und Haare

Für die Pflege der **Kopfhaut und Haare** werden Kokosöl oder Sesamöl empfohlen. Diese lässt man am besten über Nacht einwirken. Im Sommer bei starker Sonnenbestrahlung empfiehlt sich auch die Anwendung des Haaröls tagsüber, um das Haar vor Austrocknung zu schützen. Hierfür ist kühlendes Kokosöl ideal. Die Firma SEVA bietet spezielle Haaröle für kalte und warme Jahreszeit an.

Eine tägliche **Kopfmassage,** bei der mit den Fingerkuppen der ganze Kopf sanft mit kreisenden Bewegungen massiert wird, trägt zur besseren Durchblutung bei und vertreibt Spannungen auf dem Kopfbereich. Sie ist eine Vorsorge gegen Haarausfall und Glatzenbildung.

Eine Kopfwäsche aus einer Abkochung von *Neem*-Blättern bzw. eine **Massage der Kopfhaut** mit *Brahmi*-Öl hat eine gute Wirkung bei Schuppen. Für trockenes Haar wird Aloe-Shampoo empfohlen. Weiters gibt es ayurvedische Reinigungspulver für das Haar, welche vor Haarausfall, Schuppen, vorzeitigem Ergrauen und Pilzbefall schützen.

Haarspülung: 2 TL Zucker oder Honig, 1 Löffel Zitronensaft oder Essig und 5 Löffel Wasser, das Mischungsverhältnis soll 2:1:5 sein. Diese Mischung nach dem Haare waschen einreiben, 1 Min. einwirken lassen und dann ausspülen. Weiters ist das Haarspülen mit Bier stärkend und nährend für das Haar, ebenso wie mit Henna und Molke.

Für gesunde **Haare und Nägel** sind Vitamine und Spurenelemente (z.B. Kieselerde) besonders wichtig. Wohltuend ist das regelmäßige Massieren der Hände und Füße mit einem milden Öl. Dabei ist den Nägeln besonderes Augenmerk zu schenken. Dieses beugt *Vata*-Austrocknung vor, schützt vor Rissen in der Haut und brüchigen Nägeln.

Pflege der Augen

Über die Pflege der Augen bin ich ja schon bei der Körper- und Gesichtspflege eingegangen. Für die sanfte Reinigung und Pflege der Augen empfiehlt sich der ayurvedische Kajal- Stift aus speziellem Ruß und *Ghee*. Die hervorragende Wirkung von Kajal ist, dass er die Augen vor übermäßiger Lichteinstrahlung schützt, indem er die Augen wie mit einem dunklen Rahmen umgibt. Dies schützt sowohl vor Sonne als auch vor schädlichen Strahlen am Computer. Zusätzlich wirkt er wohltuend bei brennenden Augen. Bei geröteten Augen hilft Augentrost und verdünntes Rosenwasser.

Schönheit von innen durch richtige Ernährung

Äußere Schönheitspflege genügt noch nicht. Um Schönheit zu erhalten, brauchen wir auch die Schönheitspflege von innen.

Dazu gehören vitalstoffreiche, *sattwische* Lebensmittel, jeweils passend zur jeweiligen Konstitution, und das ayurvedische Heilwasser zum Entschlacken, wie sie in den Kapiteln über Ernährung und Fasten ausführlich beschrieben werden.
Weiters sind für die Erhaltung der Schönheit Vitamine, besonders Vitamin C und Aufbau- und Verjüngungsmittel (*Rasayana)* wichtig, die wir im Kapitel »*Rasayana* – Stärkungs- und Verjüngungsmittel« finden. Hohe Vitamin C-Spender sind u.a. die *Amla*-Frucht, Sanddorn, Hagebutte und Sauerkraut. Karotten liefern besonders viel Vitamin A, was für die Sehkraft der Augen äußerst nützlich ist. Auch genügend Mineralien und Spurenelemente sind für Gesundheit von Haut, Haaren und Nägeln wichtig. Frische Obst- und Gemüsesäfte sind hohe Vitamin- und Mineralstoffspender.

Schönheit durch richtige Lebensweise

Dazu gehören der richtige Ausgleich zwischen Arbeit und Freizeit, Entspannung, genügend Schlaf zur Regeneration, Bewahrung der Lebenskraft und *Ojas* sowie Atemübungen und Yoga. So erhalten wir uns auch einen geschmeidigen Körper.
Das alles finden wir aus ausführlich in den nachfolgenden Kapiteln über Atem und Yoga, Schlaf, Liebesleben und Partnerschaft beschrieben.
Wichtig ist das Vermeiden von Rauchen (Sauerstoffmangel) und von Darmträgheit (innere Vergiftung durch *Ama*). Sauerstoffmangel bewirkt neben Müdigkeit, Vitalitätsverlust und Unterversorgung der Körpergewebe auch eine schlecht durchblutete, blasse Haut. Innere Vergiftung durch *Ama* führt neben gesundheitlichen Schäden auch zu einer unreinen Haut.
Wenden wir uns nun von der äußeren Schönheitspflege der geistigen Schönheitspflege zu:

Schönheit durch Spiritualität, Ausstrahlung von Freude, Liebe und Wärme

Diese Schönheit erreichen wir durch geistige Hygiene – Vermeiden von negativen Gedanken, Emotionen und Stress –, Entfaltung von Herzensqualitäten, wie im späteren Kapitel über spirituelle Entwicklung erwähnt, und durch Einhalten von *Sadhana* – Meditation und Andacht sowie die Einhaltung der ethischen Richtlinien.
Geistige Hygiene bringt uns nicht nur ein harmonischeres Leben, sondern auch eine schönere Haut. Die Haut spiegelt alle unsere Gedanken und Gefühle wider. Ärger, Zorn, Missmutigkeit graben sich in die Gesichtszüge ein und machen faltig und hässlich. Zudem vergiften diese Emotionen auch unseren Körper und verursachen *Ama*.
Deshalb werden in allen großen Religionen ethische und religiöse Richtlinien für die Menschheit gegeben. So soll unnötiges Leiden auf jeder Ebene vermieden und die spirituelle Entwicklung gefördert werden.

Wenn wir unser Leben nach diesen **vier Richtlinien** gestalten, bleiben wir nicht nur länger jung, schön und vital, sondern es entwickelt sich ganz von selbst eine **Schönheit, die von der Seele herkommt.** Sie zeigt sich in einer feinen Ausstrahlung von Freude, Liebe und Wärme und diese ist ganz unabhängig vom Alter.

Wir sehen, die wahre Schönheit kommt von innen – ganz gleich, ob wir jung oder schon ein hoch betagter Mensch sind. Das sehen wir an der feinen, glänzenden Haut, an schönen Haaren, den sensiblen, geistigen Gesichtszügen sowie an den strahlenden Augen, denn diese sind ja der Spiegel der Seele!

Die Wirkung von Farben und Düften

Farben finden nicht nur bei der Schminkkunst in der Kosmetik ihre Anwendung. Wegen ihrer Auswirkungen auf die körperliche und geistige Konstitution können wir sie auch effektiv für heilende Zwecke, bei Kleidung, Schmuck und Edelsteinen und für die Gestaltung unserer Wohnung einsetzen.

Allgemeine Übersicht über die Farben

- **Rot:** Hat erhitzende, aktivierende Eigenschaften und verstärkt *Pitta*, hilfreich bei Störungen von *Vata* und *Kapha*. Zu viel an Rot stört *Pitta* und verursacht Entzündungen und Aggressionen.
- **Orange:** Wirkt erwärmend, belebend und ist ideal für *Kapha* und *Vata*. Orange ist Heilfarbe bei Antriebslosigkeit und Depression, fördert Optimismus. Da sie eine Mischung von rot und gelb ist, darf sie nicht zu viel oder zu lange angewandt werden, vor allem nicht bei *Pitta*.
- **Gelb**: Hilft bei zu viel *Vata* und *Kapha*. Erheitert das Gemüt, bewirkt Steigerung der Intelligenz, fördert die Spiritualität. Gelbe Heilpflanzen speichern besonders viele Sonnenkräfte, wie z. B. das Johanniskrautöl und das Sonnenröschen. Das Sonnenröschen ist bei der Bach-Blüten-Therapie ein Bestandteil der Notfall-Tropfen, welche bei Angst und Panik eingesetzt werden.
- **Grün**: Ist eine neutrale Heilfarbe, entzündungslindernd, sie ist besonders gut für die Sehkraft der Augen. Bei zu viel *Vata* ist sie beruhigend, bei *Kapha* ausgleichend. Sie kann aber bei übermäßiger Anwendung zu Störung von *Pitta* führen. Grün beruhigt den Geist und die Gefühle. Deshalb sind Spaziergänge in der Natur so wohltuend.
- **Blau:** Wirkt kühlend und ist einzusetzen bei *Pitta*-Störungen, übermäßiger Gebrauch stört *Kapha* und *Vata*. Blau beruhigt Körper und Geist und kann den Blutdruck senken.
- **Violett** (Purpur): Gut bei Störungen von *Pitta* und *Kapha*, übermäßiger Gebrauch stört *Vata*. Es fördert die Spiritualität, Inspiration und Intuition.

Ayurveda empfiehlt, Farben **für Gesundheit und Wohlbefinden** einzusetzen. Dazu gibt es verschiedene Möglichkeiten:

1. Es bietet sich die Möglichkeit, **heilende Schwingungen** der Farben zur **Farbbestrahlung** des Körpers anzuwenden. Hierbei richten wir farbiges Licht **auf den Körper**. Blaulicht hat eine kühlende und schmerzlindernde Wirkung und stellt eine gute Hilfe bei Entzündungen dar. Rotlicht wirkt erwärmend, fördert den Blutfluss und hilft so bei Durchblutungsstörungen und Verkrampfungen, z. B. bei *Vata*-Irritationen und Muskelverspannungen leistet Rotlicht gute Hilfe. Bei Entzündungen darf auf gar keinen Fall Rotlicht eingesetzt werden!
2. **Farbbestrahlung von Wasser:** Man wickelt ein Stück Papier mit der gewünschten Farbe um ein Wasserglas und setzt es mehrere Stunden der Sonne aus. Das Wasser ist dann mit den Schwingungen der Farbe angereichert. Es ergeben sich vielfältige Anwendungsmöglichkeiten, je nach Bedarf. Rot regt z. B. die Bildung der roten Blutkörperchen und den Kreislauf an, die gelbe Farbe unterstützt geistige Arbeit. Einfacher ist es jedoch, farbige Untersetzer für Wassergläser zu verwenden oder Wasser mit dem gewünschten Farblicht zu bestrahlen.
3. In einem späteren Kapitel über die Kleidung werde ich noch über die Wirkung der Farben auf die *Doshas* bezüglich **Kleidung, Schmuck und Edelsteinen** berichten und wie man sie wirksam einsetzen kann.

4. In der **Gestaltung unserer Wohnung** können wir die Farben optimal einsetzen. Gelb oder warmes Orange werden wir für sonnenarme, dunkle Räume einsetzen, kühlende blaue Töne eher in hellen, sonnigen Räumen.
   Kapha-Typen brauchen Wohnräume mit warmen und aufmunternden Tönen, wie gelb, sanftes Rot und Orange.
   Pitta-Typen werden sich wohler fühlen, wenn kühlende, beruhigende Farben bei der Wohngestaltung eingesetzt werden. Hier sind Blau oder Grün von Vorteil, besonders im Schlafzimmer. Sie sollten sich vor zu viel Rot-Tönen hüten, besonders in der Küche und im Kinderzimmer, denn die dauernde Einwirkung von Rot macht aggressiv. Hingegen wirkt die Sonnenfarbe gelb erheiternd.
   Vata-Typen brauchen beruhigende und warme Farben, z. B. Grün oder warmes Gelb bzw. sanfte Orange-Töne.
5. Wenn wir bewusst die **Farben in der Natur** auf uns einwirken lassen, werden wir ihre wohltuende Wirkung spüren. Das Grün in Wald und Wiesen bringt uns in Harmonie, desgleichen das schöne Blau des Himmels und der Seen. Wenn wir das türkisfarbene Meer betrachten, so vereinen sich die beruhigenden Wirkungen von grün und blau auf den Geist und das Gemüt.

Wirkungen von Düften

Bei der Schönheitspflege dürfen Düfte natürlich nicht fehlen. Mit Düften erreichen wir eine Wirkung auf unser Wohlbefinden, was wiederum unsere Ausstrahlung verstärkt.

Kapha-Typen brauchen anregende, lebenserweckende Düfte, z. B. Bergamotte, Zitronengras oder Zimt. Für *Pitta* eignen sich Blumendüfte, z. B. der Duft der Rose, von Jasmin, Geranien und Sandelholz und für *Vata* sind beruhigende, ausgleichende Düfte, wie Rose, Lavendel und Orange optimal. Wir können uns aber auch Düfte in anderer Weise zunutze machen, und zwar durch die

Aromatherapie mit der Duftlampe

Neben den Duft-Räucherstäbchen haben wir die Möglichkeit, durch **Duftöle**, die wir in einer Duftlampe verdunsten lassen, auf die **Atmosphäre des Lebensraumes und unser Befinden** einzuwirken.
Je nach Stimmung und Situation kann man Duftöle auch gezielt heilend einsetzen.
Mit den Duftstoffen haben wir direkten Zugang zur zentralen Schaltstelle unseres Gehirns, dem Hypothalamus und können dadurch unmittelbar auf das vegetative Nervensystem, auf unsere Gefühle und die *Doshas* einwirken.
Herbe, intensive und würzige Düfte bringen *Kapha* in Schwung, kühlende Düfte gleichen angeregtes *Pitta* aus. Süße, sanfte, schwere, saure und warme Aromen beruhigen *Vata*,

Hier seien nur einige Beispiele angeführt:

1. Für *Kapha:*
- **Rosmarin:** anregend, beschwingt,
- **Bergamotte:** leicht, hebt Stimmung,
- **Citronelle:** wirkt aufmunternd und ausgleichend auf die Seele, wirkt kühlend und ist sehr insektenabweisend.
- **Lemmongras (Zitronengras):** ebenfalls erfrischend, am Abend stimmt es gemütlich und optimistisch.

- **Rosenholz:** fördert Aktivität.
- **Ingwer:** erwärmend, schmerzlösend.
- **Wacholder, Kampfer:** wirken anregend auf *Kapha*.
- **Zimt:** würzig und erwärmend, hebt Konzentration und Selbstbewusstsein.

Für *Pitta:*

- **Minze, Zypresse, Orange, Geranium**: Sie wirken kühlend und gleichen Pitta aus.
- **Sandelholz:** süßlich, erwärmend, hautberuhigend, heilend für Lungen und Bronchien.
- **Rose und Jasmin:** lieblich ausgleichend.

Für *Vata:*

- **Lavendel:** beruhigt das Nervensystem, löst stressbedingte Verspannungen, bewirkt Blutdrucksenkung.
- **Rosen:** zentrierend, spannungslösend, hat öffnende, beruhigende Wirkung, besonders auf das Herzchakra, fördert Liebe und Zuneigung.
- **Muskatellersalbei:** krampflösend, aufhellend
- **Weihrauch:** beruhigend, für höheres Maß an Ruhe und Konzentration, geeignet für Meditation.
- **Orange:** beruhigend und erfrischend zugleich.
- **Vetiver:** beruhigend, löst venöse und verkrampfte Verspannungen in Geist und Körper.
- **Basilikum, Nelke:** erhitzend.

Spezielle Anwendungen für Öle

1. Beruhigend:
Thymian, Salbei, Pinie, Muskatnuss, Oregano, Rose, Ylang-Ylang, Neroli, Birke, Dill, Baldrian, Lavendel, Muskateller-Salbei, Neroli, Kamille, Johanniskraut, Thymian, Schafgarbe, Angelika, Sandelholz, Weihrauch, Myrrhe, Benzoe, Basilikum, Anis, Ysop, Zeder.

2. Belebend:
Pfeffer, Patchouli, Minze, Rosmarin, Angelikawurzel, Zitrone, Eukalyptus, Jasmin, Myrte, Majoran, Wacholder, Kampfer, Zypresse, Thymian.

3. Mehrfachwirkungen:

- **Angelika:** beruhigt das Nervensystem, zugleich aufbauend, vitalisierend nach Anstrengungen.
- **Lavendel:** beruhigt das Nervensystem, wirkt zugleich aktivierend auf depressive Menschen.

4. Gegen Depressionen:

- Basilikum, Bergamotte, Vanille, Neroli, Patchouli, Lavendel, Sandelholz.
- Johanniskraut und Melisse: beruhigend für das Nervensystem, gegen Depressionen.
- Majoran: lindert Traurigkeit.

5. Gegen Angst – nervöse Spannung:
Bergamotte, Vanille, Zypresse, Geranie, Lavendel, Melisse, Neroli, Rose, Sandelholz, Ylang-Ylang, Zeder, Benzoe.

6. Schock – Verkrampfung:
Kampfer, Melisse, Neroli, Muskateller, Salbei.

7. Bei Erkältung:

- Basilikum, Fenchel, Kamille, Minze, Pinie, Rosmarin, Thymian, Zitrone, Myrte, Ysop, Oregano.
- Eukalyptus: krampflösend und schleimbefreiend bei Erkältungskrankheiten,
- Thymian: würzig, Heilmittel gegen Husten und Erkältungskrankheiten.

Die **Anwendung** ist denkbar einfach: Wir geben 5–10 Tropfen des Aromaöls in die Wasserschale einer Duftlampe und lassen sie verdunsten.

Stellt man die Schale ins Schlafzimmer, kann man auch über Nacht – in der Zeit der Regeneration – die gewünschte Wirkung erreichen.

Die besten Resultate erzielen wir mit Ölen von hochwertiger Qualität und Reinheit!

Die Schönheit der Natur, ihre Farben und Düfte,
sie sind ein Ausdruck von Gottes Liebe
für uns Menschen.

11. Psychohygiene

In den vorigen Kapiteln haben wir uns vornehmlich mit der körperlichen Reinigung und Pflege befasst. Und nun wollen wir uns mit der Psychohygiene und der Reinigung der feinstofflichen Ebenen befassen.
In der ayurvedischen Medizin und Therapie wird großes Augenmerk auf Ganzheitlichkeit gelegt. Es werden alle Aspekte des Menschen, der körperliche, der geistig/mentale und emotionale und der spirituelle Aspekt beachtet.
In diesem Kapitel möchte ich auf einige Aspekte der Reinigung der Psyche, der feinstofflichen, astralen Bereiche eingehen. Darunter verstehen wir den Geist mit der Verstandes- und Gefühlsebene (Emotionen), den mentalen Bereich (Gedankenebene), die Energiezentren und die Aura.

Für unsere körperliche Gesundheit ist Psychohygiene, also die Reinigung der Gedanken und Gefühle, die Harmonie des Geistes, eine wichtige Voraussetzung.
Hier liegen oft die feinstofflichen Ursachen für die meisten Krankheiten: Disharmonie der Gedanken und Emotionen erzeugen im Astralkörper Störungen, die sich in Form von dunklen Feldern und disharmonischen Farben zeigen. Sensible und hellsichtig begabte Menschen können dies beobachten. Diese Disharmonien schlagen sich dann je nach Dauer und Intensität auf den physischen Körper nieder, der wiederum geschwächt, in seinen Funktionen gestört und schließlich krank wird.
Deshalb ist es besonders wichtig, den Geist und die Gefühle zu kontrollieren – nicht im Sinne von Unterdrückung oder Verdrängung, sondern im Sinn von bewusster Beobachtung und Bewertung (Bewusstmachen) unserer Gedanken und Gefühle.

Aber auch für unsere spirituelle Entwicklung stellt Psychohygiene eine Voraussetzung dar. Deshalb gibt es in allen Religionen als Grundlage ethische Richtlinien (Gebote), die uns dabei unterstützen sollen, Leid durch falsche Handlungen zu vermeiden.
Nur um Missverständnissen vorzubeugen: Wir sprechen in diesem Zusammenhang vom Geist als unserem Instrument des Verstandes, unserer Emotionen, unserer Gedanken und von der Seele als unserem unsterblichen göttlichen Wesen. In unserer westlichen, vom Christentum geprägten Kultur, ist es oft umgekehrt. Hier werden die Emotionen und Gefühle als seelisch bezeichnet und der Geist wird als das Göttliche betrachtet.

Die Kraft der Gedanken

Ein Großteil unserer Gedanken läuft meist unbewusst ab, d. h. die Gedanken kommen spontan und ohne Vorwarnung und wenn wir sie nicht im Griff haben und unsere Intelligenz als Kontrollinstanz nützen, so sagen oder tun wir oft etwas Unsinniges, für das es uns danach leid tut. Man sagt dann, das war »gedankenlos«.
Alles, was wir gedanklich aussenden, kommt nach dem Gesetz von Ursache und Wirkung *(Karma)* zu uns zurück bzw. ziehen wir es an. Es lohnt sich also, darauf zu achten, **was** wir denken.

Ständig wird unser Geist durch Eindrücke aus unserem Umfeld beeinflusst, abgelenkt oder agitiert. Alle Eindrücke jeglicher Art werden im Unterbewusstsein gespeichert.

Und hier setzt die Psychohygiene an. Wir sollten eine **bewusste Auswahl** treffen, was wir an »geistiger Nahrung« zu uns nehmen. Dazu gehören ein guter Umgang, ein har-

monisches Umfeld, schöne Literatur und Musik, ein Aufenthalt in der Natur, kurzum alles Aufbauende.
Wenn wir ein friedliches und harmonisches Leben führen wollen, so ist es z.B. nicht von Vorteil, Horrorfilme oder vergleichbare Literatur zu »verschlingen«. Auch die meisten Nachrichtensendungen mit ihren pausenlosen Gewaltmeldungen sind unverträglich für einen friedlichen Geist. Sie führen dazu, dass wir völlig abstumpfen und ziehen uns energetisch völlig herunter. Wenn wir schon Katastrophen und Grausamkeiten hören und sehen, ist es besser, in die betreffenden Gebiete Gedanken des Friedens und der Liebe zu senden oder für die Betroffenen zu beten, als das negative Energiepotenzial auf der Erde durch unsere Gedanken von Angst und Wut noch zu verstärken.

Für ein ausgeglichenes und gesundes Sexualleben ist es nicht förderlich, wenn wir uns laufend aufreizende oder gar pornographische Bilder oder Bücher zu Gemüte führen. Auch die meist freizügige Werbung trägt viel dazu bei, dass unser Geist agitiert wird und lustvolle und leidenschaftliche Gedanken produziert.
Gleiche, immer wiederkehrende Gedanken haben die Tendenz, sich zu **verstärken**. Das führt dazu, dass wir davon nicht mehr loskommen und allmählich Süchte entwickeln, die uns abhängig machen. Wir sind dann nicht mehr« der Herr in unserem Haus«, sondern werden zu Sklaven der Sinne. Außerdem wird der Partner immer mehr zu einem Sexualobjekt degradiert. Achtung und Respekt gehen in der Beziehung verloren.
Wir sehen also, wie wichtig die richtige, passende und gesunde geistige Nahrung für einen ausgeglichenen, ruhigen Geist und für ein spirituelles Bewusstsein ist. Es hat Auswirkungen auf unsere ganzen Lebensbereiche.
Wir sollten vor allem Kinder und Jugendliche in dieser Richtung fördern. Ihr Geist ist noch sehr beeindruckbar und schädliche Einflüsse der oben genannten Art schaffen schon früh die Basis, dass sie destruktive Denk- und Verhaltensmuster entwickeln.

Aus Gedanken werden **Worte** und letztendlich **Handlungen.** Das gilt im Guten wie im Bösen. Schon aus kleinen Unstimmigkeiten können Unglück und Untaten erwachsen. So arten z.B. oft anfänglich nachbarliche, harmlose Missverständnisse letztendlich zu Untaten aus. Jeder wiederholte disharmonische Gedanke des Ärgers gegen den Nachbarn führt zu einer Verstärkung der negativen Gedankenkraft und Gemütsschwingung in Ablehnung und Hass, die zu gegensätzlichen mündlichen Beleidigungen ausarten und letztendlich in ungezügelten Gewalttätigkeiten enden können.
Viel Ärger können wir im Vorfeld vermeiden, indem wir Missverständnisse sofort klären und eine Aussprache herbeiführen.

Richtiger Umgang mit unseren Gefühlen

Das, was ich hier über den Geist und die Gedanken gesagt habe, gilt natürlich auch für das Gemüt und die Gefühle. Unsere Gefühle sollten möglichst auch bewusst gelebt und kontrolliert werden, damit sie uns nicht zu unbedachter Sprache oder Handlungen führen.
Hass hat schon viele Familien zerstört und in unkontrollierter Wut ist schon manches Verbrechen geschehen. Aber auch ungezügelte Freude und Übermut führen oft zu Verletzungen, wenn man dabei unbedacht über andere herzieht.
In der Bhagavad Gita, der Hl. Schrift der Inder, werden ein unkontrollierter Geist und ungezügelte Gefühle mit durchgehenden Pferden vor einer Kutsche verglichen. Der Kutscher verliert dann meist die Kontrolle über die Kutsche.

Ärger, Groll und Enttäuschung entstehen meist dadurch, wenn gewisse Erwartungen nicht erfüllt wurden und werden. Aber Ärger ist nicht sehr hilfreich, im Gegenteil, alles schaukelt sich noch mehr auf und man kann ja am Geschehenen nichts mehr ändern. Ärger raubt uns nur Energie und vergiftet unseren Körper, da er Ama (Gifte) erzeugt. Er bringt uns und unsere ganze Umgebung in Disharmonie.
Ärger im Alltag ist eine schädliche Gewohnheit, aber Gewohnheiten kann man ändern. Die Sinnlosigkeit von Ärger machen wir uns klar, indem wir uns fragen, »würde ich mich nach einem Monat oder einem Jahr auch noch darüber aufregen?«
Viel unnötigen Ärger können wir vermeiden, wenn wir uns dies rechtzeitig in Erinnerung rufen und bewusst machen. Das macht es uns leichter, Ärger über Kleinigkeiten erst gar nicht mehr aufkommen zu lassen.

Es gibt eine Übung, die uns effektiv hilft, Ärger abzubauen und loszulassen: Wir stellen uns hin, ballen die Fäuste und legen allen Ärger und Wut hinein. Dann wird der Ärger kräftig ausgeatmet und die Hände werden ausgeschüttelt.
Auch körperliche Bewegung hilft, »Dampf abzulassen« und krankmachende Ärger-Energie aus dem Körper herauszubekommen, z. B. das Laufen, Sport oder eine anstrengende Tätigkeit, wie das Holzhacken. Zur Not können wir uns »Luft machen«, indem wir mit den Fäusten auf einen Polster eintrommeln. So kommt niemand zu Schaden.

Eng verbunden mit Ärger und Ungeduld ist Kritik. Die hitzigen »*Pitta*-Naturen« neigen besonders leicht dazu. Aber was bewirken wir mit unbedachter Kritik? Sie macht mutlos, ängstlich, untergräbt den Selbstwert des Betroffenen oder produziert Abwehr.
Vata-Naturen werden zu Angst neigen und die Angst verstärkt wiederum die Tendenz zu Missgeschicken. *Kapha*-Naturen werden mutlos und fühlen sich als Versager. Sie können einfach nicht gleich schnell wie Pitta- oder Vata-Typen sein und Zeitdruck blockiert sie. Viel besser ist es, ihnen Aufgaben zu stellen, bei denen Genauigkeit, Geduld und Ausdauer gefragt sind. Das sind ihre Stärken. Sie brauchen positive Motivation.
Pitta-Menschen vertragen Kritik am schlechtesten, sie bewirkt bei ihnen einfach Abwehr und Opposition und es entsteht noch mehr Ärger.
Wenn schon Kritik notwendig ist, sollte sie konstruktiv sein, also Lösungsvorschläge unterbreiten. Es ist besser, sich zur Konfliktlösung in den anderen hineinzuversetzen und ihm zuzuhören.
Im Allgemeinen wird viel mehr Kritik ausgeteilt als Lob. Gutes wird als selbstverständlich betrachtet und findet kaum Erwähnung. Das kann man überall beobachten, im Elternhaus, in der Schule, im Beruf und in der Partnerschaft.
Das ist sehr schade, denn mit Lob, Geduld, Anerkennung und Wertschätzung erreichen wir bei unseren Mitmenschen viel mehr als durch Kritik: Freude, Motivation für bessere Leistungen, Ermutigung, Selbstvertrauen und Kreativität. Wir können so Talente und Intelligenz fördern. Der berühmte Psychiater Dr. Viktor Frankl betonte einmal, um das gute Potenzial im Menschen zu wecken, sollten wir ihn nicht nur akzeptieren, wie er ist, sondern in ihm das **Beste** sehen und fördern.
Es wird uns leichter fallen, Toleranz und Mitgefühl zu entwickeln, wenn wir uns alle als Seelen in menschlichen Rollen sehen, auf dem Weg zur Vervollkommnung. Wir sollten uns dabei gegenseitig unterstützen und nicht so sehr die Schwächen betonen.
Regelmäßige spirituelle Praktiken, wie Yoga, Gebet, Meditation oder Andacht sind eine große Hilfe, um den unruhigen Geist zu zügeln. Mit Hilfe von Atemübungen, z. B. der Wechselatmung, mit harmonischer Musik, mit Farben und Düften können wir unseren Geist beruhigen, wunderbar entspannen und jeglichen **Stress abbauen.**

Methoden zur Heilung von Gedanken- und Gefühlsmustern

1. Affirmationen und mentales Training

Sind jedoch »ungesunde« Gedanken und Gefühle zur Gewohnheit geworden und wir fühlen uns ihnen hilflos ausgeliefert, so können sie durch Affirmationen und mentales Training ausgeglichen und gelöscht werden.
Viele negative Gedankenmuster und Gefühle ruhen im Unterbewusstsein. Wir haben sie oft in der Kindheit erworben. Das sind oft falsche Selbstbilder und regelrechte Sabotageprogramme, die uns unglücklich, krank und erfolglos machen. Zum Beispiel können Schuldgefühle unbewusst Selbstbestrafung in Form von Schmerzen oder auch Unfällen nach sich ziehen.
Affirmationen sind positive Gedanken oder Sprüche, die wir bewusst einsetzen, um negative oder unerwünschte Gedankenmuster oder Gefühle zu löschen und sie durch positive zu ersetzen.
So kann z. B. Angst durch eine Affirmation, wie »ich bin beschützt und bekomme genug Kraft für alle meine Wege« ausgeglichen werden. Die Affirmation »ich liebe und akzeptiere mich und das Leben liebt und unterstützt mich« hilft, ein stabiles Selbstwertgefühl, Urvertrauen und Mut aufzubauen.
Anhand dieser Beispiele kann jeder für sich selbst hilfreiche Affirmationen kreieren. Zu beachten ist, dass die Affirmation keine Verneinung enthält, sondern den **erwünschten**, positiven Zustand durch Bejahung ausdrückt: »Ich bin gesund, voller Kraft, Freude und Zuversicht...« Affirmationen für alle Lebensbereiche können Sie auch in den Büchern von Louise L. Hay, wie z. B. »Heile deinen Körper« und »Gesundheit für Körper und Seele« finden.

Wichtig ist jedoch, dass diese Affirmationen regelmäßig und konstant geübt werden – mindestens 21 Tage lang hintereinander – um ein nachhaltiges und befriedigendes Ergebnis zu bekommen. Man kann sie täglich mehrmals aufschreiben oder sie geistig immer wieder während des Tages wiederholen. Durch die Wiederholung bekommen die positiven Gedankenformen immer mehr Kraft.

Konsequentes Üben bringt Erfolg, denn durch die Affirmation wird ein neues, konstruktives Verhaltensmuster im Unterbewusstsein eingeprägt, das sich letztendlich in der geänderten, positiveren Ausstrahlung äußert, auf die die Umwelt entsprechend reagiert.

2. Die Kunst des Loslassens

Ein nicht zu unterschätzendes Mittel, um Belastendes aus der Vergangenheit zu bewältigen, ist das Loslassen. *Kapha*-Naturen neigen generell zur Anhaftung und deswegen fällt ihnen das Loslassen besonders schwer. Dies gilt natürlich auch für schmerzliche Erlebnisse und Enttäuschungen. Sie leiden lange darunter, neigen zum Grübeln und tendieren oft zu Depressionen.

Loslassen ist oft nicht leicht, aber sehr **heilsam** und befreiend. Warum die alten schmerzlichen Erinnerungen immer wieder neu aufleben lassen? Viel besser ist es, den Geist auf Positives auszurichten. **Unsere Gedanken sind unser Schicksal**. Viele Menschen haben ein Talent, durch ihre negative Haltung geradezu alle widrigen Umstände anzuziehen.
Aber wir können schädliche Gewohnheiten auflösen, indem wir uns auf das Aufbauende ausrichten und dem Negativen dadurch Kraft entziehen.

Die Vergangenheit können wir nicht mehr ändern, aber unsere Beziehung zur Vergangenheit. Außerdem leben wir jetzt in der Gegenwart und sie sollte für unsere Lebensausrichtung wichtig sein, da wir im **Jetzt** gute Umstände für unser zukünftiges Leben mittels unserer schöpferischen Gedankenkräfte kreieren können. Damit wieder etwas Neues in unser Leben kommen kann, ist es wichtig, Altes loszulassen.

Natürlich ist es wichtig, nach Verlusten Trauerarbeit und Tränen zuzulassen. Man sollte nicht nur anderen vergeben, sondern auch sich selbst verzeihen und Schuldgefühle loslassen. Aber dann sollte man sich entschlossen dem Leben wieder zuversichtlich zuwenden.

Natürlich kann es vorkommen, dass wir wieder in alte Gedanken- und Gefühlsmuster zurückfallen. Wir dürfen aber nicht aufgeben und uns diese Muster immer wieder **bewusst machen** und sie meiden.
Krisen und Schicksalsschläge sind nicht nur karmischen Ursprungs aus diesem oder einem früheren Leben, sondern auch eine Chance für eine Korrektur in der Lebensführung und zum geistig/seelischen Wachstum. Oft können wir erst nach Jahren das Gute, den versteckten Segen, hinter all den Schwierigkeiten und Leiden erkennen. Ohne diese Herausforderungen würden wir sonst nie die Kraft entwickeln, über uns selbst hinauszuwachsen.

Es gibt einfache Methoden, wie man Belastendes, Ängste und Sorgen loslassen kann. Dazu eine Übung, die über den Atem geht:
Mit dem bewussten Einatmen atmen wir Lebensenergie und Freude ein, mit dem Ausatmen lassen wir alles, was uns belastet los und geben es über die Füße an die Erde zur Transformation ab.

Und wenn nachts Gedanken um Probleme kreisen und uns den Schlaf rauben, hilft ein kleines Gebet, wie »Himmlischer Vater, ich lege alles und alle in Deine Hände«. Dann kann man sehr gut loslassen und einschlafen, in dem Vertrauen, dass es für alles eine Lösung und Hilfe gibt.

3. Bachblüten-Therapie

Eine besondere Möglichkeit zum Aufarbeiten von seelischen Verletzungen und Narben aus der Vergangenheit, hinderliche, krankmachende Gefühls- und Gedankenmuster zu heilen und Persönlichkeitspotenziale zu entfalten, ist die Bachblüten-Therapie von dem Arzt Dr. Edward Bach.

Ihre Wirkung beruht auf einer Übertragung von höheren Schwingungen auf den feinstofflichen Astralkörper durch 38 Blütenessenzen. Durch die entsprechende Blütenessenz wird eine Information übertragen, die eine niedrige Schwingung, z. B. Angst, in eine höhere Schwingung, und zwar in Mut und Zuversicht, umwandelt.
Das heißt, die disharmonische, blockierende Angst-Energie wird aufgelöst und das eigentliche Seelenpotenzial der Persönlichkeit, das hinter der Blockade steckt, wird freigesetzt. In diesem Falle sind es Mut, Zuversicht und Gelassenheit. Körperliche Störungen, die mit der Angst zusammenhängen, werden gelindert oder verschwinden ganz.

Besonders die Rescue-Notfalltropfen können jederzeit hilfreich eingesetzt werden in allen Situationen, in denen Panik, Schock und Angst herrscht, vor allem vor Prüfungen, bei Unfällen und Verletzungen. Das feinstoffliche Energiesystem von Verletzten und Helfern kann sich besser vom Schock erholen und dies fördert den körperlichen Heilungsprozess.

Auswirkungen von Gedanken und Gefühlen auf die Chakren

Wie bereits bei den Grundlagen in diesem Buch erwähnt, befinden sich in unserem Astralkörper auch die 7 Energiezentren, die *Chakren*. Sie haben verschiedene Aufgaben: Sie dienen der Energieversorgung des physischen Körpers und seiner Organe. Mit ihrer Entfaltung hängt auch die spirituelle Entwicklung des Menschen zusammen.
Durch disharmonische Gedanken und Gefühle und Schocks entstehen **Energieblockaden** in den *Chakren*. In der Folge werden die Organe durch die feinstofflichen Energiebahnen, die *Nadis* (Meridiane) nicht genügend mit Energie versorgt oder es kommt zu Energiestauungen, und daraus entstehen letztendlich Krankheiten. Mittels der Kirlian-Fotografie an Händen und Füßen lassen sich diese Störungen, oft schon vor dem Ausbruch von Krankheiten, vom Arzt diagnostizieren.

Besonders durch die Gefühle des Hasses, der Unversöhnlichkeit und Ablehnung, wird das 4. Chakra, das **Herzzentrum** blockiert. Es ist das Zentrum der **Liebe** und der **Heilung.** Von ihm aus werden die Selbstheilungskräfte und die Heilungstendenz des Körpers aktiviert.

Hass ist der Gegenpol von Liebe, deshalb ist er eine sehr zerstörerische Energie, die nur Negatives hervorruft, anzieht und vermehrt. Hassgefühle und Lieblosigkeiten blockieren das Herzzentrum.
Angst ist ein Energieräuber und aus Angst geschehen die meisten Lieblosigkeiten, die nur Leid verursachen. Lassen wir uns bei unseren Handlungen von Angst oder von Liebe leiten?

Es gibt viele Ängste, die meisten sind Verlustängste, so die Angst vor dem Verlassenwerden, die meist schon früh in der Kindheit gelegt wurden
Dazu gehört auch die Eifersucht, den geliebten Menschen zu verlieren. Sie macht kleinlich, herrschsüchtig und oft grausam und lässt dem Partner keinen Raum zur Entfaltung. Meist endet Eifersucht traurig oder in Unglück, wenn der Eifersüchtige nicht einsichtig wird und wieder Vertrauen in den Partner entwickelt. Er muss erkennen, dass Liebe nur durch Freiraum gedeihen kann. Keiner ist Eigentum des anderen, man kann Liebe nicht erzwingen, sondern man muss sich Liebe schenken lassen.

Im Berufsleben ist es oft der Konkurrenzkampf, der Menschen lieblos und rücksichtslos werden lässt. Dahinter stecken nicht nur Existenzängste, sondern auch die Angst vor Versagen. Und warum? Haben die Eltern immer nur ihre Zuwendung von der Leistung des Kindes abhängig gemacht, so entsteht die Vorstellung, Liebe sich durch Leistung verdienen zu müssen. Und so bringen sich viele unter Druck, Höchstleistungen erbringen zu müssen.

Unterbewusst hat sich die Meinung festgesetzt, wenn sie versagen, keine Wertschätzung und Liebe mehr zu bekommen. Angst vor Liebesentzug ist die wahre Wurzel ihrer Handlungen.

In der Erziehung von Kindern und Jugendlichen findet oft unnötige Strenge und Härte statt. Meist verbirgt sich hinter dieser Strenge einfach Angst und Hilflosigkeit.
Dazu eine Begebenheit: Ein 4-jähriges kleines Mädchen bekommt von seiner Großmutter furchtbare Schläge, nachdem es auf ein hohes Fensterbrett gestiegen ist. Es hat diese Schläge nie vergessen und fragt dann nach vielen Jahren als junge Frau ihre Großmutter, warum sie sie damals so sehr geschlagen habe. Ihre Antwort war: »Ich habe ja so viel Angst um dich gehabt, dass du noch einmal da hinaufsteigst, herunterfällst und dir

ernstlich weh tust. Durch die Schläge wollte ich dich davon abhalten, dass du das nie mehr tust.«
Bei dieser Gelegenheit sah die Großmutter die junge Frau liebevoll und mit Stolz an und sagte: »Ist schon was Rechtes geworden aus dir. Es war gut, dass ich so streng zu dir war.« Die junge Frau erkannte nun in diesem Augenblick, dass sich hinter all dieser Strenge eine große Liebe verborgen hatte. Das hat sie nicht gewusst, denn als Kind konnte sie das nicht erkennen und hat sich sehr ungeliebt gefühlt.

Viele Menschen bauen einen Schutzwall auf, verschließen ihr Herz, wenn sie zu sehr verletzt wurden, aus Angst vor neuen emotionalen Verletzungen. Sie stoßen dann die Menschen, die ihnen zugetan sind, lieblos zurück, sind unzugänglich und lassen sich nicht helfen.

Sie haben Sehnsucht nach Liebe, aber ihre Angst vor neuen Verletzungen ist größer. Aber das führt sie in noch größere Isolation.
Hier braucht es einen »beherzten« Menschen, der sich von dem abweisenden Verhalten nicht abschrecken lässt, der die **wahre Ursache** hinter der Abwehr erkennt und der einfach **liebevoll** auf den anderen zugeht und ihn **akzeptiert**. So gibt es die Chance, dass allmählich wieder Vertrauen aufgebaut wird, der Mensch sich wieder öffnen kann und seine Seelenwunden heilen.

Wie sollen wir aber alle diese oft unbewussten Ängste heilen? Indem wir erkennen, dass wir heute keine Kinder mehr sind, die von den Eltern abhängig sind. Als Erwachsene können wir uns **frei** machen von diesen Prägungen und Ängsten. Die wahre Wurzel der Angst ist, dass wir unsere Beziehung zu Gott vergessen haben und uns getrennt von Seiner Kraft, Hilfe und Führung fühlen. Wir sollten wieder Vertrauen zu Ihm entwickeln.

Aus diesen aufgezählten Beispielen wird uns klar, dass **hinter** all diesen Ängsten und äußeren Fassaden eine verzweifelte Sehnsucht nach Anerkennung, Wertschätzung, Geborgenheit und Liebe steckt. Liebe hat die stärkste Heilkraft. Und wenn wir lernen, **aus dem Herzen heraus** zu agieren, bewirken wir Heilung und können selbst die widrigsten Umstände und Ängste besiegen!

Erst wenn wir lernen, uns selbst und die Mitmenschen liebevoll anzunehmen, zu verzeihen und loszulassen, Liebe empfangen und geben zu können, kann sich das Herzzentrum voll entfalten. Erst dann kann Heilung auf jeder Ebene geschehen.

Pflege und Schutz unserer Aura

Die Aura ist unser feinstoffliches Energie- und Kraftfeld, das den Körper wie einen Schutzschild umgibt. Sie entspricht in ihrer Ausdehnung in etwa dem Astralkörper.
Die Menschen reagieren unbewusst auf die Ausstrahlung unserer Aura, wenn wir ihnen begegnen und umgekehrt. Sind wir gesund und harmonisch, hat sie eine starke, angenehme Ausstrahlung und die Menschen fühlen sich wohl in unserer Gegenwart. Das Gegenteil ist bei Disharmonie der Fall.

Dieses Schutzschild sollte jedoch immer gepflegt und gestärkt werden, da es ständig Einflüssen bis hin zu »Angriffen« ausgesetzt ist, und zwar von innen wie auch von außen.
Von **innen** her schädigt der Mensch seine Aura besonders durch Suchtgifte, wie Alkohol und Drogen. So wird die Aura bei jedem Vollrausch, sei es durch Alkohol oder Drogen, für etwa zwei Wochen »löchrig«. Sie verliert ihre Schutzfunktion und ist geöffnet für

alle schädlichen Einflüsse jeglicher Art. Auch verdorbene oder ungesunde Nahrung und Missachtung der Energiereserven des Körpers können die Aura schwächen.

Weitere innere Faktoren für die Schwächung der Aura sind Gedanken und Gefühle von Hass, Neid, Zorn, Eifersucht, Gier, Schuld und Ängste.

Ein großer Anteil der negativen Einflüsse oder »Angriffe« kommt jedoch von **außen**. Dazu müssen wir uns bewusst machen, dass jedes Lebewesen Schwingungen und Gedanken aussendet. Jeder Gedanke und jedes Gefühl erzeugt Schwingungsmuster, die in die Umwelt abstrahlen. Man spricht ja auch von »dicker Luft«, wenn in einer Gesellschaft heftig gestritten wird.
Negative Schwingungen werden in uns negative Potenziale verstärken, so wie wir durch positive Schwingungen unsere positiven Potenziale entfalten. Es lohnt sich also in unserem eigenen Interesse, **guten** Umgang zu pflegen, denn unbewusst nehmen wir die Schwingungen von unserer Umgebung auf, die uns je nach ihrer Beschaffenheit im Guten oder Negativen beeinflussen. Um gut geschützt vor negativen Einflüssen und Schwächung der Gesundheit zu sein, ist also eine starke und intakte Aura sehr wichtig.

Was können wir tun, um unsere Aura zu stärken und zu reinigen?
Vorerst ist es wichtig, die **inneren** Faktoren für die Schwächung und Schädigung der Aura möglichst zu meiden und daran mit Hilfe der Methoden der Psychohygiene zu arbeiten.

Um negative Einflüsse auf die Aura von **außen** abzuhalten, uns davor zu schützen, sie zu reinigen und zu stärken, haben wir mehrere Möglichkeiten:

Nach einem Arbeitstag oder wenn wir uns unter vielen Menschen aufgehalten haben, fühlen wir uns oft ausgelaugt oder sind in schlechter oder niedergeschlagener Stimmung und wissen eigentlich nicht warum. Das verursachen die diversen disharmonischen Schwingungen, die wir aus unserem Umfeld aufgenommen haben. Sie hängen in unserer Aura und in unserer Kleidung. Deshalb ist es besonders wichtig, am Feierabend nach der Arbeit oder nachdem wir mit vielen Menschen zu tun gehabt haben, zu Hause die Arbeits- oder Straßenkleidung sofort zu wechseln und gegen bequeme Hauskleidung auszutauschen und die Tageskleider zum Lüften aufzuhängen, um sie so von den (Stress)-Schwingungen des Tages zu reinigen.

Duschen hilft, Schwingungen, die wir tagsüber aufgenommen haben, aus der Aura zu reinigen. Waren wir in sehr belasteter Umgebung, wie etwa einem Krankenhaus, so können wir uns mit leicht gesalzenem Wasser abwaschen. Das Salz befreit die Aura von belastenden Schwingungen, die wir von außen aufgenommen haben.
Es besteht auch die Möglichkeit, dass wir uns imaginär unter eine Lichtdusche oder einen Wasserfall begeben und so in der Vorstellung unsere Aura reinigen. Diese Maßnahme wirkt sehr erquickend auf Körper und Geist und wir fühlen uns wieder wohl.

Wir können auch unsere Aura mit einer Räucherung aus Salbei reinigen. Auf diese Weise können wir auch Räume von disharmonischen Schwingungen säubern, z.B. nach einem Streit.

Edelsteine und Kristalle können ebenfalls zur Stärkung der Aura eingesetzt werden. So haben der Bergkristall und der Rosenquarz stärkende, reinigende und heilende Eigenschaften. Ein guter Heil- und Schutzstein ist der Türkis. Die Steine sollten möglichst auf der Haut getragen werden.

Bergkristall, Rosenquarz und der schwarze Turmalin halten auch schädliche Strahlungen, u.a. aus Computer und Fernseher ab und verbessern insgesamt das Raumklima.
Von Zeit zu Zeit müssen die Kristalle aber unter fließendem Wasser von den aufgenommenen Schwingungen gereinigt und an der Sonne – keinesfalls in der prallen Sonne – energetisch aufgeladen werden. Zum Reinigen und Entladen ist es auch möglich, diese in eine Schale mit Hämatitsteinen zu legen und anschließend in einer Bergkristall-Druse aufzuladen.

Gute Dienste, um unsere Aura zu stärken und zu pflegen, ist Energiearbeit, wie etwa Reiki oder Handauflegen. Auch richtiges und bewusstes Atmen stärkt die Aura.

Besonders stärkend und schützend auf die Aura wirkt eine spirituelle Praxis in Form von Meditation/Andacht und das Gebet. Das kann z.B. eine Bitte um täglichen göttlichen Schutz und Führung sein. Das ist zugleich Nahrung und Medizin für die Seele.

Auch das Aufsuchen von Pilgerorten ist hilfreich. An diesen Kraftorten sind starke, hohe Schwingungen von Heiligen und es wird dort viel gebetet. Dadurch sind sie stark mit positiver Energie aufgeladen. Sehr geschwächte und negativ belastete Auren können an diesen Orten gestärkt und gereinigt werden.
Ayurveda empfiehlt aber auch zur Stärkung unserer Aura Wohltätigkeit und **Mitgefühl**, auch Tieren gegenüber und eine **positive** Einstellung zum Leben und **Dankbarkeit**. Dadurch entsteht wahre Freude, die unabhängig von materiellen Dingen ist.

Zusammenfassend darf gesagt werden, dass Psychohygiene positiv auf die Ebenen des Geistes, der Gedanken und Gefühle wirkt. Sie hat auch einen heilsamen und stärkenden Einfluß auf die feinstofflichen Bereiche, die Energiezentren und die Aura und somit auf den ganzen Astralkörper. Das findet natürlich seinen positiven Niederschlag auch auf der grobstofflichen Ebene in unserem Leben.

Mit den vielfältigen, aufgezählten Methoden haben wir ein wirkungsvolles Instrument für Gesundheit und Schönheit, unser Glück und Wohlergehen.

Vergessen wir nicht, wir sind in Wahrheit göttliche Wesen, vergleichbar mit einem klaren, reinen Spiegel, der das Göttliche reflektiert. Nur unsere disharmonischen Gedanken und Gefühle verunreinigen und trüben diesen Spiegel. Lassen wir uns nicht begrenzen in unseren Vorstellungen. Wenn wir mit der Psychohygiene unseren »Seelenspiegel« reinigen, kommt unser göttliches Potenzial, unser wahres Wesen, immer mehr zum Vorschein

12. Atem ist Leben

Mit der Atmung nehmen wir nicht nur Luft und Sauerstoff auf, sondern auch *Prana* – Lebensenergie. Die Atmung ist also ein wichtiger Faktor für unsere Lebensqualität. Es ist deshalb besonders wichtig, **richtig** zu atmen, und die richtige Atmung beginnt mit der

Bauchatmung

Bei der **Einatmung** senkt sich das Zwerchfell nach unten und erweitert dadurch das Lungenvolumen. Die Bauchorgane werden durch den Druck des Zwerchfells nach unten und außen gepresst und drücken die Bauchdecke nach vorne und in die Seiten. Bei der Einatmung wölben sich die Bauchdecke und die seitlichen Flanken nach außen. Wir atmen also bewusst nach unten in den Bauchbereich!
Beim **Ausatmen** ziehen sich die Bauchdecke und die Flanken nach innen und drücken die Bauchorgane dabei wieder nach innen und oben. Durch den Druck der Bauchorgane wölbt sich das Zwerchfell nach oben und presst die Lunge zusammen, wodurch die Luft entweicht.
Dieser wechselnde Druck auf die Bauchorgane wirkt wie eine Massage und regt die Funktion der Bauchorgane an, sorgt für eine gute Durchblutung im Bauchraum und fördert und verstärkt die Darmperistaltik. Da sich die Lunge beim Atmen größtenteils in den Bauchraum ausdehnt, ist die Bauchatmung die Grundlage für tiefe und volle Atemzüge.

Bei der **Yoga-Atmung** oder »vollständigen Atmung« nutzen wir jedoch nicht nur die Atmung im Bereich Bauchraum, sondern auch den Bereich Brustkorb und Schlüsselbein (Lungenspitzen). Hierbei atmen wir zuerst in den Bauchraum und dann weiter nach oben in den Brustkorb. Die Rippen heben und weiten sich, wobei jedoch die Bauchdecke vorgewölbt bleibt. Beim Einatmen darf sich die Bauchdecke nie nach innen ziehen. Zuletzt atmen wir in die Lungenspitzen, die sich hinter den Schlüsselbeinen befinden. Wir vermeiden hierbei aber unbedingt das Hochziehen der Schultern! Wir versuchen einfach nur, die Lunge soweit wie möglich zu füllen.

Beim Ausatmen gehen wir umgekehrt vor: Wir atmen zuerst die Luft aus den Lungenspitzen, leeren dann den Lungenbereich im Brustraum, bis wir zum Schluss die Bauchdecke kräftig nach innen ziehen.

Um uns diese Atmung bewusst zu machen, legen oder setzen wir uns ganz bequem hin und legen eine Hand auf die Bauchdecke. Wir beobachten aufmerksam, wie sich die Bauchdecke hebt und senkt. Der Atemrhythmus sollte dabei ganz natürlich fließen – ruhig und entspannt – und wir versuchen, ihn nicht durch die Gedanken zu kontrollieren. – Hier lautet die Devise: **»Es atmet mich«.**

Wir können diese bewusste Atmung auch als eine Art **Atemmeditation** gestalten, indem wir uns vorstellen, wie wir mit jeder Einatmung Lebensenergie und Lebensfreude aufnehmen, die den ganzen Körper wie eine Welle überflutet. Bei der Ausatmung stellen wir uns nun vor, dass wir jeden Stress, alle Spannungen oder Schmerzen auflösen und ausatmen. Dabei versuchen wir, die Kraft und Freude beim Einatmen und die Erleichterung und Entspannung beim Ausatmen so bewusst wie möglich wahrzunehmen.

Als zweite Variante stellen wir uns dann vor, dass wir gezielt in einen bestimmten Bereich des Körpers hineinatmen. Wir lenken dabei die Energie – Freude und Heilkraft – in diesen Bereich. Bei der Ausatmung lösen wir nun in diesem Bereich alles Schmerzende oder Kranke auf und atmen es aus. Dies ist eine sehr wirksame Methode, um z. B. kranken Organen, verletzten Körperpartien und verspannten Muskeln heilsam zu helfen. Es ist dabei jedoch von großer Wichtigkeit, sich besonders gut zu konzentrieren und alle Aufmerksamkeit in den betroffenen Bereich zu lenken.

Pranayama – Atemübungen des Yoga

Unter ***Pranayama*** – Beherrschung der Lebenskraft – verstehen wir Atemübungen, mit denen wir das *Prana* – die Lebensenergie – direkt beeinflussen können.

Für den frühen Morgen möchte ich die **Reinigungsatmung** – ***Kaphalabati*** – empfehlen. Diese Übung zählt sowohl zu den *Kriya*-Reinigungsübungen als auch zu den *Pranayamas* – Energie- und Aufladeatemübungen.
Der frühe Morgen ist eine günstige Zeit für die Reinigungsatmung, da wir dadurch das Blut von Schlacken befreien können. Gerade morgens ist das Blut besonders träge und verschlackt, da während des Schlafes unser Stoffwechsel und die Entgiftungs- und Reinigungsprozesse der Leber und Niere stark reduziert sind.

Technik der Reinigungsatmung:
Bei dieser Reinigungsatmung setzen wir uns ganz entspannt hin, am besten im Schneider- oder Diamantsitz. Im Diamantsitz knien wir uns auf den Boden und setzen uns auf die Fersen. Der Oberköper bleibt aufgerichtet, die Wirbelsäule ist gerade und gestreckt. Dies gilt auch für den Fall, wenn wir es vorziehen, auf einem Stuhl oder Sessel zu sitzen. Die Wirbelsäule entspricht der *Shushumna* – unserem zentralen Nerven- und Energiekanal – und sollte möglichst immer gerade aufrecht sein, um den Energiefluss nicht zu blockieren.

Nun holen wir tief Luft, wobei wir darauf achten, dass die Bauchdecke nach vorne gewölbt ist. Falls wir die Bauchatmung nicht beherrschen, beginnen wir mit einer tiefen Ausatmung und helfen mit sanftem Druck der Hand nach, dass sich die Bauchdecke dabei soweit wie möglich einzieht.
Dann folgt eine Reihe schneller Ein- und Ausatmungen, wobei wir besonders auf die kräftige Ausatmung Wert legen. Für den Anfang genügen ca. 40 Atemzüge.
Danach atmen wir einmal ganz tief aus, holen wieder tief Luft, atmen wieder tief aus, und dann folgt eine ganz entspannte, ruhige Einatmung. Nun halten wir die Luft, solange es uns möglich ist, in der Lunge, im Idealfall 1 bis 2 Minuten. Dabei ist unbedingt darauf zu achten, sich nicht zu bewegen und vollständig entspannt zu sitzen.
Nach der Ausatmung beginnen wir wieder mit dem stoßweisen Ein- und Ausatmen. Diese Übung sollten wir 4 bis 6 Mal wiederholen.

Der Vorteil der Übung liegt darin, dass wir einerseits durch das kräftige Ausatmen die Lunge von verbrauchter Luft reinigen und vermehrt mit frischer Luft versorgen, andererseits reinigen wir auch das Blut, indem wir mehr Kohlendioxyd ausscheiden als unser Körper neu produziert. Das Kohlendioxyd ist ein Abfallprodukt des Zellstoffwechsels und wird genauso wie der Sauerstoff von den roten Blutkörperchen transportiert. Durch Senkung des Kohlendioxyds im Blut durch die Ausatmung bleiben mehr rote Blutkörperchen zum Sauerstofftransport. So wird der Sauerstoffanteil im Blut ansteigen!
»Nebenbei« nehmen wir vermehrt *Prana* – Lebensenergie – mit dieser Atemübung auf und können dadurch unsere Energiebatterie im *Manipura-Chakra* – das entspricht in etwa dem Solar-Plexus – aufladen, was zu mehr Lebenskraft und Lebensfreude führt. Die Yogis nennen die *Kaphalabati* deshalb auch »Pranische Aufladung«.

Wenn es unsere Wohnsituation erlaubt, ist es wichtig, diese Übung bei offenem Fenster oder noch besser, in freier Natur auszuführen. (In der Großstadt bleiben wir auf jeden Fall in unserer Wohnung).

Eine weitere wichtige Atemübung, die jedoch nicht zu den *Kriyas* zählt, ist die **Wechselatmung – *Analoma-Viloma.***
Sie ist deswegen so besonders beachtenswert, weil wir mit ihr einerseits die *Nadis* – Energiebahnen – reinigen und andererseits die rechte und linke Körperhälfte und das vegetative Nervensystem (Sympathikus und Parasympathikus) ausgleichen und harmonisieren können. Eine deutliche Auswirkung haben wir in einer Beruhigung des Bewusstseins und der Gedanken. Sie dient zur *Vata*-Kontrolle.

Ich möchte darauf etwas näher eingehen:
Für ein besseres Verständnis ist es wichtig zu wissen, dass der Körper über Energiebahnen mit Lebensenergie versorgt wird. Alte Yogatexte sprechen von 72.000 *Nadis*. Uns interessieren hier nur drei: *Ida, Pingala* und *Shushumna.*

1. ***Ida-Nadi*** ist auch als *Chandra-Nadi* oder Mondenergiebahn bekannt. Sie beginnt am linken Nasenloch und nimmt beim Einatmen kühlende, ausgleichende und dämpfende Energie auf. Sie aktiviert auch die »weiblichen« Eigenschaften, wie Gefühl, Herzlichkeit, Weichheit und Nachgiebigkeit und das Verzeihen. *Ida-Nadi* lässt sich mit dem Parasympathikus, »dem Bremser« unseres vegetativen Nervensystems vergleichen.

2. ***Pingala-Nadi*** ist auch als *Surya-Nadi* oder Sonnenenergiebahn bekannt. Sie beginnt am rechten Nasenloch und nimmt beim Einatmen erhitzende, aktivierende und antreibende Energien auf. Sie aktiviert auch die »männlichen« Eigenschaften, wie Rationalität, Stärke, Durchsetzungswillen und Unnachgiebigkeit. *Pingala-Nadi* lässt sich mit dem Sympathikus, dem »Antreiber« unseres vegetativen Nervensystems vergleichen.

3. ***Shushumna-Nadi*** lässt sich im feinstofflichen Bereich mit der Wirbelsäule vergleichen. Sie leitet die *Kundalini*-Kraft, die spirituelle Schöpfungskraft, durch den Körper. Allerdings wird *Shushumna-Nadi* nur aktiv, wenn *Ida* und *Pingala* vollkommen ausgeglichen sind.

Normalerweise ist bei uns immer entweder *Ida* oder *Pingala* dominant, was wir prüfen können, wenn wir die Nasenlöcher einzeln verschließen und den Atem bewusst beobachten. Wir werden spüren, dass ein Nasenloch durchlässiger ist als das andere. Die größere Durchlässigkeit eines Nasenlochs zeigt an, dass diese Energie im Moment dominant ist. Die Dominanz der Energien wechselt in einem Rhythmus von etwa 2 Stunden.

So wechselt der Körper ständig zwischen aktiven und passiven Phasen, und wir sollten lernen, dies bewusster wahrzunehmen und einzusetzen. Es ist z.B. von Vorteil, unsere Mahlzeit einzunehmen, wenn das rechte Nasenloch freier ist und *Pingala-Nadi* dominant, denn dann können wir davon ausgehen, dass unser *Agni* – das Verdauungsfeuer – stark ist.

Wenn wir bei der Wechselatmung beide Nasenlöcher schließen und die Luft anhalten, so wird die Wirkung von *Ida* und *Pingala* aufgehoben. Dadurch erreichen wir eine perfekte Harmonie der Energien, was sich in einer markanten Beruhigung des Geistes und des Bewusstseins zeigt. Alle unsere Gedanken werden verstummen.

Deshalb ist es von Vorteil, nach der Übung noch eine Weile mit geschlossenen Augen ruhig sitzen zu bleiben und die Ruhe und Gedankenstille in unserem Geist zu genießen. Diese Übung stellt auch eine ideale Vorbereitung für längere Meditationen dar.

Technik der Wechselatmung:
Wir atmen dabei abwechselnd durch die beiden Nasenlöcher. Mit der rechten Hand machen wir die sogenannte *Vishnu-Mudra*, d. h. wir machen eine Faust und strecken den Daumen und den Ring- und Kleinfinger aus. Zeigefinger und Mittelfinger bleiben an die Handfläche angelegt.
Nun atmen wir links ein, wobei wir mit dem Daumen das rechte Nasenloch zuhalten. Dann halten wir mit Ringfinger und Daumen beide Nasenlöcher zu und halten die Luft an.

Nun öffnen wir das rechte Nasenloch – das linke bleibt verschlossen – wir atmen rechts aus und rechts wieder ein und schließen wieder mit Daumen und Ringfinger beide Nasenlöcher und halten die Luft an.
Nun öffnen wir das linke Nasenloch – das rechte bleibt geschlossen – und atmen links aus.
Für den nächsten Durchgang beginnen wir wieder mit der Einatmung links.

Das Verhältnis von Einatmung, Anhalten und Ausatmung ist 1:4:2, d. h., wir zählen z. B. bei der Einatmung bis 5, beim Anhalten bis 20 und beim Ausatmen bis 10. Wir können jede beliebige Zahl zum Zählen verwenden, solange wir das Verhältnis von 1:4:2 beachten.

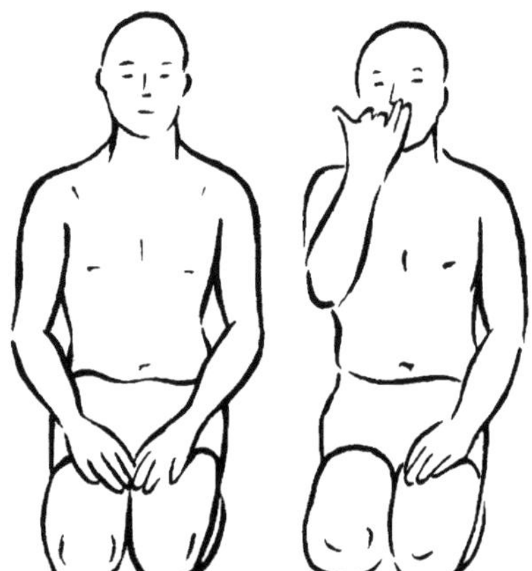

Die **OM-Atmung** harmonisiert einerseits den Körper, andererseits verstärkt sie unsere Spiritualität, da die Schwingung des OM göttlichen Ursprungs ist.
Wir atmen dabei tief ein und kräftig auf die Töne OM aus. Der Ton O aktiviert und harmonisiert das *Manipura-Chakra* (Sonnengeflecht). Das ist das Zentrum unserer Lebensenergie und Lebensfreude. Die Schwingung des Tones O löst daher Depressionen, fördert die Lebenskraft und die Spontaneität.

Die Schwingung des Tones M aktiviert und harmonisiert das *Anahata-Chakra* (Herzzentrum). Das ist das Zentrum unserer Gefühle und der universellen Liebe – der Gottesliebe. Hier entfalten sich die Selbstheilungskräfte (Annehmen und Ablehnung der eigenen Persönlichkeit bestimmt weitgehend auch unsere Gesundheit). Der Ton M öffnet uns für Liebe und Gefühl, hilft beim Umgang mit unseren Gefühlen und schafft eine liebevolle Offenheit für andere Personen.

Zwei Atemübungen möchte ich abschließend noch hinzufügen, die wir aber nicht in die tägliche Routine einzufügen brauchen, sondern die wir bei besonderen Umständen anwenden können. Mit der einen Übung **kühlen** wir den Körper, **reduzieren also *Pitta*** und mit der anderen **erhitzen** wir den Körper, **fachen dadurch *Pitta* an**.

Sitali

Die Bezeichnung leitet sich von *Sita* – kühl – ab. Mit dieser Übung können wir die Hitze im Körper, vor allem im Kopf, reduzieren. Bei großer Hitze im Sommer, bei Hitzewallung im Körper oder bei Kopfschmerz mit Hitzedruck hat die Übung eine angenehme, lindernde Wirkung.
Technik: Wir strecken für die Übung die Zunge weit aus dem Mund und rollen die seitlichen Zungenränder nach oben, bis die Zunge eine Röhre bildet. Nun schließen wir die Lippen um diese Röhre und saugen langsam aber tief die Luft durch diese Röhre ein. Die Ausatmung geschieht durch die Nase. Es empfiehlt sich, diese Technik anfangs vor dem Spiegel zu üben. Wichtig ist, dass wir ruhig und stetig, ohne Hast einatmen.
Meistens verspüren wir sofort ein Gefühl der Kühle im Gaumen. Später nehmen wir die Kälte an den Schläfen, im Gesicht und entlang der Wirbelsäule wahr.

Surya-Bheda-Kumbhaka

Technik: Bei dieser Übung gehen wir ähnlich vor wie bei der Wechselatmung.
Mit der rechten Hand machen wir die *Vishnu-Mudra* und verschließen zuerst das linke Nasenloch mit dem Ring- bzw. dem kleinen Finger. Wir atmen rechts so tief und lange wie möglich ein. Dabei müssen wir nicht zählen oder einen Rhythmus beobachten. Es ist allerdings wichtig, die Lunge so weit wie möglich zu füllen!

Nun schließen wir mit dem Daumen das rechte Nasenloch, neigen den Kopf so nach vorne, dass das Kinn in der Halsgrube zu liegen kommt. Das verhindert, dass unbewusst Luft entweicht. Wir halten die Luft solange wie irgendwie möglich an und atmen dann über das linke Nasenloch aus.

Dann folgt erneut die Einatmung rechts. Diesen Vorgang wiederholen wir ohne Pause sechsmal, um die optimale Wirkung zu erzielen.

Diese Übung erhitzt den Körper und aktiviert die Körperfunktionen. Mit etwas Routine können wir spüren, wie sich schon beim Üben Schweißperlen auf der Stirn bilden.

ॐ

Solange, wie die Atemluft im Körper zirkuliert, nennen wir es Leben.
Tod nennt man es, wenn uns die Lebensluft verlässt.
Daher ist es wichtig, stets den Atem zu beachten.

Hatha-Yoga Pradipika, Kapitel II, Vers. 3

13. Yoga – Die Wissenschaft der Harmonie

Das Wort »*Yoga*« kommt aus der altindischen Sprache Sanskrit, seine Wortwurzel ist »*yuj*« = zusammenfügen. Unser Wort »Joch« hat denselben Ursprung. *Yoga* bedeutet also vereinen, in Verbindung bringen. Religion – re = zurück, ligare = verbinden – hat die gleiche Bedeutung.
Yoga ist aber keine Religion, eher eine Lebensphilosophie. Es wird uns empfohlen, uns mit Gott, dem Schöpfer und Ursprung zu verbinden ohne an einer fixierten Vorstellung von ihm festzuhalten. Es geht vielmehr im *Yoga* darum, seine individuelle Beziehung zu Gott in Verbindung mit Religion zu finden und zu entwickeln.

Im *Yoga* kennen wir vier Hauptwege. Für jeden Gottsuchenden gibt es einen Weg, für den aktiven und praktischen, intellektuellen, gefühlsbetonten und meditativen Menschen.
Es gibt aber keine festen Abgrenzungen der *Yoga*-Wege, eher fließende Grenzen. Hingabe ohne Wissen wäre Fanatismus und Wissenschaft ohne entsprechendes Handeln wäre trockene Spekulation.

1. ***Karma*-Yoga** – der Weg des selbstlosen **Handelns.** Der Suchende versucht Gott in allen Lebewesen als Überseele zu erkennen und sieht sich als Freund und Diener der gesamten Schöpfung. Sein Weg ist der Dienst am Nächsten, unabhängig von Lohn, Lob und Tadel.

2. ***Jnana*-Yoga** – der Weg des **Wissens**, der Kontemplation, Meditation und des Studiums. Der Suchende versucht seine Position in der Schöpfung und seine Verbindung mit Gott zu ergründen. Das Ziel der Meditation ist hierbei meist das Brahman, der unpersönliche Aspekt Gottes als kosmische Energie oder als Weltgeist.

3. ***Bhakti*-Yoga** – der Weg der liebevollen **Hingabe** an Gott über Gebet, Meditation und Gottesdienst. Der Sucher erkennt sich als ewiger Diener Gottes. Gott wird als spirituelle Person wahrgenommen. Man richtet all sein Handeln zur Freude Gottes aus und entwickelt dabei eine innige Beziehung zu Gott, unserem Vater und Schöpfer. Man zieht sich geistig aus der materiellen Welt zurück und legt alle materiellen Wünsche und Verlangen ab. Als Endziel sehen wir Gott in allem und alles in Gott

4. ***Astanga*-Yoga** – der **mystische 8-stufige** Weg. Wir gehen dabei von der körperlichen Ebene über die geistige (astrale) Ebene zum Erkennen der Seele, unserer eigenen, wahren Identität.

Die ersten 4 Stufen, die sich mit dem Körper und der *Prana*-Energie befassen, nennen wir ***Hatha*-Yoga.** Ha = Sonne, tha = Mond. Es handelt sich hier um die Sonnen- und Mondenergie in der Wirbelsäule – rechts *Pingala* und links *Ida.*

Die letzten 4 Stufen, die sich mit dem Geist und der Seele befassen, nennen wir ***Raja*-Yoga** (königlicher Weg). Diese Einteilung geht auf den vedischen Weisen Patanjali und seine *Yoga-Sutren,* der ältesten bekannten *Yoga*-Schrift zurück.

Genau wie im Ayurveda gibt es im *Yog*a **ethische Grundlagen,** die auf allen *Yoga*-Pfaden befolgt werden sollen. Damit sind die **ersten beiden Stufen** des *Astanga-Yoga* gemeint, die ***Yama* und *Niyama*** genannt werden. Sie sind wichtig als Voraussetzung für jeden geistig/spirituellen Fortschritt.

Die acht Stufen des Astanga-Yoga

1. ***Yama*** **–** fünf soziale Disziplinen, diese setzen sich zusammen aus:
   a) ***Ahimsa***: Gewaltlosigkeit, keine Verletzung von Lebewesen, aller Geschöpfe Gottes,
   b) ***Satya*****:** Wahrhaftigkeit, nie die Unwahrheit denken, reden und unaufrichtig handeln,
   c) ***Brahmacarya*****:** Enthaltsamkeit. Bewusster und beherrschter Umgang mit allen Körperenergien – nicht nur der sexuellen.
   d) ***Asteya*****:** Nicht stehlen, alles ist Besitz Gottes und ist uns nur als Leihgabe gegeben und
   e) ***Aparigraha*****:** Freiheit von Habgier; Profitgier und Berechnung.

2. ***Niyama*** **–** fünf individuelle Disziplinen:
   a) ***Sauncha:*** Körperliche Reinlichkeit und geistige Reinheit,
   b) ***Santosha***: Genügsamkeit, Zufriedenheit mit dem, was das Leben gibt,
   c) ***Tapasya:*** Buße und Opfer, Beschränkung der Bedürfnisse,
   d) ***Swadhyaya:*** Studium über das Selbst und das rechte Leben *(Dharma),*
   e) ***Ishwara Pranidhana:*** Hingabe zu Gott, Ishwara bedeutet der Höchste Kontrollierende oder Handelnde. Nicht wir sind die Handelnden, sondern Werkzeuge in der Hand Gottes.

3. ***Asana*** **– Körperübungen.** Wir unterscheiden hierbei
   a) meditative Sitzhaltungen zur geistigen Kontrolle und Versenkung und
   b) kurative Asanas. Haltungen und Übungen, bei denen wir auf den Körper harmonisierend und heilend einwirken, speziell auf WS, Nerven, Organe usw.

4. ***Pranayama*** **– Atemübungen.** Es geht um die Kontrolle der Lebensenergie und die Optimierung der Atmung. Wir laden uns mit *Prana* (Lebensenergie) auf und reinigen unsere *Nadis* (Energiebahnen) und *Chakren* (Energiezentren).

5. ***Pratyahara*** **– Zurückziehen der Sinne von außen nach innen**. Das bedeutet, den Geist/Verstand und die Sinne zu kontrollieren. Wir machen uns unabhängig von den äußerlichen Eindrücken von Glück oder Leid und entwickeln innere Zufriedenheit.

6. ***Dharana*** **– Konzentration**. Wir üben, den Geist/Verstand auf einen Punkt zu lenken und zu halten.

7. ***Dhyana*** **– Meditation, tiefe Versenkung.** D. h., die Gedanken über einen längeren Zeitraum ohne Abweichung auf ein Objekt (Mantras oder Heilige Namen Gottes zu fixieren (es gibt sie in jeder Religion). Bei längerem Üben wird für uns die Umgebung nicht mehr wahrnehmbar sein. Mystische Wahrnehmungen und Erscheinungen sind möglich (Farben, Licht, Klänge).

8. ***Samadhi*** **– Einheit mit Gott und allen Geschöpfen.** Glückseliger Zustand des Geistes, tiefste Erkenntnis. Wir sehen uns nicht mehr getrennt von Gott. Es gibt keine Trennung mehr in materielle oder spirituelle Welt – »das Königreich Gottes ist hier und in uns.«

Asanas – Körperübungen

Der Morgen ist die empfohlene Zeit, ***Yoga-Aasanas* oder Körperübungen** auszuführen. Dafür reservieren wir uns mindestens 15 Minuten. Sollte es uns nicht möglich sein, morgens zu üben, so tun wir dies am Abend als Ausgleich für unseren Arbeitstag. Nur bleibt die Tatsache, dass die stabilisierende, kräftigende und harmonisierende Wirkung der Yogaübungen am Morgen am deutlichsten ist. Auch ist morgens der Geist noch friedlicher, noch nicht so agitiert und abgelenkt, so dass es uns leichter fällt, die Konzentration auf die Übung und den Körper zu richten.

Beim Üben der *Asanas* ist es wichtig, dass wir stets darauf achten, den Körper soweit wie möglich **entspannt** zu halten. Wir respektieren unsere körperlichen Grenzen und lassen uns nicht vom Ehrgeiz zu sportlichen Höchstleistungen animieren. *Yoga* heißt Harmonie zwischen Körper, Geist und Seele. Deshalb fühlen wir uns nach dem Üben ausgeglichen und kraftvoll. Das ist das Zeichen, dass wir richtig, d. h. unseren Möglichkeiten entsprechend, geübt haben. Das zeigt sich aber auch durch ruhigen, gleich bleibenden Atem.

Wir halten beim *Yoga* nie die Luft an, dürfen aber auch nicht außer Atem kommen. Die *Asanas* geben uns auch einen ruhigen, zufriedenen Gemütszustand und einen wachen, klaren und »störungsfreien« Geist.

Ich empfehle zum **täglichen Üben** eine ***Asana*-Reihe aus 7 Übungen**, die Bewegungen der Wirbelsäule in alle Richtungen beinhaltet. Wir beginnen immer mit einer Umkehrübung – Kopf unten und Füße oben (z. B. Schulterstand, Kopfstand etc.). Es folgt eine Beugung der Wirbelsäule nach vorne und eine nach hinten, eine Drehung in jede Richtung und eine Seitenneigung in jede Richtung sowie eine Streckung. Ich führe die Streckung gerne als Balanceübung aus. Danach folgt als Abschluss eine Entspannung.

Die *Asanas* halten wir je nach unserer Möglichkeit eine halbe bis eine ganze Minute. Als längste Verweildauer empfehle ich etwas mehr als drei Minuten, da ab diesem Zeitpunkt die Wirkung der *Asanas* stetig abnimmt. Günstig ist es auch, darauf zu achten, jede Übung harmonisch – d. h. jede *Asana*, auch die rechts- und links wechselnden Varianten auf jeder Seite gleich lange, – auszuführen.

Bevor wir mit der *Asana*-Reihe beginnen, ist es empfehlenswert, uns zu lockern oder eine **Aufwärmübung** durchführen. Ideal ist hier der Sonnengruß *Surya Namaskar*. Allerdings eignet sich dafür auch »**die Katze**«. Sie ist sowohl als Aufwärmübung als auch zur Lockerung des Rückens bestens geeignet!

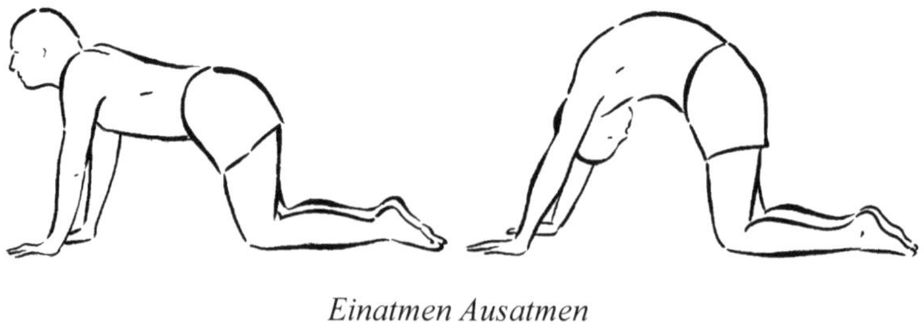

Einatmen Ausatmen

Wir hocken uns in den Vierfüßlerstand, mit den Händen und Knien auf dem Boden. Mit der Ausatmung lassen wir den Kopf locker nach unten hängen und drücken die gesamte

Wirbelsäule, d.h. Nacken, Brustwirbelsäule und Lendenwirbelsäule nach oben, sodass ein kräftiger »Katzenbuckel« entsteht. Mit der Einatmung entspannen wir die Wirbelsäule und lassen sie locker und weich nach unten hängen, den Kopf heben wir dabei an.

Wichtig ist der Wechsel von Anspannen der Wirbelsäule bei der Ausatmung und dem totalen Loslassen im Rücken beim Einatmen. Diesen Wechsel führen wir etwa 6 bis 12 Mal hintereinander durch, ohne jedoch außer Atem zu kommen.
Das Tempo, in dem wir die Übung ausführen, wird nur von unserem natürlichen Atemrhythmus bestimmt. Wir passen also unsere Bewegungen ganz dem Fluss des Atems an. Ein Fehler wäre es, den Atem nach dem Wechsel der Übungen zu richten!
Diese *Asana* lockert die Wirbelsäule und macht den Rücken weich und geschmeidig. Sie leistet gute Hilfe bei Rückenschmerzen bzw. Verspannungen der Rückenmuskulatur.

1. Sarvangasana – Schulterstand

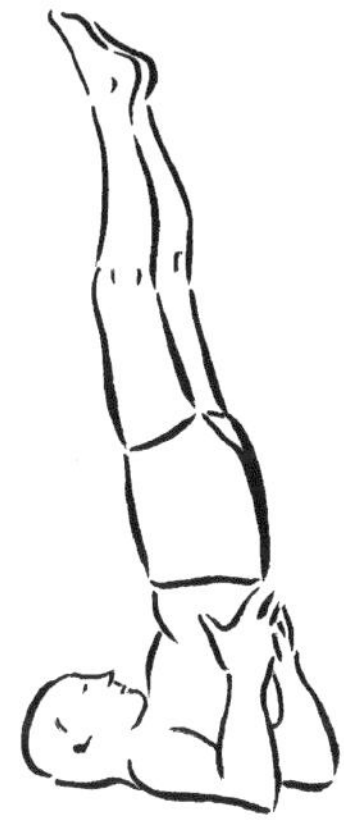

Wir liegen auf dem Rücken und heben die Beine und den Rumpf an, bis sie senkrecht in die Höhe ragen. Die Oberarme und Ellbogen lassen wir auf dem Boden und mit den Händen stützen wir den Rücken. Wir bemühen uns, die Position so entspannt, locker und unbewegt wie möglich zu halten.

Als Umkehrübung stabilisiert die *Asana* den Kreislauf und verbessert die Durchblutung, vor allem die Kopfdurchblutung wird optimiert. Der venöse Rückfluss der Beine wird wesentlich verbessert, sodass wir bei Krampfadern eine deutliche Entlastung spüren können.
Die Übung lockert die Halswirbelsäule, hilft, die Sexualenergie in *Ojas-Shakti* umzuwandeln und stärkt das Verdauungsfeuer.

2. Matsyasana- Fisch

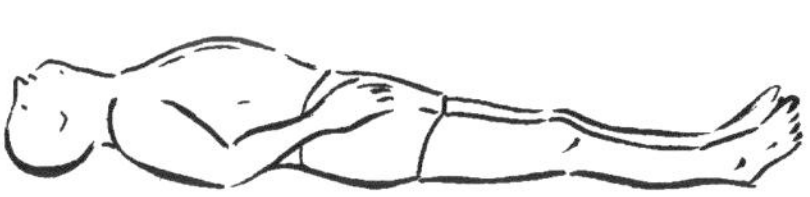

Diese Übung ist die Ausgleichsübung zum Schulterstand. Aus der Rückenlage heben wir den Oberkörper an und wölben den Kopf nach hinten unter die Schultern. Die Schädeldecke ruht auf dem Boden. Der Brustkorb ist nach vorne gewölbt. Während wir die Position halten, sollten wir darauf achten, dass die Beine, das Becken, Schultern und Arme und das Gesicht weitestgehend entspannt sind; Spannung dürfen wir nur im Bereich der Kehle und des Nackens verspüren. Dadurch wird die Atemkapazität optimiert. Zusammen mit dem Schulterstand erreichen wir eine Harmonisierung der Schilddrüsentätigkeit und eine Lockerung der Halswirbelsäule.

Diese Übung verbessert die Blutzufuhr in den Rücken, bewirkt die Entspannung des Solar-Plexus und harmonisiert dadurch das vegetative Nervensystem. Durch die starke Atmung erreichen wir eine Anregung und Regulierung der Hormondrüsen im Bauchraum (positiv für Diabetiker). Durch die tiefe Atmung können Bronchialkrämpfe gelöst werden, und die Übung bringt Hilfe für Asthmatiker.

3. Pascimottasana- Zange

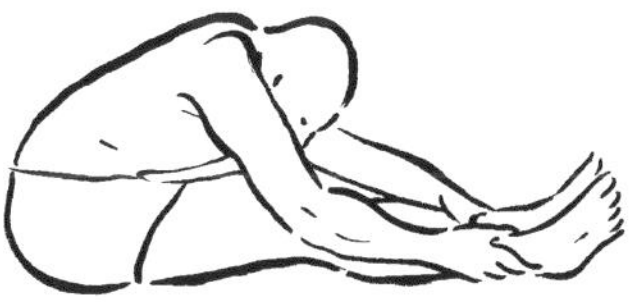

In der Rückenlage strecken wir die Arme über den Kopf und setzen uns dann langsam aufrecht hin. Nun beugen wir den Oberkörper nach vorne, bis Brust und Bauch fest auf den Oberschenkeln ruhen, notfalls müssen wir die Knie anziehen. Durch die Streckung der Lendenwirbelsäule erreichen wir eine Entlastung der Bandscheiben, was bei Lumbago oder Hexenschuss eine große Hilfe bedeutet.

Durch die Bauchpresse bewirken wir beim Atmen eine Massage der gesamten Bauchorgane. Dadurch wird die Darmperistaltik verbessert, was die Ausscheidung fördert und bei Verstopfung hilft. Sämtliche Organe und Hormondrüsen im Bauchraum werden angeregt. Durch Aktivierung der Sexualdrüsen wird die Zellregeneration angeregt, was zu einer Verlangsamung des Alterungsprozesses führen sollte. Auch die Zirkulation der Lymphe im Bauchraum wird verbessert und dadurch die Abwehrbereitschaft des Körpers erhöht.

4. Bhujangasana – Kobra

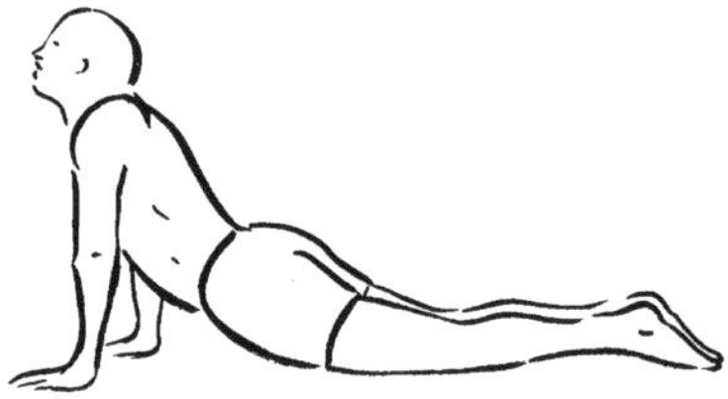

Aus der Bauchlage beugen wir den Oberkörper soweit es geht nach hinten. Wir stützen den Oberkörper auf die gestreckten Arme. Der Rücken ist gut durchgebogen, darf aber nicht wehtun.

Deshalb sollten wir vermeiden, den Rücken mit den Armen mit Gewalt nach hinten zu biegen. Diese *Asana* lockert die Wirbelsäule und verstärkt die Durchblutung im Rücken. Diese Übung kann helfen, Wirbelsäulenverkrümmungen zu korrigieren. Durch das Biegen nach hinten werden die Nieren und Nebennieren angeregt. Dadurch verbessert sich die Harnausscheidung. Diese Übung stärkt auch den Herzmuskel und erwärmt den Körper.

5. Ardha – Matsyendrasana – Drehsitz

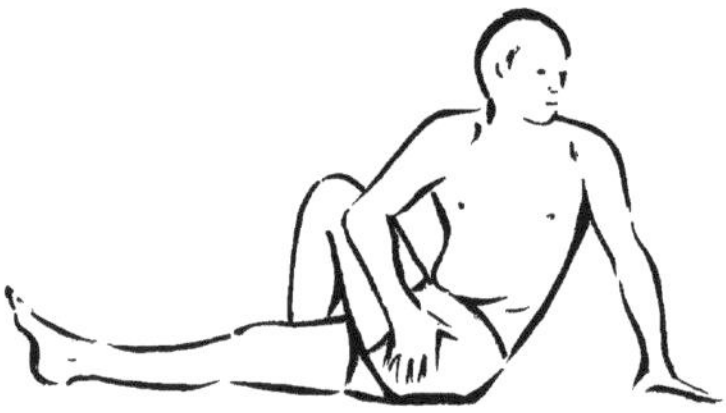

Wir sitzen mit aufgerichtetem Oberkörper und ausgestreckten Beinen. Nun setzen wir den rechten Fuß nach links über das linke Knie auf den Boden. Wir legen den linken Ellbogen von außen an das rechte Knie und strecken den Unterarm zum rechten Fuß. Mit einer Drehung nach rechts stellen wir den rechten Arm hinter den Rücken auf den Boden und schauen über die rechte Schulter nach hinten. Danach wiederholen wir dieselbe Übung in die **andere** Richtung, d. h. linken Fuß über das rechte Knie, rechten Arm von außen gegen das linke Knie und linken Arm nach hinten stellen und über linke Schulter nach hinten schauen so wie auf Zeichnung.

Diese Drehung lockert Verspannungen in der Rückenmuskulatur, vor allem emotionale Spannungen. Das kann bei verschobenen Rückenwirbeln eine große Hilfe sein, da sich diese u. U. sanft einrenken. Auch wird die Durchblutung im gesamten Rücken verstärkt, was bei Versteifung der Wirbelsäule oder bei Rheuma helfen kann. Diese Übung kann auch bei Problemen im Lendenwirbelbereich große Hilfe bringen (Hexenschuss, Ischias-Beschwerden). Durch die Pressung im Bauchraum aktivieren wir Leber und Milz und verstärken das Verdauungsfeuer. Diese Übung ist eine gute Hilfe bei Blähungen.

6. a) *Tadasana* – Einfache Balance

Diese Übung ist eher für Anfänger im Yoga gedacht. Wir stehen mit geradem Körper und halten die Füße etwa hüftbreit auseinander. Mit der Einatmung heben wir die Hände über den Kopf, wobei die beiden Handflächen aufeinander liegen (Gebetshaltung). Nun

strecken wir den Körper gleichmäßig von den Füßen bis zu den Händen und heben dabei die Fersen, bis wir auf den Zehen balancieren. Wir achten darauf, dass der Körper und vor allem die Wirbelsäule ganz gerade gestreckt sind. Während wir die Übung halten, atmen wir ruhig und gleichmäßig.
Wenn wir die Balance nicht mehr halten können, gehen wir sachte auf die Fersen zurück und lassen die Arme locker hängen.

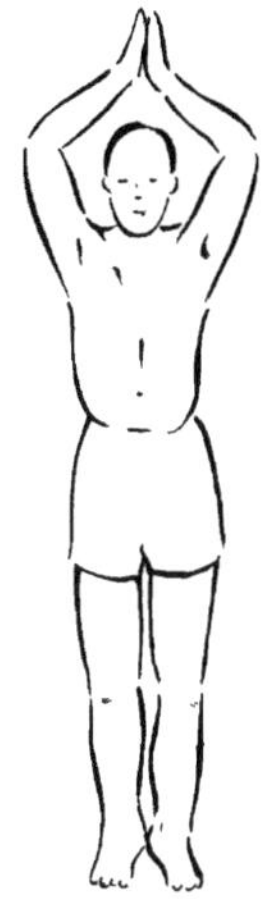

Ein Tipp zum Balancieren: Wenn wir Augen und Gedanken fest auf einen Fixpunkt gerichtet halten, so fällt uns das Balancieren wesentlich leichter, als wenn wir die Gedanken unkontrolliert auf Wanderschaft gehen lassen.

b) *Vrikshasana* – Baum

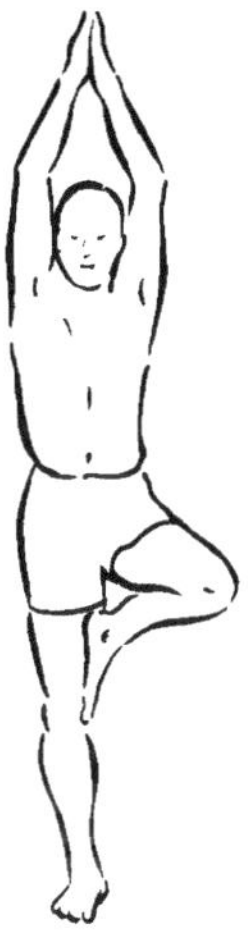

Das ist eine Variante für Fortgeschrittene. Dabei stehen wir auf einem Bein und winkeln das andere im Knie so ab, dass der Fuß mit der Sohle auf dem Knie aufliegt. Sehr gelenkige Personen nehmen den Fuß weit herauf in den Schritt und legen die Ferse an den Damm und die Sohle auf die Innenseite des Oberschenkels. Wir strecken nun beide Arme über den Kopf, wobei die Handflächen fest aufeinander liegen.
Nun stehen wir solange wie möglich ganz ruhig. Die Balancefähigkeit hängt von unserem inneren Gleichgewicht ab und die Übung zeigt uns, wie stabil wir innerlich sind. Auch hier ist es von Vorteil, die Augen und die Gedanken auf einen Fixpunkt zu richten. Der Baum gibt uns Auskunft darüber, wo unser inneres Gleichgewicht gestört ist:
Das linke Bein steht für unseren emotionalen Bereich und das rechte für den rationalen Bereich. Das Bein, das beim Balancieren instabiler ist, zeigt uns an, dass auf dieser Seite ein Energiedefizit, eine Unterdrückung oder ein Mangel herrscht und dadurch das innere Gleichgewicht gestört ist. Daraufhin können wir nun unsere Lebenseinstellung in Bezug auf Fehlverhalten im emotionalen bzw. rationalen Bereich überdenken.

Durch das Üben der Balance können wir diese Instabilität nicht nur erkennen, sondern auch ausgleichen. Es ist allerdings wichtig, auf dem rechten wie dem linken Bein gleich lange zu üben, auch wenn es auf einer Seite schwerer fällt.

7. *Trikonasana* – Dreieck

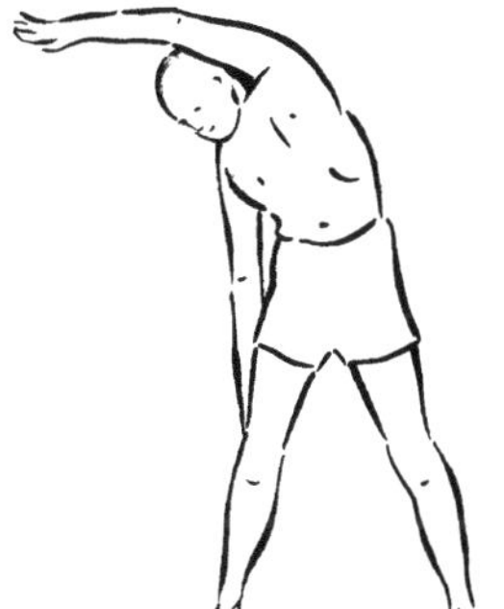

Bei der Seitenneigung der Wirbelsäule sollten wir stets darauf achten, den Oberkörper nicht zu drehen oder in der Hüfte nach vorne oder hinten abzuknicken.

Wir stellen uns mit gespreizten Beinen gerade hin, die Füße stehen parallel. Nun strecken wir den rechten Arm nach oben und neigen den Oberkörper nach links. Im Idealfall ist der gestreckte Arm parallel zum Boden. Es ist wichtig, dabei nicht den Atem anzuhalten, sondern ruhig und stetig in die gedehnte Flanke zu atmen.
Dann wechseln wir auf die andere Seite, – den linken Arm heben, nach rechts dehnen. Diese Seitendehnung ist wichtig, da diese Bewegung im täglichen Bewegungsablauf so gut wie nie vorkommt.

Noch **eine *Asana*** möchte ich erwähnen, die besonders **hilfreich zur Stärkung der Immunabwehr in der Übergangszeit** Frühjahr und Herbst ist, und die wir je nach Bedarf ausführen können.

Nrishimhasana – Löwe

Für diese Übung knien wir uns hin und setzen uns auf die Fersen wie im Diamantsitz. Dann strecken wir die Arme kräftig nach vorne, ohne jedoch den Oberkörper vorzuneigen. Die Finger sind gespreizt wie die Krallen eines Löwen.

Mit der Ausatmung beugen wir den Kopf nach hinten in den Nacken und öffnen den Mund so weit es geht, wobei wir die Zunge soweit wie möglich herausstrecken. Mit der nächsten Einatmung kommen wir wieder zum entspannten Sitz zurück. Diese Übung können wir mehrmals wiederholen, um die Wirkung zu optimieren.

Diese *Asana* bewirkt einen speziellen Druck auf Nacken und Kehle. Dabei werden die Lymphknoten und die Drüsen im Halsbereich massiert und gepresst. Dies wirkt wie eine Lymphdrainage. Dadurch wird die Ausscheidung von Schleim und Abfallstoffen im Bereich der Kehle und im Rachen gefördert und der lymphatische Rachenring angeregt. Das ist der Teil des Immunsystems, der für die Abwehr von Krankheitserregern im Bereich Mund, Rachen und Hals zuständig ist.

Diese *Asana* hilft bei Halsschmerzen, Problemen mit der Stimme und steigert die allgemeine Immunabwehr, was uns vorbeugend gegen Schnupfen, Husten und Heiserkeit schützt. Deshalb wird diese Übung speziell für die kühlen und nassen Jahreszeiten empfohlen.

Shavasana oder Totenstellung

Nach den Yoga-*Asanas* gönnen wir uns noch eine abschließende **Entspannung**. Hierfür oder für eine allgemeine Tiefenentspannung gibt es eine ideale Übung, die ***Shavasana* oder Totenstellung.**

Dabei liegen wir auf dem Rücken. Die Arme und Beine sind leicht vom Körper abgespreizt, und die Füße fallen locker nach außen. Die Hände liegen mit den Handflächen nach oben gekehrt, das hilft, die Spannungen in den Schultern loszulassen. Wir achten besonders darauf, dass der Rücken im Bereich Lendenwirbelsäule flach und locker auf dem Boden ruht. Falls uns dies nicht gelingt, speziell bei einem Hohlkreuz, winkeln wir die Beine leicht an, bis der untere Rücken entspannt ist.

Diese *Asana* ermöglicht eine fast optimale Entspannung aller Muskeln. Speziell für die *Vata*-Konstitution ist diese *Asana* von großem Vorteil, besonders wenn wir sie in Verbindung mit tiefer und regelmäßiger Bauchatmung durchführen.

Die Totenstellung bringt uns tiefe Entspannung, senkt den Muskeltonus, beruhigt die Herzfrequenz, was sich positiv bei hohem Blutdruck bemerkbar macht und sorgt für geistige Ruhe und Ausgeglichenheit. Auch wirkt sie ausgleichend und beruhigend auf das vegetative Nervensystem.

Asanas zur speziellen Harmonisierung der *Doshas*

1. Kapha: Drehsitz, Boot, Löwe, Baum, Zange.
2. Pitta: Pflug, Bogen, Fisch, Schulterstand und Brücke.
3. Vata: Lotussitz, Zange, Pflug, Heuschrecke, Kobra, Rückbeuge- und Totenstellung.

Mudras – Hand- und Fingerhaltungen

Mudras werden hauptsächlich bei Andacht und Gottesdienst angewandt. Der Yogi Acharya Keshav Dev aus Neu-Delhi hat eine Reihe von therapeutischen *Mudras* entwickelt, mit denen wir im Körper die Elemente und *Doshas* beeinflussen können. Keshav Dev setzt den Daumen mit dem Feuer, den Zeigefinger mit Luft, den Mittelfinger mit Äther/Raum, den Ringfinger mit Erde und den Kleinfinger mit Wasser in Beziehung.

Zum Ausgleich der Elemente empfiehlt er zu deren Reduzierung, die Fingerspitzen des entsprechenden Fingers an den Daumenballen zu legen. Um ein Element zu verstärken, sollten wir die Daumenkuppe an das untere Ende des entsprechenden Fingers legen. Die *Mudras* sollten täglich 45 Minuten (auch in mehreren kürzeren Intervallen möglich) gehalten werden.

Acharya Keshav Dev hat mit diesen *Mudras* – so wird berichtet – gute Resultate erzielt. Auch ich habe einige positive Erfahrungen damit gemacht.

Vayu-Mudra

Sie reduziert die *Vayus* im Körper und beruhigt *Vata.* Wir beugen den Zeigefinger, so dass die Spitze den Daumenballen berührt und drücken dann sanft mit dem Daumen auf den Zeigefinger. Die anderen Finger bleiben gestreckt.

Prithvi-Mudra

Sie gleicht Defizite von Erdenergie im Körper aus, z. B. wenn wir uns zu leicht oder unstabil fühlen. Wir drücken dabei die Spitze von Daumen und Ringfinger leicht zusammen. Die anderen Finger bleiben gestreckt.

Varuna-Mudra

Sie reduziert das Wasserelement im Körper und hilft bei Verschleimungen. Dabei beugen wir den Kleinfinger der rechten Hand, bis die Spitze den Daumenballen berührt und drücken mit dem Daumen leicht auf den kleinen Finger. Die linke Hand umschließt den Handrücken und die Kleinfingerseite der rechten Hand. Die Daumen liegen dabei aufeinander.

Apana-Mudra

Dies ist ein Energie-*Mudra* und hilft, unsere Körpersysteme zu reinigen und Gifte und Schlacken auszuscheiden. Dabei pressen wir die Spitze von Mittel- und Ringfinger leicht auf die Daumenkuppe, die anderen Finger bleiben gestreckt.

Apana-Vayu-Mudra

Keshav Dev empfiehlt diese Mudra als erste Hilfe bei Herzproblemen. Wir beugen den Zeigefinger, bis die Spitze den Daumenballen berührt. Gleichzeitig legen wir die Spitze von Mittel- und Ringfinger auf die Daumenspitze. Der kleine Finger bleibt gestreckt.

Ergänzend möchte ich **noch eine *Mudra*** erwähnen, die sich günstig auf die Meditation auswirkt, da sie Gedächtnis und Konzentration verbessert und auch die Spiritualität erhöht. Wir können mit ihr auch die Wirkung der anderen *Mudras* verstärken:

Wir legen dabei die Spitze des Zeigefingers auf die Daumenkuppe, die übrigen Finger bleiben gestreckt.

Surya Namaskar – Sonnengruß

Zum Abschluss weise ich noch auf eine sehr wichtige Übung – den Sonnengruß – *Surya Namaskar* hin, die unbedingt morgens ausgeführt werden sollte. Diese Übung hat eine regenerierende, anregende und Immunkraft stimulierende Wirkung. Ich empfehle sie speziell für *Kapha*-Konstitutionen.

Dieser Übungszyklus besteht aus 12 Einzelübungen, die wir zügig und ohne Pausen ausführen. Dabei achten wir auf den natürlichen Atemrhythmus, das heißt, wir sollten nicht außer Atem geraten und stets in der Lage sein, ruhig zu atmen! Unser natürlicher Atemrhythmus bestimmt das Tempo der Übungen.
Je nach unserem Tempo dauert ein Durchgang etwa 1–2 Minuten. Mit etwas Entschlossenheit sollte es uns möglich sein, 6–12 Durchgänge auszuführen. Dafür sind dann ca. 10 Minuten zu rechnen. Und diese Zeit sollten wir uns unbedingt gönnen für etwas mehr Beweglichkeit, Wohlbefinden und Gesundheit.

Ich werde nun den Ablauf des Übungszyklus im Einzelnen beschreiben:

Übung 1: Wir stehen aufrecht, die Füße sind etwa hüftbreit auseinander. Die Schultern sind entspannt. Wir legen die Hände mit den Handflächen zusammen vor die Brust und atmen aus.

Übung 2: Mit der nächsten Einatmung strecken wir die Arme über den Kopf und beugen Arme und Oberkörper nach hinten durch.

Übung 3: Wir atmen aus und beugen Arme und Oberkörper nach vorne und setzen die Hände neben den Füßen fest auf den Boden. Die Position der Hände ist wichtig, da diese nun für beinahe die restliche Übungsreihe unverändert fest auf dem Boden bleiben sollen.

Übung 4: Mit der nächsten Einatmung strecken wir den rechten Fuß nach hinten, dehnen das Becken und den Oberkörper nach vorne und heben den Kopf. Dabei darf es ruhig in den Oberschenkeln »ziehen«.

Übung 5: Wir halten die Luft an und strecken auch das andere Bein zurück, so dass der ganze Körper gerade durchgestreckt ist, nur Füße und Hände berühren den Boden.

Übung 6: Während der Ausatmung gehen wir zuerst auf die Knie und beugen dann die Arme so, dass wir mit dem Brustbein und Kinn den Boden berühren. Das Becken bleibt in die Höhe gestreckt. Die Hauptdehnung sollten wir im Bereich der Brustwirbelsäule, d.h. zwischen den Schulterblättern spüren.

Übung 7: Nun atmen wir wieder ein und schieben den Oberkörper nach vorne, bis Bauch und Becken auch auf dem Boden sind. Wir setzen die Vorwärtsbewegung fort, indem wir den Oberkörper aufrichten, den Rücken nach hinten durchbiegen und über uns an die Decke schauen.

Übung 8: Jetzt drücken wir Becken und Po in die Höhe, bis der Körper ein umgekehrtes V bildet. Die Arme sind gestreckt und wir neigen den Kopf zwischen den Armen hindurch zum Brustbein. Bei dieser Übung können wir die Luft anhalten oder ausatmen.

Übung 9: Während wir einatmen, holen wir den rechten Fuß nach vorne und setzen ihn zwischen die Hände auf den Boden. Wir schieben das Becken und den Oberkörper nach vorne und heben den Kopf. Dabei einatmen oder Atem anhalten.

Übung 10: Wir atmen wieder aus und heben auch den linken Fuß nach vorne. Beide Füße stehen zusammen zwischen den Händen. Der Oberkörper ist nach vorne gebeugt, und wir drücken das Becken in die Höhe. Dies entspricht Übung 3 am Anfang.

Übung 11: Mit der nächsten Einatmung richten wir uns wieder auf und strecken die Arme über den Kopf. Danach beugen wir den Oberkörper und die Arme nach hinten. Dabei atmen wir ein. Dies entspricht Übung 2 am Anfang.

Übung 12: Mit der folgenden Ausatmung kommen wir wieder zu einem entspannten, geraden Stand, die Hände falten wir wieder vor der Brust. Dies entspricht Übung 1 am Anfang.

Damit ist eine »Runde« des Sonnengrußes abgeschlossen. Wir können nun fließend den nächsten Durchgang mit der Übung 2 beginnen. Allerdings gehen wir jetzt bei der Übung 4 mit dem linken Bein nach hinten, und bei Übung 9 holen wir den linken Fuß nach vorne. Bei jedem neuen Durchgang wechseln wir das Bein.

Für *Vata*-Typen empfiehlt es sich, nach jeder Runde eine kurze Pause zur Besinnung und zur Beruhigung der Atmung einzulegen.

Für *Kapha*-Typen oder falls wir intensiv und mit mehreren Wiederholungen üben wollen, empfiehlt sich eine kleine »Abkürzung«:

Dabei lassen wir am Ende die Übung 12 aus und gehen von Übung 11 direkt zu Übung 3 der folgenden Runde über, d. h. nach der Rückbeuge mit Einatmung (Nr. 11) folgt unmittelbar die Vorbeuge mit Ausatmung (Nr. 3).

Dies ergibt einen gleich bleibenden Bewegungsablauf (s. S. 96).

Mantras und Gebete für den Sonnengruß

Eine weitere Steigerung der Wirkung des Sonnengrußes erreichen wir, indem wir jede Übung mit einem *Mantra* begleiten. Diese *Mantren* entsprechen einer Anrufung des Sonnengottes mit seinen 12 Namen, wobei wir für jede Übung einen Namen sprechen oder denken.

Da die Sonne eine wichtige Quelle für unsere Lebensenergie – *Prana* – darstellt, verbinden wir beim Üben mit *Mantren* sowohl die körperliche als auch die geistige Energie und erheben die Übung auf eine spirituelle Ebene.

Der Sonnengruß – Übungsreihe

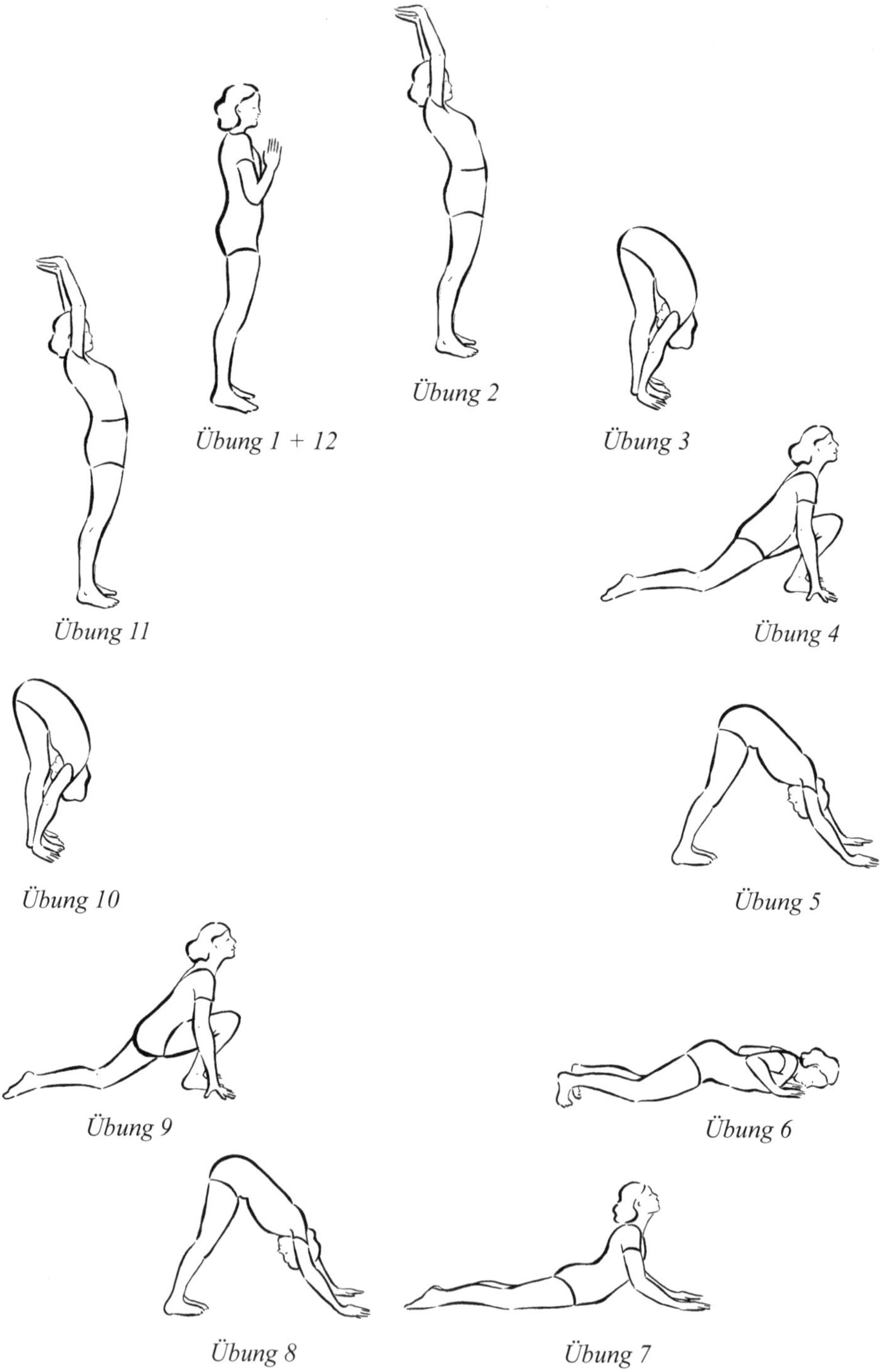

Zu Übung 1:	**OM Mitraya**	**Namaha**
Zu Übung 2:	**OM Ravaya**	**Namaha**
Zu Übung 3:	**OM Suryaya**	**Namaha**
Zu Übung 4:	**OM Bhanave**	**Namaha**
Zu Übung 5:	**OM Khagaya**	**Namaha**
Zu Übung 6:	**OM Pushne**	**Namaha**
Zu Übung 7:	**OM Hiranya-Garbhaya**	**Namaha**
Zu Übung 8:	**OM Maricheya**	**Namaha**
Zu Übung 9:	**OM Adityaya**	**Namaha**
Zu Übung 10:	**OM Savitreya**	**Namaha**
Zu Übung 11:	**OM Arkaya**	**Namaha**
Zu Übung 12:	**OM Baskaraya**	**Namaha**

Ich möchte zusätzlich noch Gebete in deutscher Sprache für die Durchführung des Sonnengrußes vorschlagen:

1. Ich stehe ruhig vor Gott und warte geduldig auf Ihn.
2. Komm, o Gott, erleuchte meine Dunkelheit.
3. Neige Dich herab, mich zu berühren und zu heilen.
4. Zu Dir schau ich auf bei Anbruch des Tages,
5. denn Du hältst mein Leben im Gleichgewicht
6. und Du bist mein Boden und Halt.
7. Ich halte Ausschau nach Dir,
8. denn Du kennst mein Innerstes.
9. Dein Antlitz suche ich, o Herr,
10. denn Du hast mich berührt und errettet.
11. Komm o Gott, erleuchte die dunklen Orte meines Herzens.
12. Meine Seele ruht friedlich in Dir.

Wenn wir den Sonnengruß täglich diszipliniert üben und richtig atmen, hat er eine anregende Wirkung auf Kreislauf und Durchblutung. Er erwärmt und aktiviert die Lebenskraft. Der Einfluss auf unser Immunsystem ist beachtenswert. Deshalb zählt der Sonnengruß auch zu den verjüngenden, regenerativen Übungen *(Rasayana).*

Nach den Übungen legen wir uns kurz zum **Entspannen** hin. Diese Zeit nutzen wir, um uns ganz auf das harmonische Gefühl zu konzentrieren, das wir nach den Yogaübungen haben.
Diese Übungsreihe war für viele Jahrhunderte in Vergessenheit geraten, bis sie Anfang dieses Jahrhunderts von dem Raja von Audh wieder entdeckt wurde. Er war so von der Wirkung der Übungsreihe angetan, dass er die Anordnung erließ, den Sonnengruß an allen Schulen des Landes und in all seinen Amtsstuben täglich durchzuführen.

Wende Dein Gesicht der Sonne zu,
dann lässt Du die Schatten hinter Dir.

Afrikanisches Sprichwort

14. Sadhana – Meditation und Andacht

An dieser Stelle wollen wir uns noch einmal daran erinnern, was das eigentliche Ziel des Ayurveda ist. Ich möchte es mit meinen Worten so formulieren: Wir sollten in der Lage sein, ein gesundes, zufriedenes und erfülltes Leben in der materiellen Welt zu führen, ohne unsere Wurzeln in der spirituellen Welt zu vernachlässigen.

Vergessen wir bitte nie, dass wir nicht der Körper sind. Unsere Sprache macht dies schon deutlich, wenn wir sagen »mein Körper, meine Hand » etc. Etwas muss da sein, was diesen Körper als **seinen** Körper bezeichnet. Wir sind im eigentlichen Sinne *Atman* – ewige, spirituelle Seelen. Wir sind nur Gast in dieser Welt und der Körper ist nur ein »Fahrzeug« für die Seele, das zwar gepflegt werden muss, damit es uns jederzeit dienen kann, aber es ist nicht das Wichtigste. Wir – die Seelen – sind die »Fahrer« oder »Lenker« und sollten einen festen Plan über die »Fahrstrecke« und das Ziel unseres Lebens haben, den Weg unbeirrbar zurücklegen und das Ziel nie aus den Augen verlieren.

Wenn wir unser Leben dermaßen gestalten, so werden wir beim Tode in der Lage sein, unsere Position als ewige Diener Gottes wieder einzunehmen, und dann gibt es keinen Grund, wiedergeboren zu werden. Wir können *Samsara,* das »Rad der Wiedergeburten«, endlich verlassen. Deshalb ist es nicht nur wichtig, für einen gesunden Körper zu sorgen, sondern wir sollten Gott in unseren Gedanken, Worten und Taten so viel Raum einräumen, wie es uns möglich ist.

Zum besseren Verständnis lesen Sie bitte im Abschlusskapitel »*Sadvritta*« über *Dharma*/ Religion nach.

Um nun den Tag gelassen und gestärkt zu beginnen und um einen stabilen und ausgeglichenen Geisteszustand zu erreichen, gönnen wir uns am Morgen einige Minuten der Stille und Besinnung. Eine große Hilfe bietet uns ein kleiner Hausaltar, der als Kraftplatz auch viel für eine spirituelle Atmosphäre in unserer Wohnung beitragen kann. Als spirituellen Kraftplatz möchte ich einen Platz in der Wohnung bezeichnen, wo wir *Sadhana* ausführen und an dem sich unsere spirituellen Gedanken ansammeln und wir uns jederzeit wieder »aufladen« können. Ein solcher Kraftplatz kann auch ein Heiligenbild an der Wand oder ein »Herrgottswinkel« mit einem Kreuz sein.

Einige Blumen in einer Vase, hübsche Kerzen und etwas Räucherwerk bilden einen schönen Rahmen für unsere Zeit der Besinnung. Wir können hier an unserem spirituellen Kraftplatz eine kurze Morgenandacht ausführen mit religiösen Liedern, Gebeten, oder wir lesen etwas aus den heiligen Schriften, wie etwa der Bibel, der Bhagavat-Gita oder dem Koran.

Mit dem Duft von Räucherstäbchen oder einer Duftlampe beeinflussen wir die jeweilige Stimmung. Wir können beruhigend, allerdings aber auch aktivierend, z. B. gegen Müdigkeit einwirken. Der Duft sorgt jedoch nicht nur für eine angenehme, friedliche Stimmung, sondern wirkt auf den Raum auch reinigend und desinfizierend und hebt die feinstoffliche Schwingung. Bei besonderer Mischung von Kräutern kann er auch eine sehr heilende Wirkung entfalten.

Deshalb sollten wir auch achtsam sein, welche Duftöle oder Räucherstäbchen wir verwenden. Es gibt z. B. von der Firma SEVA sehr gute ayurvedische Räucherstäbchen zur Stimulierung der Chakren, was uns zur Gesundheit verhilft.

Ein großer Vorteil von Räucherstäbchen liegt in der Tatsache, dass dieser Rauch das *Kapha-Dosha* reduziert. Deshalb würde ich morgens Räucherstäbchen bevorzugen, da sich während des Schlafes *Kapha* vermehrt und wir hier eine gute Balance finden können.

Die Meditation in solch einer ruhigen, spirituellen, von weltlichen Gedanken weitgehend gelösten Atmosphäre ist ein guter Schutz vor den Einflüssen einer immer mehr vergifteten Umwelt und einer immer hektischeren und auf Leistung getrimmten Gesellschaft, in der wir ja die meiste Zeit unseres Tages verbringen müssen. Wir werden ruhiger und das hat einen positiven Effekt auf unsere Gesundheit, z. B. ist es erwiesen, dass die Meditation blutdrucksenkend wirkt.

Für die stille Meditation verwenden wir am besten ein ***Mantra***; einen besonderen Klang, der unseren Geist vom Alltag löst. Das Wort *Mantra* kommt von »*Manas*« – der Geist und »*Tra*« – Befreien, was bedeutet, dass wir mit dem Mantra Kontrolle über unseren Geist bekommen.

Das Mantra ist eine Klangschwingung, die sich einerseits positiv auf unsere Stimmung auswirkt, andererseits werden die Gedanken abgehalten, zu wandern oder sich mit Problemen, angstvollen Situationen oder nutzlosen Ablenkungen zu beschäftigen. Auch lernen wir durch die Konzentration bei der Meditation mit Mantren, Kontrolle über unseren Geist zu bekommen. Deshalb ist es sehr wichtig, bei der Meditation aufmerksam zu sein und Ablenkungen, wie Musik etc., strikt zu vermeiden.

Falls wir Probleme haben, unsere Gedanken ruhig und konzentriert bei der Meditation zu halten, können wir uns mit einer Prise Kalmus Wurzelpulver behelfen. Dieses Pulver schnupfen wir abwechselnd in beide Nasenlöcher – wie beim Schnupftabak. Dieses Kalmus Wurzelpulver leitet verstärkt *Prana* – Lebensenergie – in unser Gehirn und den Geist, was ihn kraftvoller, ruhiger und ausgeglichener werden lässt. Das Kalmus Wurzelpulver wird in diesem Zusammenhang als »Peace of Mind« – Friede im Geist – bezeichnet.

Eine bestimmte Art der Meditation heißt ***Japa***. Hierbei wiederholen wir unser Mantra oder ein Gebet, indem wir es jeweils laut aussprechen. Dabei lassen wir die Perlen einer Gebetskette – eines Rosenkranzes oder einer *Japa-Mala* – durch die Finger gleiten. Während wir das Mantra sprechen, bleiben die Finger auf einer Perle, beim nächsten Mantra gehen wir zur nächsten Perle. Der Vorteil der *Japa*-Meditation ist, dass fast alle Sinne am Vorgang der Meditation beteiligt sind, vor allem, wenn wir diese Meditation vor unserem Altar ausführen. Wir sprechen das Mantra mit der Zunge, hören das Mantra mit den Ohren, fühlen die Gebetsperlen mit den Fingern, sehen den Altar oder ein Heiligenbild mit den Augen und riechen das Räucherwerk mit der Nase.

Es gibt spirituelle Mantren, die meist einen Namen Gottes enthalten oder eine Anrufung Gottes darstellen, um die göttliche Energie in uns zu wecken und den »Spiegel der Seele« zu reinigen. Als Beispiel hierfür möchte ich den *Maha-Mantra*, den »erhabenen Gesang der Befreiung« hervorheben. Regelmäßige, ernsthafte und aufmerksame Meditation oder *Japa* mit diesem Mantra befreit von allen materiellen Anhaftungen und Fesseln und gibt uns die Erkenntnis, ewig mit Sri Krishna oder Gott verbunden zu sein.

HARE KRISHNA, HARE KRISHNA KRISHNA KRISHNA HARE HARE
HARE RAMA HARE RAMA RAMA RAMA HARE HARE

Krishna und Rama sind zwei spirituelle Namen Gottes und bedeuten so viel wie »der Allanziehende« sowie »der Ursprung aller Freude« .Wichtige und mächtige Mantren sind auch:

OM NAMOH BHAGAVATE VASUDEVAYA
und
OM NAMOH NARAYANA

Durch die Meditation mit diesen Mantren haben im Laufe der indischen Geschichte viele große Heilige ihre Spiritualität erweckt und zur Vollkommenheit entwickelt.

Es gibt jedoch auch **Mantras zur Heilung.** Hier nützen wir die göttliche Energie, um Schwachstellen im Körper zu beseitigen oder Energiedefizite auszugleichen. Ein sehr wirksames Heilmantra zum Schutz des Körpers vor Erkrankung oder zur Heilung möchte ich hier empfehlen:

OM TRAYAMBAKAM YAJAMAHE SUGANDHIM PUSHTIVARDHANAM
URVARUKAMIVA BHANDHANAM MRITYOR MUKSHIYA MAMRITAT

Ein in Indien sehr weit verbreitetes Mantra ist das sogenannte ***Gayatri*-Mantra**. Es ist eine **Anrufung an die Schöpfungskraft Gottes** und hilft uns sowohl bei der spirituellen Entwicklung als auch zur körperlichen Gesunderhaltung und Heilung:

OM BHU BHUVAR SWAHA TAT SAVITU VARENYAM
BHARGO DEVASYA DIMAHI DJO YO NA PRASHO DAYADE

Ich möchte ein **Schutzmantra** zum göttlichen Schutz vor allgemeinen Gefahren des Lebens empfehlen. Sei es, dass wir auf eine Reise gehen, eine gefährliche Arbeit auszuführen haben oder mit feindlich gesinnten Menschen umgehen müssen. Auch vor zu materialistischer Lebenseinstellung kann uns dieses Mantra schützen. Als Abendgebet ist es sehr zu empfehlen, da es uns Frieden und Zuversicht für die Nachtruhe gibt:

OM HRIM KSHRAUM
UGRAM VIRAM MAHA-VISHNUM JVALANTAM SARVATO MUKHAM
NRISHIMHAM BHISHASANAM BHADRAM MRTYO-MRITYUM NAMAMY AHAM

Das **regelmäßige** Wiederholen dieser Mantren hilft dem Geist, sich in göttliches Bewusstsein zu versenken und Energien freizumachen, die unser Körper braucht, um gesund zu bleiben oder zu werden. Erinnern wir uns an den Spruch der Bibel: »Der Mensch lebt nicht von Brot allein«.

Natürlich ist es nicht zwingend notwendig, diese vedischen Mantren zu verwenden. Fast jeder Kulturkreis bzw. Religion birgt einen reichen Schatz an Mantren, auch wenn wir sie nicht in diesem Sinne erkennen. So können wir z.B. christliche Formeln oder Gebete, wie »Herr, erbarme Dich unser«, »Kyrie Eleison« etc. verwenden. Wer den ernsten Wunsch entwickelt hat zu meditieren, wird auch das Mantra finden, das ihm auf dem spirituellen Weg weiterhilft.

Notfalls können wir zum Meditieren auch Affirmationen (positive Gedankenformeln) verwenden wie »Ich bin im Licht«, »Ich bin die Freude«, um die wandernden Gedanken zur Ruhe kommen zu lassen, um uns mehr dem inneren Frieden zu nähern.

Einfache Methode, durch Meditation zur inneren Ruhe und Entspannung zu finden, ist sich auf den Atem zu konzentrieren, ohne ihn jedoch zu beeinflussen. Wir versuchen dabei den Atem so ruhig und langsam wie möglich fließen zu lassen bis wir zu dem Atemrhythmus kommen, in dem wir während des Schlafes atmen. So wird der Körper in einen schlafähnlichen Zustand kommen, in dem uns die Kontrolle des Geistes und der Gedanken sehr einfach wird. Auch für diese Methode gibt es Mantren. Bei der Einatmung denken wir »So« und bei der Ausatmung »Ham«.

Meditation und Andacht, unsere Gedanken und Gebete zu unserem Göttlichen Vater sind sehr wichtig für unsere **geistige** Gesundheit, die wiederum dem Körper zugute kommt. Geistiger Friede, Ruhe und Ausgeglichenheit lassen uns achtsamer und weniger hektisch mit dem Leben umgehen.

Wir kommen in die Lage, die **innere** Zufriedenheit und Freude des Herzens und der Seele zu sehen und bewusst zu empfinden. Dadurch werden wir auch unabhängiger von der zeitweiligen Zufriedenheit und dem »Glück«, das uns die Sinne und ihre Objekte bieten. Im *Raja-Yoga* wird dieser Vorgang – *Pratyahara* – genannt, was so viel heißt wie »Zurückziehen der Sinne von der äußeren Welt in unser Inneres«.

Wir als Seele sind von Natur aus *Sat* – ewig – *Chit* – voller Wissen und *Ananda* – von reinster Glückseligkeit. Nur der Körper bzw. die Identifikation mit dem Körper bringt uns Schmerz, Kummer und Leid, da die Natur des Körpers begrenzt, d. h. sterblich ist. Er ist unwissend, d. h. Illusionen und Täuschungen unterworfen und mit einer Vielzahl von Möglichkeiten zum Leiden ausgestattet. Immer, wenn wir uns in Gebet und Meditation mit unserem wahren, unsterblichen Selbst – dem *Atman* – verbinden, so ist dies ein wichtiger Weg zur Gesundheit.

Auch hilft uns Meditation und Andacht, **ein *sattvisches* Bewusstsein zu entwickeln. *Sattvisches* Bewusstsein bezieht sich auf die *Trigunas* – die drei Bewusstseinszustände des Geistes.**

a. Wir kennen den ***sattvischen*** Geisteszustand, der ruhig, friedlich, freudig und ausgeglichen ist. Er hat die Neigung zu frommen Handlungen, ist vergebend und sanft in seiner Beurteilung anderer Lebewesen. ***Sattva*** ist ein heller, lichter Geist, der ein ruhiges und geregeltes Leben führt, das offen für Spiritualität und Religion ist.

b. Als nächstes kennen wir den ***rajasischen*** Geisteszustand. Er äußert sich in leidenschaftlichen und dynamischen Gedanken. Er führt zu einem aktiven, arbeitsamen, doch oft ruhelosen Leben. Er lässt sich leicht von seinen Sinnen leiten, denen er gerne die Kontrolle seines Lebens überlässt. Er ist daher dem weltlichen Leben zugewandt und nur selten offen für höhere Werte. Er ist leicht irritierbar und neigt zu Jähzorn und Wutausbrüchen.

c. Der ***tamasische*** Geisteszustand neigt zu Trägheit, Niedergeschlagenheit, Depression, hat sehr oft beunruhigende Gedanken und gibt sich gerne den Betäubungen von Alkohol oder Drogen hin. Auch ist er leicht zugänglich zu den Ablenkungen, wie Glücksspiel, unsinnigem Konsum von Film- und Fernsehsendungen, die vom wesentlichen Inhalt des Lebens ablenken und uns vorgaukeln, es gäbe nur den einen Sinn im Leben: Zu genießen.
   Der *tamasische* Geist ist oft launisch, unfreundlich und geistesabwesend. Er ist meist grob in seiner Sprache und seinen Umgangsformen. Oft liebt er es, sich abzusondern und alleine vor sich hin zu grübeln. Er hat die Tendenz, sich mit Geisterglauben, Okkultismus und schwarzer Magie zu beschäftigen.

Wenn wir bedenken, dass der Geist sehr wohl unser körperliches Wohlbefinden beeinträchtigen kann, ist es wichtig, um einen *sattvischen* Geisteszustand bemüht zu sein. Ein zu unkontrollierter, überaktiver oder aber ängstlicher und launischer Geist führt zwangsläufig zu körperlichen Disharmonien, die sich bis zu schweren, oft chronischen Krankheiten auswachsen können.

ॐ

Achte auf den Rat des Gewissens,
denn einen treueren Ratgeber hast Du nicht.

Jesaja, sir. 37. 13.

Das wahre und sichtbare Glück des Lebens liegt nicht außerhalb,
sondern in uns.

J. P. Hebel

15. Kleidung

Ich möchte jetzt einige Gedanken über unsere Kleidung anfügen. Es sollte selbstverständlich sein, dass wir unsere Kleider sauber halten und wenigstens die Unterwäsche täglich wechseln. Da die Kleidung eine schützende Hülle für den Körper ist, nimmt sie nicht nur Schmutz, Staub und Schweiß auf, sondern auch die feinstofflichen Schwingungen der Räume und Mitmenschen, denen wir den ganzen Tag ausgesetzt sind. Es steckt also auch eine gute Portion Freude, Liebe, aber auch Angst, Verzweiflung, Wut, Trauer und Habgier oder ähnliches in unserer Kleidung.

Deshalb sollte es selbstverständlich sein, dass wir zu Hause nicht unsere Tages- oder Arbeitskleidung tragen, sondern in unseren vier Wänden spezielle Hauskleidung haben. Ein guter Schutz gegen negative Schwingungen anderer Lebewesen und Strahlungen (Elekrosmog, Erd- und Wasserstrahlen etc.) ist Unterwäsche aus Seide, da Seide die Eigenschaft hat, uns vor diesen »Ausstrahlungen« abzuschirmen. Vor allem, wenn wir bei unserer Arbeit mit Krankheiten – z.B. bei Heilberufen – zu tun haben, ist dieser Schutz von großem Vorteil.

Zu bedenken ist auch, aus welchem Material unsere Kleidung gefertigt ist und wie diese Materialien behandelt sind. Wir achten unbedingt darauf, giftige Färbemittel oder chemische Stoffe zu vermeiden, die verwendet werden, um die Kleidung haltbarer oder bügelfrei zu machen. Auch muss die Kleidung luftdurchlässig sein und die natürliche Absonderung von Schweiß nicht behindern, ihn aufsaugen und schnell trocknen, damit der Körper nicht durch Nässe ausgekühlt wird.

Die Kleidung sollte locker sein und uns in unseren Bewegungen nicht behindern, insbesondere im Bereich des Bauches (enge Gürtel, Mieder etc.), da für die natürliche Bauchatmung eine freie Bewegung der Bauchdecke unumgänglich ist. Einengung im Bauchraum durch zu enge Kleidung führt fast zwangsläufig zu der nicht sehr effektiven Brustatmung, dies hat Kurzatmigkeit und Sauerstoffdefizit im Körper zur Folge.

Beim Waschen der Kleidung achten wir bitte sorgsam darauf, keine chemischen Giftstoffe aus den Waschmitteln in die Kleidung zu bringen! In der Waschmaschine haben wir ja die Möglichkeit, das Spülprogramm beliebig oft zu wiederholen. Wenn wir unsere Wäsche täglich wechseln, reicht außerdem das Waschen mit heißem Wasser und eventuell etwas Kernseife an den stark verschmutzten und verschwitzten Bereichen, wie Kragen, Manschetten etc. Es hat jedenfalls keinen Sinn, beim Material auf Natur zu achten, wenn wir dann beim Waschen Gifte zusetzen.

Kleiderfarben

Die Farbe unserer Kleidung spielt eine nicht zu unterschätzende Rolle. Die Farben beeinflussen unsere Stimmungen und haben eine Wirkung auf die *Doshas*.
So verstärkt Rot das *Pitta,* Blau vermehrt *Kapha* und grelle Farben, wie etwa Neonfarben, verstärken *Vata.* Wenn wir dies berücksichtigen, so können wir schon bei der Kleidung für eine Harmonie der *Doshas* sorgen.

So lässt sich etwa Unruhe, Zorn oder Aggression durch **blaue** Kleidungsstücke beruhigen, auch bei Stress bei der Arbeit ist ein beruhigendes Blau ein guter Schutz.

Rote Kleidung macht uns aktiver, entscheidungsfreudiger, aber auch leidenschaftlicher und regt die Sinne an, was rote Kleidung bei Prostituierten (Anfang des 20. Jh.

durften nur Prostituierte rote Gewänder tragen) und der rote, indische Hochzeitssari belegen.
Praktisch können wir auch die rote Farbe tragen, um uns gegen Übermüdung bei der Arbeit zu schützen und aktiv und dynamisch zu bleiben, z. B. bei Vorträgen, Verkaufsgesprächen oder wenn wir vor besonderen Herausforderungen stehen.

Die Farbe **orange** stimmt optimistisch, **gelb** erheiternd und **grün** ist ideal zum Entspannen.

Weiß ist die Summe aller Farben und mit anderen Farben kombiniert, erhöht es deren Schwingung. Deshalb wirken helle, reine, sanfte Farben und Weiß *sattwisch.* Trübe, dunkle Farben und **Schwarz** hingegen beeinflussen uns wegen ihrer niedrigen Schwingung *tamasisch.* Grelles Rot wirkt *rajasisch.*

Gold, Gelb oder **Safran** sind Farben, die die Spiritualität fördern und unseren Geist erheben. Ein deutliches Beispiel hierfür sind die Mönchsroben im Hinduismus und Buddhismus bzw. die feierlichen Ornate christlicher Priester (hier finden wir auch **weiß** und **violett** als spirituelle Farben). Diese Farben können uns bei Meditation, Gebet und Andacht in spirituelle Stimmung bringen.

Im Kapitel über **Schönheitspflege** sind noch weitere Möglichkeiten aufgezählt, wie Farben optimal eingesetzt werden können und wie sie auf uns wirken.

Schmuck und Edelsteine

Falls wir gerne Schmuck und Edelsteine tragen, sollten wir darüber etwas wissen. Metall hat eine starke Auswirkung auf die *Doshas* und es ist wichtig, dies zu berücksichtigen.

Gold: Nährende, aufbauende und leicht wärmende Wirkung und ist deshalb dem *Vata-Typ* zu empfehlen.

Kupfer: Stark erhitzende, aktivierende und stoffwechselanregende Wirkung und ist deshalb für den *Kapha*-Typ ideal.

Silber: Kühlende, beruhigende und leicht abbauende Wirkung und ist deshalb für den *Pitta*-Typ ideal.

Edelsteine haben ihre Wirkung nach der Farbe und den Schwingungen. Edelsteine wirken sowohl auf die *Doshas*, wie auf bestimmte Organe, den Geist, als auch auf die *Chakren.* Falls wir Steine zur Therapie tragen wollen, holen wir unbedingt den Rat eines Fachmanns ein.

Da Steine starke Schwingungen abgeben als auch aufnehmen können, ist es notwendig, Steine von Zeit zu Zeit von negativen Schwingungen zu reinigen, indem wir sie kurze Zeit unter fließendes kaltes Wasser halten oder über Nacht in kaltes Wasser oder in trockenes Meersalz legen. Da die einzelnen Edelsteine unterschiedliche Behandlung brauchen, ist es auch hier günstig, einen Fachmann zu Rate zu ziehen, manche vertragen kein Wasser, manche kein Salz.
Zum Reinigen und Entladen bietet sich auch die Möglichkeit an, diese in eine Schale mit Hämatitsteinen zu legen.
Anschließend laden wir die Steine in einer Bergkristall-Druse oder im Licht der Sonne – keinesfalls in der prallen Sonne – energetisch wieder auf.

Es ist auch wichtig, sich über die Wirkung der Edelsteine auf unseren Konstitutionstyp genau zu informieren und nicht einfach aus einer Laune heraus Steine zu tragen. Wir achten auf jeden Fall auf eine gute Qualität der Steine, z. B. sollten sie keine Sprünge oder Einschlüsse haben, die ihre Wirkung beeinträchtigen könnten.
Die Wirkung der Edelsteine kann auf der körperlichen Ebene die *Doshas* ausgleichen und harmonisieren und auf der feinstofflichen, energetischen Ebene die Chakren und Energiebahnen beeinflussen.
Um die beste Wirkung der Edelsteine zu erzielen, sollten sie auf jeden Fall Kontakt zur Haut haben. Deshalb achten wir beim Schmuck unbedingt darauf, dass die Steine so gefasst sind, dass sie zur Haut- oder Körperseite offen liegen.

Einige Beispiele für die **Wirkung von Edelsteinen** möchte ich hier anführen:

Amethyst: Verleiht Liebe, Mitleid, Hoffnung, gleicht alle *Doshas* aus, besonders günstig bei *Vata/Pitta*-Ungleichgewicht.

Hämatit: Zur Blutreinigung und gut bei Blutarmut.

Granat: Wirkt erhitzend, gut bei *Vata/Kapha*-Ungleichgewicht.

Lapislazuli: Stärkt Körper, Geist und Bewusstsein, augenstärkend, reduziert *Pitta*, senkt hohen Blutdruck.

Mondstein: Beruhigt den Geist (Verstand), wirkt kühlend, reduziert verstärktes *Pitta* und *Vata,* verstärkt *Kapha.*

Opal: Gut für *Vata/Kapha*-Konstitution zur Harmonisierung.

Rubin: Gut für *Vata/Kapha*-Konstitutionen, stärkt Herz und Leber, kräftigt den Geist und die Gedanken.

Koralle: Wirkt *Pitta*-beruhigend, kontrolliert daher die Emotionen, bewirkt Blutreinigung.

Saphir: Wirkt gegen verstärktes *Vata,* bei Rheuma und bei Nervenleiden.

Topas: Hilft bei Angst, gibt geistige Stärke und Intelligenz.

Achat Gut bei *Kapha*-Störung, regt spirituelles Erwachen an.

Diamant: Beruhigt *Pitta*, regt *Vata* und *Kapha* an, verstärkt subtile Schwingungen in Herz und Gehirn, verstärkt Bindung zwischen Lebenspartnern.

Perle: Reduziert *Pitta*, reinigt das Blut, fördert die Lebenskraft.

Nun folgen einige Beispiele für die ausgleichende **Wirkung von Edelsteinen auf die *Chakren*:**

1. Wurzel *Chakra* (*Muladhara*:	Hämatit, Achat, Blutjaspis, Granat, Rubin.
2. Sexual *Chakra* (*Svadhisthana*):	Mondstein.
3. Solarplexus *Chakra* (*Manipura*):	Tigerauge, Bernstein, Edeltopas, Zitrin, zur Stärkung Rubin.
4. Herz *Chakra* (*Anahata*):	Rosenquarz, Turmalin, Smaragd, Kunzit und Jade.
5. Kehl *Chakra* (*Vishudda*):	Aquamarin, Türkis, Chalcedon.
6. Stirn *Chakra* (*Ajna*):	Lapislazuli, indigoblauer Saphir, Sodalith.
7. Kronen *Chakra* (*Sahasrara*):	Amethyst, Bergkristall.

Zum Abschluss möchte ich noch eine wichtige, jedoch wenig beachtete Tatsache erwähnen, nämlich dass die Finger in direktem Bezug zu den *Mahabhutas* – den grobstofflichen Elementen – und den ihnen zugeordneten Organen stehen. Daraus ergibt sich die Möglichkeit, hier therapeutisch anzusetzen.

Nach Dr. Vasant Lad stehen in Verbindung:
1. Der Daumen mit dem Element Äther/Raum und dem Gehirn,
2. der Zeigefinger mit dem Element Luft und damit der Lunge,
3.der Mittelfinger mit dem Element Feuer und Magen/Darm,
4. der Ringfinger mit dem Element Wasser und den Nieren,
5. der Kleinfinger mit dem Element Erde und dem Herzen.

So können wir z. B. die Hitze der Leber steigern, indem wir einen erhitzenden Stein, wie z. B. Rubin, am Mittelfinger tragen oder einen Amethyst oder einen Lapislazuli am kleinen Finger, um bei hohem Blutdruck das Herz zu entlasten.

Ein weiterer Ansatz sind *Mudras*, Hand- und Fingerhaltungen, mit denen die Elemente und *Doshas* beeinflusst werden. Ich habe sie im Kapitel *Yoga-Asanas* beschrieben.

Um das Thema Kleidung abzuschließen, bleibt noch zu erwähnen, dass wir die richtige Kleidung für uns mit Bedacht auswählen. Sie soll der Jahreszeit angepasst und der jeweiligen Witterung entsprechend sein, und uns vor Wind, Regen, aber auch vor Sonnenstrahlen schützen.
Besonders *Vata*-Naturen brauchen eine Kleidung, die sie vor Wind und Kälte schützt.
Kapha-Naturen brauchen Schutz vor Nässe und Kälte.
Für *Pitta*-Naturen ist es wichtig, dass sie lockere, luftige Kleidung tragen, die sie gegen Wärme schützt. Die Hautkrebsgefahr durch zu starke Sonnenbestrahlung aufgrund mangelhaft gewählter Kleidung ist ein deutliches Beispiel unserer Tage.

16. Frühstück

Das Frühstück ist bei uns im Allgemeinen schon fast eine Ursache von Erkrankungen. Wie oft hetzen wir beim Frühstück und schlingen das Essen unvernünftig hinunter. Zuerst sei betont, dass wir nicht das sind, was wir essen, sondern das, was wir verdauen.

Nahrung, die wir schlingen statt in Ruhe zu kauen, kann bei der Verdauung nicht richtig erschlossen werden und wird sicher im Körper zu einer Belastung *(Ama)*. Bedenken wir, dass z. B. Kohlenhydrate hauptsächlich im Mund durch das Ptyalin verdaut werden. Ohne Spaltung durch Ptyalin im Mundspeichel können Kohlenhydrate bei der weiteren Verdauung nicht mehr erschlossen werden. Wir sollten also nur essen, wenn wir in ruhiger und friedlicher Stimmung sind und uns nicht ärgern, zornig oder genervt sind. Wir essen die Hetze und die Gefühle mit, und das überträgt sich auf unsere Verdauung und den Stoffwechsel.

Die **richtige Zeit für das Frühstück** ist ein wichtiger Faktor. Wenn wir bedenken, dass gegen 8 Uhr früh *Kapha* seinen stärksten Einfluss hat, so können wir verstehen, dass unsere Verdauung zu dieser Zeit sehr träge ist. *Agni,* das Verdauungsfeuer, arbeitet dann sehr schwach.
Deshalb ist es von Vorteil, noch vor 7 Uhr früh, in der *Vata*-Zeit, zu »früh«-stücken. Alle diese Zeitangaben gelten stets für die Normalzeit, nicht für die Sommerzeit. Auf gar keinen Fall sollten wir direkt nach dem Aufstehen frühstücken. Der Körper braucht eine Anlaufzeit, um sich auf Verdauung einzustellen. Ideal wäre ein Zeitraum von 1–2 Stunden zwischen Aufstehen und Frühstück.
Falls wir jedoch am vorherigen Abend sehr spät und üppig gegessen haben und morgens ein Gefühl der Schwere im Magen und Appetitlosigkeit verspüren, wäre es allerdings besser, das Frühstück ganz zu übergehen und erst später – bis sich wieder ein gesundes Hungergefühl einstellt – einen Brunch einzunehmen.
In diesem Falle ist es besonders wichtig, dass wir nach dem Aufstehen unserer Verdauung und dem Stoffwechsel etwas Zeit lassen, eventuell im Darm befindliche Speisen vom Vorabend noch fertig zu verdauen.

Die Wichtigkeit des Frühstücks liegt darin, dass es Nahrung und Kraft für den Start in den Tag geben sollte, ohne uns jedoch zu schwer zu belasten. Früher sagte man im Volksmund »morgens essen wie ein König, mittags wie ein Edelmann und abends wie ein Bettler«. Das soll heißen, das Frühstück sollte zwar leicht verdaulich aber trotzdem nährreich sein und uns zur Not über den ganzen Tag ausreichend mit Kraft versorgen, falls wir durch widrige Umstände gezwungen sein sollten, ohne Mittagessen auszukommen. Ideal sind Obst, Müsli oder ein Getreidebrei, gesundes Vollkornbrot, z. B. mit Quark.

Auf jeden Fall muss uns das Frühstück bis zum Mittagessen ein Gefühl der Sättigung geben, da es für unsere Vertrauung sehr abträglich ist, Zwischenmahlzeiten einzunehmen, bevor die letzte Nahrung zu Ende verdaut ist. Der Abstand zwischen zwei Mahlzeiten beträgt im Idealfall ca. 4 Stunden, um dem Organismus ausreichend Zeit zur Verdauung zu geben.

Ich bevorzuge für ein einfaches, gutes Frühstück karamellisierte Haferflocken. Dazu geben wir etwas Butter in einen Topf und rösten gehobelte Mandeln leicht braun. Nun geben wir grobe Haferflocken und unraffinierten Rohrzucker dazu und rühren gleichmäßig um bis der Zucker schmilzt und mit den Haferflocken karamellisiert. Es ist wichtig, einen genügend großen Topf zu nehmen, damit wir bequem umrühren können.

Nach dem Abkühlen lassen sich die Haferflocken gut in einer Dose aufbewahren, sie muss nur gut geschlossen sein. Zusammen mit geschmortem Obst oder einfach mit warmer Milch ergibt dies eine schnelle, aber nahrhafte Mahlzeit.

Als weiteres Frühstücksgericht möchte ich *Upma* – ein leichtes, indisches Gericht -vorstellen:

Dazu rösten wir Gries mit etwas Butter oder *Ghee* – Butterfett (Butaris) – an und gießen dann mit Wasser oder Gemüsebrühe auf. Wir geben Salz, etwas Ingwer, eine kleine Prise Zimt und etwas Anis dazu und lassen den Gries auf kleiner Flamme kurz köcheln und nehmen ihn dann vom Feuer.

Zugedeckt lassen wir das *Upma* ziehen, bis der Gries weich gequollen und alles Wasser aufgesogen ist.
Als Alternative können wir auch etwas klein geschnittenes Gemüse mitkochen. Dabei garen wir zuerst das Gemüse mit Butter oder *Ghee* an und geben erst dann den Gries und die Gewürze dazu. Der Kochvorgang ist der gleiche.
Dieses *Upma* ist einfach zuzubereiten, gibt Kraft und Ausdauer, ist leicht zu verdauen, hält aber recht lange satt.

17. Arbeit und Beruf

Unsere Arbeit, die unseren Lebensunterhalt sichert, ist im Idealfall nicht nur Beruf, sondern auch Berufung. Es reicht nicht, nur eine Tätigkeit auszuführen, die uns Geld bringt, um unsere Bedürfnisse zu befriedigen. Diese Tätigkeit sollte auch unserem *Dharma* entsprechen. Das heißt, unsere Arbeit sollte unbedingt unseren Neigungen und Interessen entsprechen und uns Erfüllung und Zufriedenheit geben. Spaß machen darf sie auch!

Es ist wenig aufbauend und bestimmt abträglich für unsere Gesundheit, Tag für Tag – ein Leben lang – eine Arbeit zu erledigen, die uns mit Widerwillen oder Abscheu erfüllt. Wenn wir morgens widerwillig, mit Gedanken und Gefühlen der Angst und mit Sorgen das Haus verlassen, so wird sich auch allmählich eine Abscheu gegen das Leben im Allgemeinen entwickeln und wir werden nach und nach »vergiftet«, und zwar an Körper, Geist und Seele. Wer glaubt, wir seien zum Leid geboren und diese Welt sei ein Jammertal, sollte schnellstens seine Lebenseinstellung überdenken.

Unsere Arbeit sollte auch gewissen moralischen und ethischen Grundsätzen entsprechen. Sie sollte ehrlich sein und weitestgehend kein Leid für andere Lebewesen hervorrufen. Wir sind immerhin für unsere Handlungen verantwortlich und müssen auf jeden Fall die Konsequenzen übernehmen.

Nach dem Gesetz des ***Karmas*** haben wir die Situation, die wir im jetzigen Leben vorfinden, im letzten Leben verursacht, und wir sind jetzt dabei, die Umstände unseres nächsten Lebens zu gestalten!

Auswirkung der Konstitution auf Beruf und Arbeit

1. Die ***Kapha*-Konstitution** reagiert im Allgemeinen langsam und bedächtig. Sie ist also nicht so geeignet für eine Tätigkeit, die schnelle, spontane Arbeitsgänge erfordert. Dafür ist *Kapha* aber sehr ausdauernd und lässt sich nicht so leicht aus der Ruhe bringen.
   Da *Kapha* im Allgemeinen sehr genau und zuverlässig ist, so ist für diesen Typ eine Tätigkeit ideal, wo es um Planung, Überwachung und Kontrolle geht. Nur muss man beachten, dass für *Kapha* eine sitzende, eintönige Arbeit oder eine Tätigkeit, die nicht sehr viel Bewegung erfordert, nicht von Vorteil ist.
   Zu einer sitzenden Tätigkeit brauchen sie als Ausgleich auch Bewegung, um nicht träge zu werden. Sie könnten zu Depressionen neigen, wenn sie alleine arbeiten und monotone Tätigkeiten ausführen müssen, vielmehr sollten sie Abwechslung bzw. neue Herausforderungen vorfinden. *Kapha* braucht auch öfters einen »Anschub« oder Anfeuerung – liebevolle Motivationshilfe bewirkt Wunder. Auch Lob für geleistete Arbeit hilft dem *Kapha-Typ*, nicht lustlos zu werden.
   Kapha-Konstitutionen sollten kalte und/oder nasse Arbeitsplätze, z.B. Kühlhäuser, etc. meiden. Sie spüren die Kälte zwar nicht so stark dank guter »Isolierung«, aber es lähmt ihren Antrieb.

   Der *Kapha*-Vorgesetzte: Der *Kapha*-Chef wird mit seiner ruhen, harmonischen, toleranten Art sicher für ein gutes Betriebsklima sorgen, aber auch auf Genauigkeit und Korrektheit seiner Angestellten achten. Seine Untergebenen können sich auf seine Entscheidungen und Aussagen verlassen. Er ist ein guter Organisator und profitiert von den guten Ideen der *Vata*-Persönlichkeit, nachdem er diese geprüft hat und der dynamischen *Pitta*-Persönlichkeit, die dann alles schnell und effektiv umsetzt. *Pitta*- und *Vata*-Typen bringen Schwung in die Firma.

Für *Kapha*-Konstitutionen empfehlenswerte Berufe: Kontrolleure, Politiker, Kaufleute und Unternehmer sowie beratende Berufe. Sie sind ideal für alle Tätigkeiten, die Ausdauer, Kraft, Geduld und Genauigkeit erfordern. Der *Kapha*-Typ ist ein guter Teamarbeiter.

2. Die ***Pitta*-Konstitution** ist ein Arbeitstier, das seine Tätigkeit normalerweise mit Begeisterung ausführt, sich oft aber in die Arbeit »verbeißt« und unbedingt zum erfolgreichen Ende kommen will. Daher übersieht *Pitta* gelegentlich seine Grenzen und läuft Gefahr, sich »auszubrennen«. Es ist deshalb nicht verwunderlich, dass wir das Krankheitsbild »Burned Out Syndrom« sehr häufig bei *Pitta-Konstitutionen* finden.
Pitta sollte sehr darauf achten, Pausen einzuhalten und sich öfters zu unterbrechen, um nachher mit erneutem Elan die Arbeit fortzusetzen. Da der *Pitta-Typ* sich auch nicht gerne in seine Arbeit hineinreden lässt und gerne alle Fäden in der Hand behält, so ist es für ihn wichtig, einen Beruf zu wählen, wo er so selbständig wie möglich arbeiten kann.
Pitta-Konstitutionen sind an heißen Arbeitsplätzen fehl am Platze, z. B. am Hochofen, als Heizer, am Backofen etc. Zu große Hitze lässt *Pitta* anschwellen, was das Gleichgewicht der *Doshas* empfindlich stört. Außerdem ist es nicht günstig, mit Chemikalien zu arbeiten, z. B. im Labor.
Sie benötigen als Ausgleich Ruhephasen (regelmäßige Arbeitspausen und Feierabend) und Entspannung (ruhige Spaziergänge, Meditation, Yoga, Tai Chi etc.).

Der *Pitta*-Vorgesetzte: *Pitta*-Persönlichkeiten sind die geborenen Führernaturen, gute Redner, sehr ehrgeizig und fordern viel von sich und ihren Mitarbeitern. Er wird von einem verlässlichen, ausgleichend wirkenden *Kapha*-Typ als Mitarbeiter sehr profitieren, der ihn in seinen ehrgeizigen Plänen und Projekten gründlich und genau beraten kann. Er muss nur Geduld aufbringen für die überlegte und nicht so schnelle Arbeitsweise des *Kapha*-Typen. Dann hat er einen treuen, zuverlässigen Mitarbeiter, auf den er stets bauen kann. Der *Vata*-Typ ist sehr flexibel, kreativ und liefert ihm gute Ideen und auch davon kann er optimal profitieren. Er darf ihn nur nicht zu sehr unter Leistungsdruck und Stress setzen, sondern ihm Anerkennung und Lob für seine Leistungen entgegenbringen. Dann wird dieser auch lange in seinem Betrieb bleiben.

Für *Pitta*-Konstitutionen empfehlenswerte Berufe: In der Forschung, Entwicklung, Polizei, Militär, Piloten, Handelsvertreter sowie Berufe, die Willens- und Durchsetzungskraft erfordern. Sie sind gut geeignet für alle Berufe, bei denen gute Reaktionsfähigkeit und schnelles, effektives Arbeiten erforderlich ist. Sie sind Führernaturen und brauchen Freiraum.

3. Die ***Vata*-Konstitution** reagiert am schnellsten und spontansten. Hier liegt ihr großer Vorteil. Gute Auffassungsgabe und schnelles Verstehen wechseln aber gelegentlich mit Unkonzentriertheit und Vergesslichkeit. Auch kommt es beim *Vata-Typen* oft vor, dass das Interesse an der gerade begonnen Arbeit rasch nachlässt. Auch hier ist Motivationshilfe von Vorteil.
Der *Vata*-Typ darf sich auf keinen Fall zu viel vornehmen und nicht seine Zeit auf lange hinaus verplanen, um nicht in Interessenkonflikte zu kommen. Auch das Morgen bringt ständig Neues! Am besten konzentriert er sich nur auf die Arbeit, die er heute oder gerade jetzt ausführt, er läuft sonst Gefahr, sich zu verzetteln. Der *Vata-Typ* sollte aber darauf achten, sein Leben sehr regelmäßig zu gestalten. Feste Arbeitszeiten sowie

geregelte Ess- und Schlafgewohnheiten müssen unbedingt antrainiert werden, um mehr Stabilität und Ausgeglichenheit in sein Leben zu bringen.
Auf keinen Fall eignen sich *Vata*-Typen zu einer rein sitzenden Tätigkeit, dazu sind sie zu unruhig. Auch nicht so gut für sie sind kalte und zugige Arbeitsplätze, Arbeiten bei flackerndem, künstlichem Licht, mit zu viel Lärm, unregelmäßigen Arbeitszeiten. Der *Vata*-Typ liebt Reisen und öfters Ortswechsel, denn dies kommt seiner spontanen, luftigen Natur entgegen. Allerdings muss er hierbei besonders auf Regelmäßigkeit, Ruhe und Entspannung achten, damit seine Natur nicht aus dem Gleichgewicht kommt.
Für Tätigkeiten mit starrem Arbeitsschema sind *Vata*-Typen auch nicht so gut geeignet. Individuelle Freiräume bei der Arbeit kommen ihrem spontanen Naturell sehr entgegen. Sie brauchen diese für ihre Phantasie und Kreativität. Sie sind oft Forscher und Künstlernaturen, und eignen sich aufgrund ihrer Konstitution kaum für schwere körperliche Tätigkeit.
Die *Vata*-Konstitution ist am besten bei gleich bleibender, warmer Temperatur am Arbeitsplatz aufgehoben. Zu vermeiden sind heiße oder feuchtkalte Arbeitsplätze und vor allem Zugluft.

Der *Vata*-Vorgesetzte: Dieser wird meist viele kreative, künstlerische Ideen haben, die jedoch manchmal »realitätsfremd« sein können. Er braucht für deren Prüfung und Umsetzung und Finanzierung einen Manager, am besten einen bedachten, ausdauernden *Kapha*-Typen, der ihn gut berät und Details ausarbeitet und einen ehrgeizigen Pitta-Mitarbeiter, der mit Einsatzfreude seine Ideen praktisch umsetzt. Dem *Vata*-Chef allein fehlen das Durchhaltevermögen und die Energie, aber zusammen mit *Kapha*- und *Pitta*-Persönlichkeiten wird die Firma erfolgreich sein.

Für *Vata*-Konstitutionen empfehlenswerte Berufe: alle, die Flexibilität, Beweglichkeit und Schnelligkeit erfordern, z. B. sportliche Berufe sowie künstlerische Berufe, wie Musiker, Tänzer, Bildhauer, Schauspieler, Berufe, die mit Farbgestaltung zu tun haben, wie Floristen, Innenarchitekten, im Designbereich. Auch das Vermitteln von Wissen fällt den *Vata*-Typen leicht und sie können sich sehr schnell auf Schüler einstellen, sie geben daher gute Lehrer ab. In Berufen, wo sie ihre Kreativität und kommunikativen Fähigkeiten einbringen können, sind sie ideal.

Es ist besonders wichtig, den **richtigen Beruf entsprechend seiner Konstitution auszuüben.** Ist dies nicht möglich oder stören die Bedingungen bei der Arbeit das *Dosha* (*Kapha, Pitta* oder *Vata)* unserer Konstitution, sollten wir auf jeden Fall einen **Ausgleich** zur beruflichen Beschäftigung zu Hause, in der Freizeit und im Urlaub durch passende Aktivitäten schaffen. So können wir verhindern, dass wir mit der Zeit krank werden.

Das Beispiel einer »idealen« Firma besteht aus einer *Vata*-Konstitution, die die Ideen liefert und ständig kreativ an neuen Einfällen arbeitet, einer *Pitta*-Konstitution, die die nötigen praktischen Arbeitsschritte einleitet und die Arbeitsprozesse zügig durchführt und einer *Kapha*-Konstitution, die ständig die Übersicht behält, sich nicht aus der Ruhe bringen lässt, genau arbeitet und alle Arbeitsgänge koordiniert.

Um seinen Lebensunterhalt zu verdienen,
sollte man nur solche Tätigkeiten wählen,
die nicht dem frommen Pfad widersprechen.

Man sollte dem Pfad des Friedens folgen
und sich dem Studium der Hl. Schriften widmen.
Nur so kann man Glückseligkeit erlangen.

Caraka Samhita, Kap. 5, Vers. 105

Wo man mit Ernst beginnt ein Werk zu treiben,
wo man die schlaffe Trägheit niederhält,
wo zu der Klugheit sich der Mut gesellt:
da wohnt das Glück – da will es bleiben.

Panchatantra (Indische Fabel)

18. Ausgleich in der Freizeit

Nach Ayurveda ist es besonders wichtig, den richtigen Beruf entsprechend seiner Konstitution auszuüben. Ist dies nicht möglich oder stören die Bedingungen bei der Arbeit unser *Dosha,* sollten wir auf jeden Fall einen **Ausgleich** zur beruflichen Beschäftigung zu Hause, in der Freizeit und im Urlaub durch passende Aktivitäten schaffen.

Nach ayurvedischer Auffassung ist im Sport und Yoga eine Stressreduzierung, Harmonisierung und Erfrischung von Körper, Geist und Seele anzustreben. Das steht im Gegensatz zur westlichen Auffassung, nach der man bis an die Grenzen der Belastbarkeit geht und dabei Stress und Leistungsdruck entsteht. Das ist unbedingt zu vermeiden! Wichtig ist, regelmäßig zu üben.

Bei allen Freizeitaktivitäten sollte man auf die Belastbarkeit achten, die vom Alter, dem Gesundheitszustand und dem Einfluss der Tages- und Jahreszeiten, abhängt.

Für *Kapha:* Aufenthalt in Licht und Wärme, Laufen, Spazieren, Wandern, Radfahren, Tanzen, Gymnastik, Eislaufen, Kraftsport, Gartenarbeit, im Urlaub Aufenthalt am Meer, aufmunternde Musik, alle Tätigkeiten, die geistig und körperlich anregend wirken, also motivierend sind.

Nicht geeignet: Nur sitzende Freizeitgestaltung, wie z. B. am Computer, Schachspiel.

Für *Pitta:* im Sommer Schwimmen in kühlen Seen, Wandern in den Bergen, Gartenarbeit, Sport ohne Wettstreit, der Spaß macht, Tennis, Tischtennis, alle entspannenden Tätigkeiten, wie Yoga, Meditation, Tai-Chi, Malen, Lesen usw.

Nicht geeignet: zu anstrengende Wettkämpfe und geistige Überforderung, die wiederum Aggression und Ehrgeiz fördern, Aufenthalt in der Sonne und in heißen Gegenden.

Für *Vata:* alle nervenberuhigenden Aktivitäten, wie leise, harmonische Musik, gute Lektüre, Malen, Basteln, Meditation, Yoga, Tagträumen, Spazierengehen in Wald und Natur, Gartenarbeit, Schwimmen, Meeresaufenthalt.

Nicht geeignet: Diskotheken mit sehr lauter Musik und greller Neon- oder Laserbeleuchtung, Computerspiele, übertriebener Sport, kurzum alles, was die Sinne zu sehr anstrengt und Schlafmangel, zu langer Aufenthalt im Freien bei Wind oder kalter und trockener Witterung.

Nur solche physischen Aktivitäten sind erstrebenswert,
die körperliche Stabilität und Stärke bringen.
Und diese sollten in Harmonie ausgeführt werden.

Caraka Samhita, Kap. 7, Vers. 31

19. Ernährung und Verdauung

Der Vorgang der Verdauung

Bevor ich zu den allgemeinen Essensregeln komme, möchte ich zuerst erklären, wie aus ayurvedischer Sicht die Verdauung funktioniert.

Das Konzept von *Agni* oder dem Verdauungsfeuer ist einzigartig in der ayurvedischen Medizin. *Agni* ist das Prinzip jeglicher Verdauung oder der Umwandlung bzw. des Stoffwechsels, der zu unserem Leben beiträgt. Es gibt drei verschiedene Arten von *Agni* im Körper:

1. ***Jataragni*** ist die Hauptkraft der Verdauung. Es befindet sich im Magen und Zwölffingerdarm und umfasst die Magensäure und Fermente, Enzyme und Sekrete der Drüsen, die unsere Verdauung unterstützen, wie etwa Bauchspeicheldrüse und Leber.
2. ***Dhatagni*** ist die Verdauungs- und Stoffwechselkraft, die hilft, dass die *Dhatus* oder Gewebe die ihnen zugeführte Nahrung aufspalten und aufnehmen bzw. einbauen können.
3. ***Bhutagni:*** Gemeint sind hier die Verdauungs- bzw. Stoffwechselkräfte, die dafür sorgen, dass die Elemente (*Mahabhutas*), aus denen die gesamte Schöpfung aufgebaut ist, bei der Verdauung aus der Nahrung gelöst und im Körper an richtiger Stelle und auf gesunde Art und Weise aufgenommen und eingebaut werden können. Der Hauptsitz ist in der Leber, und die Elemente werden von hier aus direkt in die Gewebe geleitet.

Die Verdauung läuft in 3 Stufen ab:

1. ***Madhura-Paka*** ist die Verdauung, die hauptsächlich im **Mund** und teilweise im **Magen** stattfindet. Hier werden die Kohlehydrate zerlegt und in Zucker umgewandelt. Bis zur heutigen Zeit gilt es als erwiesen, dass Kohlehydrate nur verdaut und absorbiert werden können, wenn sie gut gekaut und durchspeichelt werden. Im Speichel spielt hier vor allem das Ptyalin eine Rolle. Hier werden vor allem die Elemente Erde und Wasser verdaut, was eine *Kapha*-vermehrende Wirkung hat. *Kapha*-Probleme resultieren aus einer mangelhaften Verdauung in diesem Bereich.
2. ***Amla-Paka*** ist die Verdauung, die hauptsächlich im **Magen** und teilweise im **Zwölffingerdarm** stattfindet. Hier werden von der Magensäure und einigen Enzymen die Eiweißstoffe gespalten und in die Eiweißgrundbausteine – die Aminosäuren – zerlegt.
3. ***Katu-Paka*** ist die Verdauung, die hauptsächlich im **Zwölffingerdarm** und **Dünndarm** stattfindet. Hier werden durch die Sekrete von Leber und Bauchspeicheldrüse die Fette und der Zucker zur Absorption aufbereitet. Im Magen und vor allem im Zwölffingerdarm wird das Element Feuer aus der Nahrung verdaut, was eine *Pitta*-vermehrende Wirkung hat. *Pitta*-Probleme resultieren aus einer mangelhaften Verdauung in diesem Bereich.

Im **Dünndarm** wird die vorverdaute Nahrung durch Enzyme und Darmbakterien zu *Ahara-Rasa* – zur Essenz der verdauten Nahrung – aufbereitet, die direkt von der Darmwand und den Darmzotten absorbiert und dem Blut zugeführt wird. Durch *Ahara-Rasa* werden die *Dhatus* – die Körpergewebe – genährt und aufgebaut.
Im **Dickdarm** wird jetzt die restliche Flüssigkeit aufgenommen und der unverdauliche Rest als Kot eingedickt. Im Dünn- und vor allem im Dickdarm werden die Elemente Luft und Äther aus der Nahrung verdaut und aufgenommen, was zu einer Vermehrung von *Vata* führt. Die meisten *Vata*-Probleme resultieren aus einer mangelhaften Verdauung in diesem Bereich.

Gewebeverdauung und -ernährung

In diesem Bereich gibt es verschiedene Lehrmodelle. Es ist aber wahrscheinlich, dass es ein Zusammenspiel aller **drei Modelle** gibt.

1. Aus *Ahara-Rasa* – der Essenz der Nahrung – bildet sich *Rasa-Dhatu* – das Blutplasma, Lymphe.
   Aus *Rasa-Dhatu* bildet sich *Rakta-Dhatu* – die Blutkörperchen.
   Aus *Rakta-Dhatu* bildet sich *Mamsa-Dhatu* – das Muskelgewebe.
   Aus *Mamsa-Dhatu* bildet sich *Meda-Dhatu* – das Fettgewebe.
   Aus *Meda-Dhatu* bildet sich *Asthi-Dhatu* – das Knochengewebe.
   Aus *Asthi-Dhatu* bildet sich *Majja-Dhatu* – das Knochenmark und Nervengewebe.
   Aus *Majja-Dhatu* bildet sich *Shukra-Dhatu* – das Reproduktionsgewebe.
   Aus *Shukra-Dhatu* bildet sich *Ojas* – ein feinstofflicher Bestandteil des Körpers, der unsere Vitalität und Ausstrahlung bewirkt.
2. Vereinfacht ausgedrückt, geht *Ahara-Rasa* durch alle *Dhatus* und bildet jeweils einen stabilen Anteil – *Sthayin* – der im Gewebe bleibt und es nährt und aufbaut und einen unstabilen Anteil – *Asthayin* – der zum nächsten *Dhatu* weiterfließt. Hier bleibt wieder der stabile Anteil im Gewebe und der unstabile Anteil geht wieder zum nächsten *Dhatu* weiter, bis zuletzt die feinste Essenz – *Ojas* – übrig bleibt.
3. *Ahara-Rasa* geht durch alle *Dhatus* und diese »picken« sich die Nährstoffe heraus, die sie zur Ernährung und zum Aufbau brauchen. Auch hier bleibt zum Schluss *Ojas* als feinste Substanz übrig.

Das Wichtigste dabei ist jedoch die Erkenntnis, dass die ganze Ernährungskette leidet, wenn *Ahara-Rasa* und *Rasa-Dhatu* nicht alle wichtigen Nährstoffe enthalten! Oder wenn ein »Glied« dieser Ernährungskette, d. h. ein *Dhatu,* verletzt oder krank ist, ist die Ernährung aller weiteren *Dhatus* in Richtung *Ojas* beeinträchtigt bzw. abgeschnitten.

Qualität der Verdauung

Diese wird als vierfach beschrieben: *Mandagni, Tikshnagni, Vishamagni* und *Samagni.*

1. ***Mandagni*** bezeichnet eine langsame, träge Verdauung, die *Kapha* entspricht.

2. ***Tikshnagni*** bezeichnet eine heiße und schnelle Verdauung mit Neigung zu Durchfall, die *Pitta* entspricht.

3. ***Vishamagni*** bezeichnet eine unregelmäßige, meist trockene Verdauung, mit der Neigung zu Verstopfung, die *Vata* entspricht.

4. ***Samagni*** bezeichnet eine ausgewogene, gut funktionierende Verdauung mit optimalem Stoffwechsel.

Essensregeln

Die **ideale Zeit für unsere Hauptmahlzeit** liegt zwischen 11 und 13 Uhr. In dieser Zeitspanne ist *Pitta* am stärksten wirksam, was unserer Verdauung und dem Stoffwechsel zugute- kommt. Ich möchte noch einmal daran erinnern, wie wichtig eine ausgeglichene Stimmung bei der Mahlzeit ist. Jede Hetze, Ärger oder andere negative Emotionen beeinträchtigen unsere Verdauung und bringen uns um den Genuss einer guten Speise.

Etwa 30 Minuten **vor** dem Essen trinken wir ein Glas mit lauwarmem Wasser, um die Verdauung anzuregen und den Flüssigkeitsbedarf zu decken. Es empfiehlt sich nicht, während der Mahlzeit zu trinken, da wir sonst *Agni,* unser Verdauungsfeuer, schwächen.

Falls wir aber unbedingt zur Mahlzeit trinken wollen, so bitte nur schluckweise und mit der Speise kauen. Beim Essen füllen wir den Magen zu 1/4 mit Flüssigkeit, zur Hälfte mit fester Nahrung. Ein Viertel lassen wir frei für Luft, die sich bei der Verdauung bildet. Um sich dieser Menge bewusst zu werden, achten wir darauf, wann wir das erste Mal Luft aufstoßen und beenden dann unser Mahl.

Die Menge, die wir bis jetzt gegessen haben, entspricht genau der Menge, die wir ohne Probleme verdauen können. Unverdaute oder schlecht verdaute Speise bildet im Darm ein Verdauungsgift, das wir *Ama* nennen. Wenn dieses *Ama* nicht sofort oder nur ungenügend ausgeschieden wird, so dringt es in die Körpergewebe, so verstopft es die *Nadis* und die *Shrotas* – unsere Energie- und Körperkanäle.

Um dieses Luftaufstoßen auch bewusst wahrzunehmen, ist es wiederum wichtig, in Ruhe und Aufmerksamkeit unsere Nahrung zu uns zu nehmen. Jedes Gespräch lenkt ab und lässt Luft unbemerkt entweichen.

Wenn wir wissen, dass unsere Verdauung Unterstützung braucht, so nehmen wir mit dem Wasser, das wir **vor** der Mahlzeit trinken, etwas Zitronensaft, eine Prise Salz und etwas Ingwer zu uns. Auch ein Ingwertee facht das Verdauungsfeuer an.

Zusammenstellung der Mahlzeiten

Jede Mahlzeit sollte so gekocht und zusammengestellt sein, dass sie alle sechs Geschmacksrichtungen – süß, salzig, sauer, scharf, bitter und herb/zusammenziehend – enthält und auch bei den *Gunas* – Eigenschaften – ausgewogen ist. Das ist wichtig, um durch die Nahrung ein Gleichgewicht der *Doshas* und des Geistes zu bewirken. Die Nahrung ist eines der einfachsten und wirkungsvollsten Mittel, um für die Ausgewogenheit der *Doshas* und des Geistes zu sorgen. Ich werde später näher darauf eingehen.

Bei der Mahlzeit ist es von Vorteil, am Anfang und am Ende etwas Süßes zu uns nehmen. Wir beginnen mit dem süßen Geschmack, der uns die Ruhe gibt, mit Genuss zu essen. Außerdem sind Nahrungsmittel mit süßem Geschmack am schwersten zu verdauen, und am Anfang brennt unser Verdauungsfeuer noch am stärksten.

Wir beenden das Mahl mit süß, um in Ruhe und Zufriedenheit das Essen nachwirken zu lassen. Süßer Geschmack bedeutet nicht unbedingt Zucker, sondern auch Getreide, viele Obstsorten und manche Milchprodukte schmecken süß.

Rasa, Virya und Vipak

Die ***Rasas*** sind die **Geschmacksrichtungen**, der ***Virya*** ist die **Energie**, die im Magen entsteht (erhitzend oder kühlend) und der ***Vipak*** ist der **»Geschmack« nach der Verdauung** – darunter verstehen wir **die Wirkung** auf die *Doshas* und die Ausscheidung. Sie spielen eine sehr wichtige Rolle bei der ayurvedischen Kochkunst.

Auch die ***Gunas*** – die **Eigenschaften** der Nahrung – haben eine Wirkung auf die *Doshas* und verdienen Beachtung. Ayurveda teilt die *Gunas* in 10 Gegensatzpaare ein, wovon für uns in diesem Rahmen allerdings nur **schwer – leicht** , **kühlend – erhitzend** und **befeuchtend** – **trocknend** – eine Rolle spielen, um das Ganze nicht zu kompliziert zu machen.

Wir kennen zwei Arten von V***irya*** – der Energien, die im Magen entstehen: *Ushna Virya* wirkt heiß und beeinflusst *Pitta,* und *Sita Virya* wirkt kalt und beeinflusst *Kapha* und *Vata.* Normalerweise wirken der saure, salzige und scharfe Geschmack heiß und der süße, bittere und herbe Geschmack kalt.
Durch den *Virya* können wir erkennen, ob die Nahrung bzw. die Substanz eine erhitzende oder kühlende Wirkung besitzt. Daraus lässt sich schließen, ob ein Nahrungsmittel gut oder weniger gut verdaut werden kann.

Der ***Vipak*** – der »Geschmack« nach der Verdauung – gibt uns Auskunft darüber, wie die Nahrung oder Substanz nach der Verdauung auf den Körper wirkt.
Der süße und der salzige Geschmack ergeben einen süßen *Vipak.* Der saure Geschmack ergibt den sauren *Vipak,* und der scharfe, bittere und herbe Geschmack ergeben den scharfen *Vipak.*

1. **Der süße *Vipak*** *(Madhur Vipak)* verstärkt *Kapha* und erhöht das Reproduktionsgewebe und Ojas. Er ist daher als Rasayana oder Aufbaumittel bestens geeignet. Er sorgt für die glatte Ausscheidung von Kot und Urin sowie für blähungsfreie Verdauung.
2. **Der saure *Vipak*** *(Amla Vipak)* verstärkt *Pitta* und reduziert das Reproduktionsgewebe und Ojas. Er sorgt für die glatte Ausscheidung von Kot, Urin und Gas.
3. **Der scharfe *Vipak*** *(Katu Vipak)* verstärkt *Vata,* reduziert das Reproduktionsgewebe und *Ojas.* Er behindert die glatte Ausscheidung von Kot, Urin und Gas, was zu Verstopfung und Blähungen führen kann.

Mit ***Prabhav*** bezeichnen wir die **Ausnahme der Wirkungen von *Rasa, Virya und Vipak*** sowie **besondere therapeutische Wirkungen**. So kann es z. B. sein, dass Kräuter mit bitterem Geschmack die Verdauung unterstützen und Blähungen beruhigen, obwohl der Geschmack an sich *Vata* verstärkt, z. B. beim Magenbitter.

Mit den *Rasas, Virya* und *Vipak* und den *Gunas* der Ernährung haben wir ein wirksames und zugleich einfaches Instrument, um die *Doshas* und unser Befinden auszugleichen. Wir müssen nur lernen, uns aufmerksamer zu beobachten, um dann gezielt zu reagieren.

Ich möchte nun die ***Rasas*** und ihre Energien und Eigenschaften im Einzelnen vorstellen: *Rasa* bedeutet im eigentlichen Sinne des Wortes »Essenz«. Deshalb finden wir den Ausdruck »*Rasa*« in verschiedenen Bedeutungen. **Bei der Beschreibung der Nahrung heißt Rasa »Geschmack« oder »die Essenz« bzw. das Wichtigste der Nahrung**. Bei *Rasa-Dhatu* zeigt der Ausdruck »*Rasa*«, dass es sich hierbei um das erste und wichtigste *Dhatu* im Körper handelt, da die meisten Probleme von *Rasa* und *Rakta-Dhatu* – Blutplasma und Blutkörperchen -ausgehen.

Wie schon erwähnt, kennen wir im Ayurveda **sechs verschiedene Geschmacksrichtungen:**

a) Süß

Madhura-Rasa enthält die Elemente Erde und Wasser und hat die Eigenschaften feucht, kalt und schwer. Es vermehrt daher *Kapha* sehr stark und reduziert *Pitta* und *Vata.* Süß hat eine stark aufbauende und nährende Wirkung und es vermehrt das Blutplasma und *Ojas.* Süß gibt Kraft und das Gefühl von Zufriedenheit. Süß im Übermaß fördert leider auch das Übergewicht und macht träge und lethargisch.

Beispiele: Getreide, Reis, Zucker, Milch, Datteln. Die meisten Obstsorten haben einen süßen Hauptgeschmack.

Der ***Virya*** ist kühlend, und der ***Vipak*** ist süß.

b) Sauer

Amla-Rasa enthält die Elemente Erde und Feuer und hat die Eigenschaften feucht, heiß und leicht. Es vermehrt daher *Kapha* und *Pitta* und reduziert *Vata.* Sauer hat eine aufbauende Wirkung, es regt den Appetit an, stärkt die Sinne und gibt einen wachen Geist. Sauer macht jedoch auch die Zähne empfindlich und kann zu Übersäuerung und Sodbrennen führen. Ein zu viel an sauer verflüssigt *Kapha.*

Beispiele: Joghurt, Zitrone, Tamarinde, Hagebutte, Sauerampfer und Sauerklee, viele Obstsorten haben einen sauren Beigeschmack.

Der ***Virya*** ist erhitzend, und der ***Vipak*** ist sauer.

c) Salzig

Lavana-Rasa enthält die Elemente Feuer und Wasser und hat die Eigenschaften feucht, heiß und schwer. Es vermehrt *Kapha* und *Pitta* und reduziert *Vata.* Salz in mäßiger Dosierung hat einen positiven Einfluss auf *Pitta.* Es stärkt die Verdauung und regt den Stoffwechsel an, schärft die Sinne und regt die Speichelproduktion an. Dadurch werden die anderen *Rasas* besser wahrgenommen. Salz hemmt die Wasserausscheidung. Durch das vermehrte *Kapha* fördert Salz den Aufbau und wirkt krampflösend.

Ein »Zu viel« an Salz hat jedoch eine schädliche Wirkung. Es bringt *Pitta* aus dem Gleichgewicht und so kann es zu Durchfall, Entzündungen, Störungen im *Rakta-Dhatu* (Blutgewebe) – sowie zu Magengeschwüren, unreiner Haut und zu hohem Blutdruck kommen.

Da Salz aber auch *Vata* reduziert, haben wir eine gute Möglichkeit, Spannungskopfschmerz, steife Gelenke und Muskeln sowie Benommenheit nach anstrengender Arbeit oder langen Autofahrten zu beseitigen. Auch bei Krämpfen nach starkem Schwitzen ist Salz eine gute Hilfe.

Wir lösen etwas Salz in einem Glas Wasser auf und trinken es schluckweise.

Vorher probieren wir jedoch, ob es wirklich Salz ist, was uns hilft und wieviel gut für uns ist:
Dazu lecken wir etwas Salz mit der Zunge auf und wenn der Geschmack angenehm ist, können wir unbedenklich einiges an Salz vertragen und es wird uns helfen.

Nun machen wir uns noch einige ausführliche Gedanken über das Salz im Speziellen. Wir kennen Meersalz, Steinsalz und Salinensalz. Salz ist wichtig für die Verdauung, da es ein Bestandteil der Salzsäure, unserer Magensäure, ist. Nur ist Salz nicht gleich Salz.

- **Meersalz** wird aus Meerwasser durch Verdunstung gewonnen. Da es aus dem Meer kommt, hat es einen großen Anteil an *Kapha*-Energie und ist daher gut zur Stabilisierung des Körpers. Es hat jedoch die geringste verdauungsfördernde Wirkung.
- **Steinsalz** wird gewonnen, indem die Salzkristalle aus dem Gestein gebrochen und dann trocken gemahlen werden. Daher ist die verdauungsfördernde Wirkung am stärksten. Wir sollten Steinsalz immer dann bevorzugen, wenn es darum geht, ein schwaches *Agni* – unsere Verdauungskraft – zu unterstützen, um die Verdauung und den Stoffwechsel zu optimieren. Allerdings sollte man Steinsalz nur zum Kochen verwenden, da es auch andere Mineralien enthält. Wichtig ist hier der Schwefel, der eine stark austrocknende Wirkung hat. Diese Wirkung des Schwefels und seinen unangenehmen Beigeschmack verliert das Steinsalz beim Kochen.
- **Salinensalz** ist im Grunde genommen auch ein Steinsalz. Nur werden hier die Salzkristalle durch Auswaschung aus dem Gestein gelöst und die Sole dann wieder verdampft. Die verdauungsfördernde Wirkung ist stärker als beim Meersalz und hilft, *Pitta* zu verstärken, jedoch ist die Wirkung schwächer als beim Steinsalz.

In der *Caraka-Samhita* wird übrigens empfohlen, Steinsalz in gemäßigter Dosierung regelmäßig zu verwenden. Auf jeden Fall ist unraffiniertes Salz zu empfehlen.

Der ***Virya*** von Salz ist erhitzend, und der ***Vipak*** süß.

d) Scharf

Katu-Rasa enthält die Elemente Feuer und Luft und hat die Eigenschaften trocken, heiß und leicht. Es vermehrt daher *Pitta* und *Vata* und reduziert *Kapha.* Scharf wirkt stark anregend auf die Verdauung und den Stoffwechsel. Die Aufnahme der Nährstoffe im Darm wird gefördert. Scharf hat eine reinigende Wirkung auf den Körper, speziell auf das Blut und die Haut. Scharf vermehrt jedoch auch die Hitze im Körper und führt zum Schwitzen.
Der scharfe Geschmack weckt auch Aggressionen und agitiert die Sinne. Scharf kann ein brennendes Gefühl im Mund, Hals, Magen und in der Herzgegend verursachen. Ein Übermaß kann Magengeschwüre bewirken.

Beispiele: Chili, Pfeffer, Ingwer, Rettich, Meerrettich, Paprika und Peperoni.

Der ***Virya*** ist erhitzend, und der ***Vipak*** ist scharf.

e) Bitter

Tikta-Rasa enthält die Elemente Luft und Äther und hat die Eigenschaften trocken, kalt und leicht. Es verstärkt daher *Vata* und reduziert *Kapha* und *Pitta.* Bitter hat eine stark abbauende Wirkung. Bitter wirkt entgiftend und keimtötend. Bitter lindert Brennen im Körper und hilft gegen Schweregefühl. Bitter bringt die Magen- und hauptsächlich die Darmtätigkeit in Schwung (Magenbitter).
Bitter verursacht jedoch auch Abmagerung und Auszehrung. Bitter verstärkt die Trockenheit und Rauheit des Körpers. Bitter reduziert *Majja-Dhatu* – das Knochenmark und das Nervengewebe – und *Shukra* – das Reproduktionsgewebe.

Beispiele: Löwenzahn, Bockshornkleesamen, Enzian, Kakao, Wermut und frische Gelbwurz. Manche Gurkenarten haben bittere Enden.

Der ***Virya*** ist kühlend, und der ***Vipak*** ist scharf.

f) Herb oder zusammenziehend/adstringierend
Kasaya-Rasa enthält die Elemente Luft und Erde und hat die Eigenschaften trocken, kalt und schwer. Da das Luftelement jedoch zu dominant ist, verstärkt herb *Vata* und reduziert *Kapha* und *Pitta.* Herb hat eine abbauende, auszehrende Wirkung. Herb hilft bei der Blutgerinnung, da es die Blutgefäße verengt. Daher ist auch Gelbwurzpulver ein gutes Erste-Hilfe-Mittel bei blutenden Wunden!

Herb bewirkt jedoch auch Austrocknung des Mundes, trocknet und verstopft den Darm und verursacht Blähungen. Ein Übermaß an Herb kann das Herz und die Koronargefäße schädigen!

Beispiele: unreife Banane, Granatapfel, Gelbwurz, grüne Walnüsse, Preiselbeeren, schwarzer Tee , Rhabarber, manche Apfelsorten im Beigeschmack.

Der ***Virya*** ist kühlend, und der ***Vipak*** ist scharf.

Prabhav

Es ist noch zu erwähnen, dass es für jeden Geschmack eine Ausnahme – *Prabhav* – gibt, d.h., dass bei einem Geschmack die Wirkungen von *Virya* und *Vipak* nicht der Norm entsprechen.

1. So ist die **Ausnahme für süß** der **Honig**, da er erhitzt und auch *Vata* durch den herben Beigeschmack verstärkt. Honig ist daher ein gutes Mittel, um *Kapha* zu reduzieren, z.B. beim Abnehmen.
2. Die **Ausnahme für sauer** ist die **Zitrone**, da sie nicht erhitzt, sondern abkühlt. Denken wir an Zitronen-Limonade oder Zitronenwasser im Sommer.
3. Die **Ausnahme für salzig** ist **Tamari**, eine spezielle Sojasoße. Sie erhitzt nicht, sondern kühlt. Außerdem bindet sie das Wasser nicht im Körper.
4. Die **Ausnahme für scharf** ist der **Ingwer**. Er verstärkt die Verdauungskraft, ohne jedoch das *Pitta* zu vermehren oder aggressiv zu machen.
5. Die **Ausnahme für bitter** ist **Gelbwurz**, da er nicht kühlt, sondern erhitzt.
6. Die **Ausnahme für herb** ist der Granatapfel, da er einen süßen *Vipak* hat. und nährend wirkt.

Günstige und ungünstige Nahrung für diejeweiligen Konstitutionen

Von günstiger Nahrung sprechen wir, wenn die Eigenschaften und der Geschmack der Nahrung von gegensätzlicher Natur des Konstitutionstypes sind und dadurch einen gewissen Ausgleich schaffen. Ungünstige Nahrung entspricht der gleichen Natur wie die Konstitution und verstärkt und agitiert diese dadurch, was zu übermäßigem Anschwellen eines *Doshas* führen kann.

Wir sollten jedoch berücksichtigen, dass Kinder und ältere Menschen – unabhängig von ihrem Konstitutionstyp – eine aufbauende, stabilisierende Nahrung bevorzugen sollten.

1. Kapha-Konstitution

Der *Kapha*-Typ ist der beste »Futterverwerter«. Seine Verdauung und sein Stoffwechsel sind sehr langsam, aber sehr gründlich und sehr effektiv. Daher ist es für ihn besonders wichtig, rechtzeitig mit dem Essen aufzuhören, da er sonst leicht Gewicht ansetzt.

Essen ist für *Kapha* eine Falle, da er gerne den Genuss bevorzugt, bei dem er sich nicht besonders abmühen muss. Übergewicht und *Kapha* gehen leider Hand in Hand. Es schadet dem *Kapha*-Typ nicht, einmal eine Mahlzeit ausfallen zu lassen, falls sich kein Hunger oder Appetit einstellt, da er genug Reserven hat. Allerdings ist es für ihn unbedingt wichtig, zwischen Hunger und »Fresslust« unterscheiden zu lernen. Der *Kapha*-Typ sollte während der Mahlzeit möglichst wenig trinken, er sollte kalte Getränke vermeiden, nur warme, anregende Tees zu sich nehmen.

Gut für *Kapha* ist es, nach der Mahlzeit einen »Verdauungsspaziergang« zu machen. Das ist für ihn besser als nach der Mahlzeit zu ruhen, selbst wenn er müde ist.

Kapha entspricht dem **Anabolismus** (Aufbau) und ist von Natur aus schwer, träge, ölig und kalt. Daher sind Nahrungsmittel mit diesen Eigenschaften als **ungünstig** anzusehen. Darunter fallen Getreide, Nüsse, Öle, Milchprodukte, **besonders Käse**. Käse hat die stärkste *kapha*vermehrende Eigenschaft. Auch ist es angeraten, auf in Fett oder Öl gebratene Speisen zu verzichten.

Günstig sind leichte, trockene und vor allem erwärmende Lebensmittel. Dies wären z. B. Salate, Trockenobst, gut gekochtes Gemüse mit **wenig** Getreide.

Von den **Geschmacksrichtungen** sind scharf, bitter und herb als günstig – süß, sauer und salzig als ungünstig anzusehen. Vor allem Süß verstärkt *Kapha* sehr stark und sollte eingeschränkt oder vermieden werden.

Es gibt jedoch ein gutes Süßmittel für *Kapha* und dies ist der **Honig**. Er hat zwar einen vordergründigen, süßen Geschmack und befriedigt die Sinne, allerdings ist der Hauptgeschmack herb/zusammenziehend und verstärkt *Vata*. Auch hat er eine erhitzende Wirkung und ist daher gut für *Kapha* geeignet, speziell zum Abnehmen.

Von den günstigsten Geschmacksrichtungen ist vor allem der scharfe Geschmack zu empfehlen. Scharfe Gewürze und Kräuter haben eine erhitzende und stoffwechselanregende Wirkung und sind deshalb sehr von Vorteil, um das *Kapha* unter Kontrolle zu halten. Auch Obst mit herbem Beigeschmack wie Äpfel, Birnen, Pflaumen und Johannisbeeren helfen, *Kapha* zu reduzieren.

Gewürze, die uns helfen, *Kapha* zu reduzieren oder auszugleichen, sind: schwarzer Pfeffer, langer Pfeffer, Knoblauch, Ingwer, Chili, Nelken, Zimt, Kardamom, Kurkuma (Gelbwurz), Senfsamen, Basilikum, Wacholder, Petersilie, Thymian und Anis. Salzen sollten wir mit Steinsalz, auf Meersalz sollte auf jeden Fall verzichtet werden.

2. Pitta-Konstitution

Für den *Pitta*-Typ gibt es nicht so viele Einschränkungen beim Essen. Da *Pitta* meist eine robuste Verdauung und einen guten Stoffwechsel hat, finden wir nur selten Verdauungsprobleme. Allerdings sollte der *Pitta*-Typ darauf achten, seine Mahlzeiten regelmäßig und pünktlich einzunehmen. Der *Pitta*-Typ wird leicht gereizt und aggressiv, wenn er auf seine Mahlzeit warten muss. Das wiederum führt zu gestörter Verdauung. Auch ist es empfehlenswert, jeden Tag drei regelmäßige Mahlzeiten einzunehmen, um dem Verdauungsfeuer ausreichend Nahrung und »Beschäftigung« zu geben. Das hilft, das *Pitta*-Temperament und die Sinne zu zügeln. Ein hungriger *Pitta*-Typ reagiert leicht unkontrolliert und kann sehr streitlustig werden.
Der *Pitta*-Typ sollte vor der Mahlzeit genügend trinken, jedoch keinen Alkohol. Über den Tag verteilt kann er öfters auf Zimmertemperatur abgekühlte Kräutertees oder Mineralwasser trinken.

Für *Pitta* ist es besonders wichtig, nach der Mahlzeit eine Ruhepause einzulegen. Etwas Entspannung, ein angenehmes Gespräch mit Freunden oder beruhigende Musik können dem *Pitta*-Typen helfen, nicht gleich nach dem Essen wieder aktiv zu werden. Bedenken wir, dass beim Verdauen die Energie und das Blut im Magen konzentriert sind und dass der Kopf jetzt keine große Leistungsbereitschaft hat.

Beim *Pitta*-Typ ist oft zu beobachten, dass es im Alter – so ab 50 Jahren – zu Verdauungsstörungen kommen kann. Er war es gewohnt, oft Hunger zu haben und daher viel zu essen. Bedingt durch das Alter lässt aber nun das Verdauungsfeuer nach und es kann nur mehr kleinere Mengen gut bewältigen. Der *Pitta*-Hunger oder Appetit lässt jedoch dank der jahrelangen Essensgewohnheiten, des »Esstrainings«, nicht nach. So muss jetzt darauf geachtet werden, die Essensmengen zu reduzieren und vor allem das Verdauungsfeuer gut zu pflegen und zu unterstützen.

Pitta entspricht dem **Metabolismus** (Umwandlung) und ist hauptsächlich von heißer, scharfer, leichter und beweglicher Natur. Deshalb ist für den *Pitta*-Typ kühlende, befeuchtende und nährende Nahrung **günstig.** Getreide, Kartoffel, Karotten, süße Früchte sowie kühlende Getränke helfen, das *Pitta* zu kontrollieren.

Ungünstige Nahrungsmittel sind erhitzende, wie etwa scharfe Gewürze oder saure Früchte. Mit fetten Speisen oder in Öl frittierten Speisen sollte er vorsichtig sein.

Von den **Geschmacksrichtungen** sind sauer, salzig und scharf ungünstig und agitieren *Pitta.* Besonders ungünstig sind **Senf** und schwarzer Pfeffer. Eine Ausnahme des scharfen Geschmackes stellt der Ingwer dar, da er zwar die Verdauung anregt, aber das *Pitta*-Temperament nicht verändert.

Günstig sind süß, herb und bitter, sie reduzieren *Pitta.* Vor allem der süße Geschmack hilft, das *Pitta*-Temperament zu besänftigen. Das Beste, um *Pitta* zu beruhigen, ist ***Ghee*** – das Butterfett.

Gewürze, um *Pitta* zu reduzieren oder auszugleichen, sind: Koriander, Fenchel, Kümmel und Kreuzkümmel und Kurkuma (Gelbwurz). Für *Pitta* wird empfohlen, nur wenig zu salzen. Er kann Meersalz verwenden.

3. Vata-Konstitution

Bei *Vata*-Typen kann es gelegentlich zu sehr unregelmäßigem Essverhalten kommen. Deshalb ist hier auf eine kontrollierte und geregelte Lebensführung zu achten.

Es ist z. B. günstiger, nur einen kleinen »Happen« zu essen, anstatt eine Mahlzeit ausfallen zu lassen. Sollte sich einmal kein Hunger oder Appetit einstellen, so würde ich empfehlen, sich trotzdem mit an den Tisch zu setzen, auch wenn man nichts essen möchte. Dadurch erzieht man den Körper zu mehr Regelmäßigkeit in Bezug auf seine Bedürfnisse.
Oft ist es auch so, dass der *Vata*-Typ nur von seinen Gedanken abgelenkt ist und ihm der Hunger bewusst wird, wenn er andere essen sieht. Wichtig ist es für den *Vata*-Typ, in Ruhe und Harmonie zu essen und so weit wie möglich alle Ablenkungen »auszuschalten.«

Der *Vata*-Typ sollte vor der Mahlzeit ausreichend trinken, allerdings nur warmes Wasser oder Ingwertee. Während des Tages ist es von Vorteil, größere Mengen heißes Wasser oder warme Kräutertees – die beruhigend und erwärmend wirken – zu trinken.

Vata entspricht dem **Katabolismus** (Abbau) und ist von leichter, kalter, trockener, harter, rauer und beweglicher Natur. Deshalb haben Lebensmittel mit gleichen Eigenschaften ungünstige Einflüsse auf *Vata*. Sie verstärken *Vata*, machen unruhig, unkonzentriert und rauben dem Körper die Stabilität.

Ungünstige Lebensmittel sind z. B. Blattsalate, die aber durch Sahne oder Öldressing in ihrer Wirkung wieder ausgeglichen werden können. Weiters sind **Hülsenfrüchte**, vor allem indischer *Dal*, Bohnen, herbes Obst, wie etwa Äpfel, Birnen, Johannisbeeren sowie Rohkost nicht sehr günstig für *Vata*. Auch Hefegebäck und Gemüse, die stark blähen, sollte er vermeiden.
Trockenfrüchte, die zwar einen süßen Geschmack und einen hohen Zuckergehalt haben, aber durch die Trocknung ungünstig auf *Vata* wirken, müssen mit Vorsicht genossen werden. Am besten weichen wir sie sorgfältig ein und lassen sie quellen, um einen Ausgleich zu schaffen. Alle getrockneten, industriell verarbeiteten oder denaturalisierten Nahrungsmittel sollten Personen mit *Vata*-Konstitution weitgehend meiden. Für *Vata*-Typen empfiehlt sich immer eine naturbelassene Ernährung.

Lebensmittel mit schwerer, öliger bzw. fettiger, feuchter und vor allem erwärmender Eigenschaft sind **günstig** für *Vata*. Sie geben Stabilität und Ruhe. Getreide, Öle, Nüsse und vor allem Milchprodukte sind für *Vata* zu empfehlen. Heiße Milch mit etwas Ingwer und Rohrzucker sind wohltuend bei verstärktem *Vata*.

Von den **Geschmacksrichtungen** sind süß, sauer und salzig günstig; besonders der süße Geschmack ist zu empfehlen, da er das Gefühl der Zufriedenheit und Ausgeglichenheit vermittelt. *Vata*-Typen hüten sich besser vor Industriezucker oder chemischen Süßstoffen und verwenden lieber natürlichen Rohrzucker und Melasse. Ideal ist auch *Gur* – indischer Palmzucker.
Die Geschmacksrichtungen, die am besten vermieden werden sollten, sind herb, bitter, da sie *Vata* stark vermehren und Unruhe hervorrufen. Mit dem scharfen Geschmack gehen wir unbedingt achtsam um, da er zwar erhitzend wirkt und so die »kalten« Eigenschaften des *Vata* auszugleichen vermag, aber er vermehrt sehr leicht das *Vata*.
Lebensmittel, die *Vata* besonders agitieren, sind Bohnen und die am besten *Vata*-reduzierende Wirkung hat das **Sesamöl**, sowohl bei der Nahrung als auch beim *Abhyanga-Ölbad*.

Gewürze, die *Vata* reduzieren oder ausgleichen, sind: Asafötida (Bärendreck), Knoblauch, Muskat, Kardamom, Kümmel und Kreuzkümmel, Fenchel, Koriander, Basilikum, Oregano, Anis, Ajwain (Selleriesamen), frischer Ingwer. *Vata* darf ausreichend mit Meersalz würzen.

Ein guter Tipp zum Würzen

Beim Zubereiten der Speisen ist es nicht so günstig, die Gewürze lange zu kochen. Am besten geben wir die Gewürze in Butterfett – *Ghee* – und lassen sie kurz anrösten. Dabei gehen die Wirkstoffe in das *Ghee* und entfalten dabei die größtmögliche Wirkung. Dieses Würz-Ghee geben wir dann zu dem Gemüse oder in die Suppe. *Ghee* belastet die Leber nicht und erhöht auch nicht die Cholesterinwerte.

Einfluss der Ernährung

Einfluss auf die Doshas

Die Herkunft der Nahrung bestimmt den Einfluss auf die *Doshas.* Allgemein kann man sagen:

1. ***Kapha*-vermehrend** sind alle Lebensmittel, die unter der Erde oder im Wasser wachsen und das Fleisch der Tiere, die im Wasser leben.
2. ***Pitta*-vermehrend** sind alle Lebensmittel, die über der Erde wachsen oder das Fleisch der Tiere, die auf der Erde laufen.
3. ***Vata*-vermehrend** sind alle Lebensmittel, die hoch auf Bäumen, Büschen oder an Ranken wachsen oder das Fleisch der Tiere, die fliegen.

Einfluss auf den Geist

Wir haben unter »*Sadhana* – Meditation und Andacht« – schon kurz die Zustände des Geistes ***Sattwa, Rajas*** und ***Tamas*** angesprochen. Auch mit der Nahrung können wir ausgleichen und die Entfaltung des Geistes beeinflussen.

1. ***Sattwische* Ernährung** ist leichtverdaulich und macht uns zufrieden, ruhig und ausgeglichen. *Sattwisch* wirken z. B.: naturbelassenes Getreide, wie Weizen, Roggen, Gerste, Reis, Milch, Butter und andere Milchprodukte, Sesam, Nüsse, Mandeln, grünes Gemüse, Blattgemüse, rote Beete, süße Karotten, frisch gepresste Obst- und Gemüsesäfte, süßes Obst, süße Speisen (ohne Industriezucker), *Ghee* (Butterschmalz), Rohzucker und Honig.
   Sattwisch sind Speisen, die ganz frisch zubereitet und nur mild gewürzt sind. *Sattwische* Speisen geben viel *Ojas* und unterstützen die Spiritualität. *Sattwische* Gewürze sind Zimt, Ingwer, Minze, Kardamom und Safran.
2. ***Rajasische* Ernährung** macht uns aktiv, dynamisch und leidenschaftlich. Sie regt die Sinne und das Verlangen an. *Rajasische* Ernährung ist z. B.: Fleisch und alle Speisen, die scharf gewürzt, sehr salzig und sauer, in Öl gebraten, schwer zu verdauen oder blähend sind und erhitzend wirken, wie Tee, Kaffee, Kakao.

Aufgewärmte Speisen wirken *rajasisch,* ebenso Aphrodisiaka. *Rajasische* Ernährung verleitet zu einer materialistischen Lebenseinstellung. Zu den *rajasischen* Gewürzen gehören Chili, Pfeffer, Zwiebeln und Knoblauch.*)

3. ***Tamasische* Ernährung** macht uns träge, müde und lässt das Interesse an Spiritualität erlahmen. *Tamasische* Ernährung ist z. B.: mehrfach aufgekochte, halbgare oder verdorbene Speisen, Konserven, Tiefkühlkost, Fleisch, Wurst, Speck, Fisch, Ei, Knoblauch*), Zwiebel, Pilze, Weißmehl, Industriezucker, ultrahoch erhitzte (H)-Milch, Nahrung aus der Mikrowelle, unreifes Obst, Alkohol und Drogen, die die Realität verfälschen.

Wenn wir uns **spirituelles Wachstum** wünschen oder regelmäßig Yoga praktizieren, müssen wir unter allen Umständen *tamasische* Ernährung meiden, mit *rajasischer* Ernährung sehr vorsichtig sein und ***sattwische* Ernährung bevorzugen.**

Nach dem Essen

Wenn wir gegessen haben und die Nahrung im Magen angelangt ist, wird sich zuerst *Kapha* verstärken, da *Pitta* bei der Verdauung verbraucht wird. So ist es nur natürlich, wenn wir uns nach dem Essen müde fühlen. Wir geben aber auf keinen Fall dem Schlafbedürfnis nach, da im Schlaf die Körperfunktionen reduziert sind. Magen und Därme würden »mitschlafen« und die Verdauung wäre geschwächt und behindert. Ein Sprichwort sagt: »Schlaf vor dem Mittagsmahl verlängert das Leben, Schlaf danach verkürzt es.«

Ein gemütlicher, ruhiger Spaziergang vertreibt die Müdigkeit viel besser und angenehmer. Ansonsten verliert sich die Müdigkeit ganz von selbst, wenn die Magenverdauung beendet ist und die Nahrung in den Zwölffingerdarm gelangt. Jetzt wird *Pitta* wieder mächtig, und bei der Darmverdauung verstärkt sich *Vata.* Dann spüren wir wieder den Drang nach Aktivität.

Es ist allerdings nicht gut, direkt nach dem Essen schwere Arbeit oder anstrengende Tätigkeiten oder Sport auszuüben. Dies würde zu viel Energie von der Verdauung abziehen und sie stark behindern. Bedenken wir, dass Verdauen eine Schwerstarbeit für den Organismus bedeutet!

Es ist am günstigsten, nach dem Essen noch eine Weile ruhig sitzen zu bleiben, um der Verdauung die Ruhe zu geben, ihre Aufgabe zu erfüllen.

Zur Ruhe nach dem Essen eignet sich der **Diamantsitz** hervorragend. Er stärkt die Verdauung, da er viel *Prana* oder Lebensenergie in das *Manipura-Chakra* – bzw. den Solar-Plexus leitet. Zusätzlich stimuliert er *Samana-* und *Apana Vaju.* Dies sind feinstoffliche

*) *zu Knoblauch: Die therapeutische Wirkung von Knoblauch wird in der ayurvedischen Medizin hoch geschätzt. Jedoch für Personen, die einen spirituellen Weg gehen, ist Knoblauch nicht geeignet. Durch seinen tamasischen Einfluss macht er geistig träge, was die Entschlossenheit für Sadhana, Meditation und Yoga beeinträchtigt. Seine rajasische, aphrodisierende Wirkung ist hinderlich für die Ausgeglichenheit auf dem spirituellen Pfad. Als Alternative bietet sich das Gewürz Asafötida an. Das hat die gleichen guten Heilwirkungen wie Knoblauch, aber keinen negativen Einfluss auf den Geist und agitiert die Sinne nicht.*

Luft- und Energieströme, die die Verdauung und den Transport der Speisen durch den Darm anregen und kontrollieren. Der Oberkörper und die Wirbelsäule bleiben dabei gerade aufrecht, und wir atmen tief in den Bereich Bauch und Flanken. Durch die Bauchatmung erhalten die Bauchorgane und Därme eine sanfte Massage, was sich positiv auf die Darmperistaltik auswirkt.

Es empfiehlt sich, nach der Mahlzeit den Mund sorgsam und mehrmals auszuspülen, um zu verhindern, dass Speisereste im Mund oder zwischen den Zähnen hängenbleiben. Karies und schlechter Mundgeruch wären die Folge.
Für ca. 1 bis 1 1/2 Stunden nach der Mahlzeit nehmen wir keine Flüssigkeit zu uns, um die Verdauung nicht zu schwächen. Erst danach haben die Speisen den Darm erreicht und nun ist es von Vorteil, etwas Flüssigkeit schluckweise zu trinken, um den Speisebrei geschmeidig zu halten und Verstopfung zu vermeiden. Übrigens gilt nur Wasser oder Tee als Getränk. Milch, Fruchtsäfte etc. sehen wir als Essen an.
Es ist auch wichtig, unseren Tagesablauf so zu gestalten, dass wir je nach Konstitution zwischen den Mahlzeiten 4 bis 6 Stunden Zeit haben, in der wir keine Nahrung zu uns nehmen.

Wir verdauen zuerst im Mund, dann im Magen und dann im Darm. Wenn die Verdauung im Magen oder Darm nicht abgeschlossen ist und wir erneut essen, so beginnt die Verdauung wieder im Mund, und alle Energie konzentriert sich dorthin. Magen- und Darmverdauung werden dadurch behindert oder gestoppt, wodurch Verdauungsgifte – *Ama* – entstehen.

Verspüren wir nach dem Essen ein **Völlegefühl** oder haben wir uns von den Sinnen überlisten lassen und zu viel gegessen, so bereiten wir ein Magenpulver aus je 2 Teilen Ingwer und Zimt und je einen Teil Nelke, Kardamom und schwarzen Pfeffer. Dieses Pulver nehmen wir mit einem kleinen Schluck Wasser ein. Auch eine Abkochung von *Trikatu* – schwarzer Pfeffer, langer Pfeffer und Ingwer – stärkt die Verdauung.

Bleibt unsere Verdauung über einen längeren Zeitraum schwach, so ist es von Vorteil, je nach Konstitution eine **Fastenpause** von 1 bis 3 Tagen einzulegen.

Um **Blähungen** vorzubeugen, kauen wir zum Abschluss der Mahlzeit etwas Anis- und/ oder Fenchelsamen. Auch ein Glas abgekochtes Wasser mit einer Messerspitze Asafötida (Stinkasant) hilft, Blähungen zu vermeiden.

Mantras zur Unterstützung der Verdauung

Auch zur Verdauung gibt es Mantras, die uns helfen, die Speisen gut zu verdauen.

Vor der Mahlzeit ist das *Agastya-Mantra* zu sprechen. Es stärkt unser *Agni* und macht die Speisen bekömmlich. Zu diesem Mantra gibt es eine Geschichte:

Der große Weise Agastya Muni lebte vor langer Zeit in Südindien und war berühmt für seine gewaltige Verdauungskraft. Einst lebten nun zwei Dämonenbrüder, die einen grausigen Brauch pflegten, um ihre Gäste umzubringen und zu berauben. Atapi verwandelte seinen Bruder Vatapi in eine Ziege, die er zubereitete, um sie einem Gast als Mahl zu servieren. Sobald der Gast das Mahl beendet hatte, pflegte Atapi zu rufen: »Vatapi komm heraus!« und Vatapi brach aus dem Bauch des Gastes hervor und tötete ihn dadurch.
Auch Agastya Muni kam eines Tages zu den Brüdern, und auch er bekam das Mahl serviert. Als nun Atapi rief: »Vatapi komm heraus!«, strich sich Agastya Muni genüsslich

über den Bauch und erwiderte lachend: »Vatapi bleib, wo du bist. Es ist das Beste für die Menschen, wenn ich dich nun verdaue!«

Eine andere Erzählung berichtet, wie Agastya Muni einmal den gesamten Ozean leer trank und verdaute.

Das Mantra stellt eine Anrufung an Agastya Muni und seine Verdauungskraft dar und lautet wie folgt:

AGASTYAM KUMBHAKARANAM CHA SHAMINSHA VADANALAM
BHOJANAM PANCANARTHAYA SMARED ABHYAMS CA PANCAKAM

Das zweite Mantra können wir unmittelbar **nach** der Mahlzeit sprechen. Es ist eine Anrufung an *Vishnu* – den Beherrscher der Sinne – mit der Bitte zu helfen, das Essen gut zu verdauen. Während wir das Mantra sprechen – laut oder in Gedanken – drücken wir mit dem rechten Daumen auf den Solar-Plexus. Das stimuliert zusätzlich unsere Verdauungskraft.

Das Mantra lautet:

VISHNU SAMASTENDRIYA DEHI DEHI
PRADHANA-BHUTO BHAGAVAN YATAIKA
SATYENA TENANNAM ASHESHAM ETAD
AROGYA-DAM AME PARINAMAM ETAT

Getränke und Trinkgewohnheiten

Obstsäfte, Gemüsesäfte und Milch enthalten im Gegensatz zu Wasser viele Feststoffe. Deshalb verläuft ihre Verdauung in einem ganz anderen Prozess ab, wie bei z. B. Wasser, Kaffee und Kräutertees. Wenn wir dem Körper Flüssigkeit zuführen wollen, ohne die Verdauung zu belasten, so trinken wir am besten nur Wasser.

Eine unbequeme Tatsache, die wir gerne verdrängen, ist, dass das Wasser in den meisten Großstädten und leider auch schon in vielen Landgemeinden aus Abwasser wieder aufbereitet wird. Es mag nun frei von Schadstoffrückständen sein, also »sauber«. Es handelt sich jedoch um totes Wasser, da es kaum noch *Prana*- Lebensenergie – enthält und seine feinstofflichen Schwingungen verloren hat. Dieses Wasser müsste nun in der freien Natur – der Sonne, Mond und den Sternen, dem Wind und den Erdstrahlen – ausgesetzt werden, um wieder Lebensqualität zu erhalten. Stattdessen speichern wir es in Betonbehältern.

Deshalb bevorzugen wir zum Trinken Mineralwasser oder frisches Quellwasser. Dieses Quellwasser ist in den meisten Supermärkten erhältlich unter Markennamen, wie »Vitell« etc. Da Mineralwasser künstliche Kohlensäure enthält, sollten wir sogenannte »stille Wasser« wählen, die wenig oder keine Kohlensäure enthalten, oder die Kohlensäure durch Schütteln oder Rühren vor dem Trinken entweichen lassen. Dies ist besonders wichtig für Menschen mit *Vata*-Konstitution.

Wir können uns zum Trinken jedoch auch **Kräutertees** zubereiten. Mit diesen Kräutern können wir auf die Harmonie im Körper einwirken und die *Doshas* im gegebenen Fall ausgleichen.

Obwohl es im Handel fertige Kräutertees zur Reduzierung der *Doshas* gibt, möchte ich noch einige Kräuter anführen, aus denen wir uns unsere eigene – auf den Typ abgestimmte – **Teemischung** – zusammenstellen können. *Vata-* oder *Kapha*-Tees immer heiß oder warm trinken, *Pitta*-Tees am besten kühl.

***1. Kapha*:** Basilikum, Brombeere, Klette, Kardamom, Kamille, Zimt, Nelke, Löwenzahn, Eukalyptus, Ingwer, Weißdorn, Wacholder, Zitrone, Brennnessel, Orangenschale, Petersilie, Pfefferminze, Salbei, grüne Minze, Thymian, Schafgarbe, Ringelblume, Rosmarin, Hagebutte, schwarzer Pfeffer.

***2. Pitta*:** Brombeere, Klette, Kamille, Wegwarte, Beinwell, Koriander, Kreuzkümmel, Löwenzahn, Fenchel, Hibiskus, Jasmin, Zitronenmelisse, Zitrone, Süßholz, Eibisch, Brennnessel, Pfefferminze, Himbeere, Heidelbeere, Rosenblüte, Safran, Sandelholz, Erdbeere, grüne Minze, Alfalfa, Krause Minze, Vetiver (Eisenkraut), Frauenmantel.

***3. Vata*:** Anis, Angelika, Basilikum, Lorbeerblatt, Dill, Kardamom, Zimt, Nelke, Beinwellwurzel, Eukalyptus, Fenchel, frischer Ingwer, Weißdorn, Süßholz, Muskatnuss, Orangenschale, Thymian, Ringelblume, Malve, Kamille, Koriander, Hagebutte, Calendula, Arnika, Lavendel.

In Maßen genossen, eignen sich ausgleichend für alle Konstitutionen: Kamille, Fenchel, Pfefferminze, krause Minze, Rosenblüten, Salbei, grüne Minze, Ingwer.

Kapha-Typen sollten nur mit Honig süßen. Für *Pitta* und *Vata* sind außer Honig alle Süßmittel geeignet.

Getränke für die jeweilige Jahreszeit

Herbst und Winter: 1 Liter **Apfelsaft** mit einer Gewürzmischung von jeweils 2 Teilen Ingwer und Zimt und je einem Teil Nelke, Kardamom und etwas schwarzem Pfeffer. Von dieser Gewürzmischung geben wir nach Geschmack etwa 1 gehäuften Teelöffel in den Apfelsaft und lassen alles zusammen ca. 10 bis 15 Minuten kochen.

Wir trinken dieses Getränk so warm es uns möglich ist. Es leistet gute Hilfe und bringt Erleichterung bei Schnupfen, Erkältung und Grippe.

Der heiße Saft und die Gewürze verstärken *Pitta* und reduzieren *Kapha*, wobei sich der Schleim im Körper verflüssigt und gut ausgeschieden werden kann. Auch werden der Stoffwechsel und das Abwehrsystem angeregt, so dass die Heilungskräfte besser greifen können.
Der Apfelsaft verstärkt *Vata,* er weitet und trocknet die Kanäle, was wir sehr schnell an einer freien Nase und ungehinderter Atmung merken können.

Sommer: Ein Getränk, das gleichzeitig nährt, den Durst löscht und die Verdauung fördert, ist ***Lassi.***
Dazu nehmen wir Joghurt und Wasser in gleicher Menge und quirlen es gut durch.

Wenn wir den süßen Geschmack bevorzugen, können wir das Wasser ganz oder teilweise durch Fruchtsaft ersetzen und mit etwas Zucker süßen.
Wir können das *Lassi* auch pikant zubereiten, indem wir es mit Salz und gemahlenem Kreuzkümmel würzen.

An sehr heißen Sommertagen ist **Zitronenwasser** eine gute Erfrischung. Wir geben den gepressten Saft von 1–3 Zitronen auf 1 Liter kühles Wasser. Es schmeckt angenehm, kühlt und löscht gut den Durst. Nach Bedarf können wir mit etwas Zucker süßen.

Eine sehr gute Methode, Wasser kühl zu halten ist, es in einem einfachen, ungebrannten und unglasierten Tonkrug aufzubewahren. Durch den porösen Ton verdunstet immer etwas Wasser, wodurch das verbleibende Wasser den ganzen Tag angenehm kühl bleibt und das Zimmer außerdem ein gutes Raumklima bekommt. Um die kühlende Wirkung des Wassers noch zu erhöhen, geben wir einige Rosenblätter mit in den Tonkrug. Das Rosenwasser beruhigt die Sinne und das *Pitta.*

Abschließende Gedanken um Essen

Auch der Prozess des Kochens verdient eine kurze Betrachtung. Von den bei uns gebräuchlichen Energielieferanten wird Holz und Holzkohle als die günstigste Energie zum Kochen angesehen, dann folgt Kochen auf Gas. Kochen mit Strom wird im Ayurveda als die wenigste gesunde Art angesehen.

Den Mikrowellenherd vermeiden wir am besten ganz, da die Mikrowellen nicht nur die chemischen Strukturen der Lebensmittel verändern können, sondern auch das *Prana* – die subtile Lebensenergie – zerstören.

Frische Lebensmittel enthalten die meiste Lebensenergie. Nahrungsmittel aus der Dose oder Tüte sind so industriell verarbeitet, dass sie aller Lebensenergie beraubt sind.

Frische Lebensmittel und frisch zubereitete Mahlzeiten sind eine Grundlage für unsere Gesundheit. Aufgewärmte Speisen sind nicht dazu angetan, uns gesund zu erhalten. Sie enthalten wenig Lebensenergie und sind eine besondere Belastung für die Verdauung. Außerdem besteht immer die Gefahr, dass gekochte Gerichte durch Lagerung oder Wiederaufwärmen verderben, z.B. stellen Pilze, die aufgewärmt werden, ein Risiko dar. Deshalb betont Ayurveda, jede Mahlzeit frisch zuzubereiten!

Es gibt eine ayurvedische Aussage, dass wir uns – um gesund zu leben – von dem ernähren sollten, was im Umkreis von ca. 20 km unseres Wohnortes angebaut wird. Dann entsprechen uns die Lebensmittel in ihrer Zusammensetzung in Bezug auf Nährstoffe, feinstoffliche Schwingungen und klimatische Bedingungen, am besten.
Regionale Kost hat noch den großen Vorteil, dass alles voll ausgereift und frisch geerntet auf den Markt kommt. Dadurch enthält sie sehr viel an Lebenskraft im Gegensatz zum Importgemüse und -obst, das meist unreif geerntet und erst hier bei uns künstlich nachgereift wird. Auch spart man bei regionaler Kost sehr viel Umweltbelastung, da die weiten Transportwege wegfallen.

In Indien gibt es eine sehr schöne Sitte, das frisch gekochte Essen auf dem Hausaltar oder im Tempel Gott darzubringen und es dann als *Prasadam* – geweihte Speise – einzunehmen. Man sieht Gott als einen Gast, der in unserem Hause weilt. Um ihn zu bewirten, werden wir besonders achtsam bei der Auswahl der Lebensmittel und der Zubereitung der Speisen sein.

Wenn wir die Speisen auf dem Altar oder vor einem Bild darbringen, so nimmt Gott unsere Liebe entgegen, denn sie ist das einzige, mit dem wir ihm wirkliche Freude bereiten können. Diese Speisen, die wir dann zu uns nehmen, haben eine hohe Schwingungsqualität und sind dadurch reiner, d. h., materielle Verunreinigungen der Lebensmittel werden durch das Opfern reduziert.

Diese Speisen haben eine große spirituelle Kraft und helfen uns, das Bewusstsein von materiellen Verunreinigungen – wie Neid, Habgier etc.- zu reinigen. So kann auch das Essen eine spirituelle Dimension in unser Leben bringen.

Wir können aber auch die Mahlzeit mit einem Gebet segnen und uns dafür bedanken, dass wir ausreichend Nahrung haben, dass es uns gut geht und wir gesund sind. All dies betrachten wir nicht als Selbstverständlichkeit.

20. Fasten und Entschlacken

Wenn wir merken, dass unsere Verdauung schwach ist, wir unter Appetitlosigkeit, Kopfschmerzen, chronischer Müdigkeit und Antriebslosigkeit leiden und unsere Haut sehr unrein ist, dann können wir annehmen, dass unser *Agni* (Verdauungsfeuer) zu schwach ist und sich dadurch *Ama* (Stoffwechsel- und Verdauungsgifte) im Körper angesammelt hat.

Das können wir auch an unserer Zunge und dem Stuhl erkennen, so wie ich es beim Kapitel »Morgendliche Hygiene und Körperpflege« aufgezählt habe. In diesem Fall ist eine Entschlackung und Entgiftung des Körpers unbedingt angezeigt.

Hier gibt es nun **zwei effektive Methoden**, um den Körper zu entgiften und zu entschlacken, und zwar das Trinken von ayurvedischem Heilwasser und das Fasten.

Trinken von ayurvedischem Heilwasser

Dazu kochen wir das Wasser ca. 10–15 Minuten und trinken es so warm wie möglich. Das gilt für *Kapha*- und *Vata*-Konstitutionen. Für *Pitta*-Konstitutionen ist es besser, das Wasser kühl oder lauwarm zu trinken.

Wenn wir das Wasser eine Weile zum Abkühlen stehen lassen, können wir sehen, dass sich im Topf ein Bodensatz bildet. Durch den Kochvorgang werden viele Stoffe, wie Kalk etc. vom Wasser getrennt, sodass das Wasser danach einen sehr reinen Zustand hat. Wir gießen daher nur dieses reine Wasser zum Trinken ab.

Da unser Körper mit Schadstoffen der Umwelt relativ überschwemmt ist, ist es von Vorteil, durch dieses »Heilwasser« dem Körper bzw. den Zellen die Information von **reinem** Wasser zuzuführen, was den Vorgang der Entgiftung und Entschlackung im Körper anregt. So werden nun viele Schadstoffe aus dem Körper – den Zellen und Geweben – ausgeschwemmt.

Wenn wir etwas Ingwer mitkochen, hilft uns das bei **Verdauungsschwäche**. Durch Zugabe von Gelbwurz wirkt es desinfizierend und **entgiftend** auf den Darm. Gelbwurz sollten wir aber nur in kleinen Mengen zugeben, da er den Darm austrocknen kann.

Wenn wir dieses abgekochte Wasser **während des Fastens** den ganzen Tag über zu uns nehmen, haben wir den angenehmen Nebeneffekt, kein Hungergefühl mehr zu verspüren.

Ideal für eine **Entschlackungskur** ist es, stündlich eine Tasse Heilwasser zu trinken, und zwar über einen Zeitraum von **2–3 Wochen**. Am bequemsten ist es, eine größere Menge zuzubereiten und nach dem Kochen in eine Thermoskanne zu gießen.

Wenn wir das ayurvedische Heilwasser nicht nur kurmäßig trinken, sondern **regelmäßig** zu uns nehmen, tragen wir effektiv zu unserer Gesundheit, Schönheit und Wohlbefinden bei! Am besten trinken wir dann das Heilwasser jeweils morgens und mittags.

Fasten

Das Fasten ist eine ausgezeichnete Methode, unser Verdauungsfeuer wieder in Schwung zu bringen, wenn es durch zu viel Essen überlastet wurde. Auch die Verdauung benötigt Ruhe und Erholungsphasen. Hunger nimmt immer mehr zu, wenn man zu viel isst. Geht das über längere Zeit, so kommt es zu Übergewicht und allmählich auch zu einer Schwächung des Verdauungsfeuers. Desgleichen kann man das Verdauungsfeuer auch stören und schwächen, wenn man zu wenig isst.

Es sind also beide Extreme zu vermeiden, weil beide unser *Agni* – unser Verdauungsfeuer – entweder zu sehr anfeuern (zu viel Appetit) oder schwächen (Essunlust). Beides führt zu Störungen beim *Agni*, die sich darin äußern, dass wir nur mehr schlecht verdauen und das führt zu *Ama*-Ansammlungen – Verdauungsgiften im Körper.

Fasten in Bezug auf die Konstitution

1. ***Kapha***- Konstitutionen können ohne Probleme **eine Woche** fasten, eine *Pitta*-Konstitution sollte nur bis zu 3 Tagen und *Vata*-Konstitutionen nur 1 Tag fasten.
2. Für ***Pitta***-Typen muss Fasten auf **3 Tage** beschränkt werden, da sie sonst zu sehr ihr *Dosha* anregen und aggressiv werden können.
3. Für ***Vata***-Typen empfiehlt sich das Fasten höchstens **1 Tag**, ansonsten würden sie zu viel Stabilität verlieren.

Schwangere und geschwächte Personen dürfen überhaupt nicht fasten. Bei Kinderwunsch ist es vorteilhaft, **vor** der Schwangerschaft den Organismus zu reinigen.

Wichtig zum Fasten: Bei mehrtägigem Fasten empfiehlt es sich, vorher eine Darmreinigung durchzuführen. Durch Trinken von gelöstem Bittersalz (Glaubersalz) oder einer Abkochung von Triphala-Pulver (1 TL auf 1 Tasse Wasser) lösen wir einen künstlichen Durchfall aus, der den Darm von Speiseresten reinigt. Eine Darmreinigung durch einen Einlauf kann ebenso nützlich sein.

Es ist zum Fasten notwendig, dass wir viel trinken. Dabei sind Blutreinigungstees (Brennnessel) und das Trinken des ayurvedischen Heilwassers besonders hilfreich. Das Heilwasser nimmt das Hungergefühl und hilft beim Ausschwemmen.

Um die Ausscheidungsvorgänge der Schlacken über die Haut und Nieren besonders zu unterstützen, empfehle ich Spazierengehen in der Natur, Atemübungen und Schwitzen. Hierzu können Sie in den betreffenden Kapiteln über »Atem ist Leben« und »Schwitzen« nachlesen.

Ideale Zeiten zum generellen **Entschlacken** sind das **Frühjahr** und der **Herbst.**

Im Frühling können wir mit frischen Kräutern, z. B. Löwenzahnsalat sowie mit Blutreinigungstees, wie z. B. von Brennnesseln den Organismus von den Schlacken des Winters befreien und mit den bitteren Kräutern die Leber stärken und die Entgiftung ankurbeln.

Im Herbst empfiehlt es sich, mit einer Weintraubenkur oder Weintraubensaftkur zu entschlacken. Weintrauben haben eine reinigende und regenerierende Wirkung auf das Blutgewebe.

Von Vorteil ist es jedoch, **regelmäßig** zur Entlastung des Organismus wöchentlich oder 14-tägig einen **Fasten- oder Früchtetag** einzuhalten. Man kann auch Obst- oder Gemüsesaft-Fasten. Das bewirkt neben der Entschlackung auch die Zufuhr von wertvollen Vitaminen und Spurenelementen. Das gilt besonders nach üppigen Festtagen.

In Hindufamilien wird zweimal pro Monat (11. Tag nach Neumond bzw. Vollmond) ein spiritueller Fastentag – *Ekadasi* – eingehalten. Die Zeit, die durch das Fasten eingespart wird, wird für Meditation, Besinnung oder das Lesen in Heiligen Schriften genutzt. Diese Praxis können wir als Anregung für unsere nächste Fastenkur aufnehmen.

Nach dem Fasten, wenn sich wieder ein gesundes Hungergefühl einstellt, achten wir darauf, unseren Magen nicht gleich zu überfüllen. Die ersten Mahlzeiten sollten klein und leichtverdaulich sein. Zur Unterstützung der Verdauung können wir Ingwertee oder eine Abkochung von *Trikatu* trinken. Dies ist eine ayurvedische Mischung aus Ingwer, schwarzer Pfeffer und Pippali (langen Pfeffer), die eine verdauungsteigernde Wirkung hat.

Mit diesen beiden Methoden, dem Trinken von Heilwasser und Fasten, können wir auf einfache, unkomplizierte Art entschlacken und so Krankheiten vorbeugen. Das Trinken von Heilwasser oder eintägige Fasten- oder Früchtetage lassen sich auch mit Schule und Berufstätigkeit leicht verbinden. Ob jung oder alt, alle können damit Vitalität und Widerstandskraft stärken.

Es ist nicht möglich, ein Yogi zu sein,
wenn man zu viel isst oder zu wenig isst,
wenn man zu viel schläft oder nicht genug schläft.

Bhagavad Gita 6.16.

21. Gewürze und Kräuter als Heilmittel

Die Gewürze sind nicht nur nützlich, um Speisen geschmackvoll und verdaulich zu machen, sondern sie haben oft eine therapeutische Wirkung. Zum besseren Verständnis der Beschreibung der Gewürze und ihrer Wirkungen noch einige kurze Erläuterungen:

Vor dem ersten Schrägstrich werden die Geschmacksrichtungen (*Rasa*) aufgezählt, nach dem ersten Schrägstrich *Virya* und nach dem zweiten Schrägstrich finden wir den *Vipak*. Detaillierte Beschreibungen von *Rasa*, *Virya* und *Vipak* finden wir im Kapitel über Ernährung.

KPV bedeuten *Kapha, Pitta, Vata*, – = verringernd, + = vermehrend.

1. Ajwain:
Scharf/heiß/scharf, KV-, P+, stark verdauungsfördernd, beseitigt tiefsitzendes *Ama*, regt Stoffwechsel an, löst Darmkrämpfe und Blähungen, gibt Lebenskraft, regt Nierenfunktion an.

2. Anis:
Scharf/heiß/scharf, V-, blähungsreduzierend, beruhigt den Darm, verdauungsanregend, Anis und Fenchel nach dem Essen kauen, als Tee getrunken regt Anis die Milchbildung an.

3. Asafötida/Bärendreck/Stinkasant:
Scharf/heiß/scharf, VK-, P+ , als Knoblauch- und Zwiebelersatz, darmanregend, unterstützt Darmflora, blähungsreduzierend, gut gegen Würmer, regt *Agni* an, beruhigt Brechreiz, reduziert Schmerzen.

4. Basilikum:
Scharf/heiß/scharf, VK-, P+ (bei übermäßigem Gebrauch), wirkt sattwisch, öffnet Herz und Geist, reinigt die Aura, kräftigt die Abwehr, hilft bei Erkältungen, Grippe und Lungenproblemen (schleimlösend), vermehrt Pranaaufnahme. Bei äußerlicher Pilzinfektion frischen Saft auftragen.

5. Bockshornkleesamen/Methi:
Bitter, scharf, süß/heiß/scharf, VK-, P+, gut bei Schwäche oder Streß, da nervenstärkend, wirkt verjüngend, unterstützt Heilungsprozesse, gut bei Husten und Bronchitis, als Paste zur Wundheilung. Nach Geburt wirkt das Kauen der Samen mit Roh-Rohrzucker stärkend und fördert die Milchsekretion.

6. Chilischoten:
Scharf/heiß/scharf, P+++, speichert viel Sonnenenergie, wirkt daher sehr erhitzend, versorgt den Körper mit Prana, regt Verdauung und Kreislauf an, hat wie schwarzer Pfeffer rajasische Wirkung, kann Entzündungen hervorrufen oder verstärken (in größeren Mengen).

7. Curryblätter:
P-, fiebersenkend, magenberuhigend, helfen bei Brechreiz und Erbrechen.
(Curryblätter kann man bei Speisen mit essen, deshalb als Ersatz von Lorbeerblättern geeignet).

8. Dill:
Beruhigt *Vata*, gleicht *Kapha* aus (bei Verschleimung), stärkt *Pitta* und *Agni,* blähungsreduzierend, hemmt Darmbakterien.

9. Fenchel:
Süß, scharf/kühl/süß, VKP ausgleichend, stärkt die Verdauung, reduziert Blähungen, hilft bei Darmkrämpfen, da nervenberuhigend, harntreibend, schlaffördernd. Fenchelsamen gekaut oder als Tee zubereitet fördern Milchbildung in der Stillperiode.

10. Galgant:
Unser heimischer Ingwer, von seiner Wirkung diesem gleichzusetzen. Er hilft *Vyana-Vayu* zu harmonisieren, z.B. bei Roemheld-Syndrom bzw. Herzrhythmusstörungen ist Galgant-Pulver eine wirkungsvolle Hilfe (Ayurveda-Ärzte setzen Galgant auch bei Angina Pectoris ein).
Dosierung: 1 TL-Spitze mit etwas Wasser. Gibt Ruhe, Konzentration für die Meditation.

11. Ingwer:
Scharf/heiß/scharf, frischer Ingwer hat scharfen und süßen Geschmack, VK-, schwach P+, regt Verdauung und Appetit an, unterstützt die Darmflora, wirkt keimtötend, stärkt die Abwehr, beugt Ansammlung von *Ama* vor, reduziert aber auch *Ama.* Er löst Verschleimungen im Atemsystem, wirkt im Winter erwärmend, unterstützt alle *Dhatus* (Gewebe), stärkt die Herzfunktion, wirkt sattwisch, beruhigt speziell *Vata.* Insektenstiche kann man mit frischem Ingwer einreiben.
Harmonisierung: K: Ingwer+Honig, P: Ingwer+Kandis, V: Ingwer+Steinsalz.

12. Kardamom:
Süß, scharf/kühl/süß, bei übermäßigem Gebrauch P+, wirkt sattwisch, reduziert alle *Doshas*, regt Galle an, kräftigt Herz und Gedächtnis, harntreibend, Stärkungsmittel, gutes Hustenmittel, da schleimlösend. Samen kauen reinigt den Atem und reduziert Schleim im Magen.

13. Kerbel:
Hat gute entschlackende Wirkung, regt Nierenfunktion an, reduziert *Ama,* reinigt die Haut.
Als Tee nur mit warmem Wasser übergießen und ziehen lassen.

14. Knoblauch:
Alle *Rasa* bis auf sauer/heiß/scharf, VK-, P+, wirkt rajasisch u. tamasisch, senkt Blutdruck und Cholesterin, hilft bei Rheuma und Auszehrung durch *Vata*, gut bei Fieber durch *Vata*, reduziert *Ama*, wirkt aufbauend, regenerierend, antiseptisch, blutreinigend, blutbildend, kräftigt das Immunsystem.

15. Koriander:
Samen: scharf, bitter/heiß/scharf, P-, VK ausgleichend, herzstärkend, als Paste antirheumatisch, verdauungsfördernd, appetitanregend, hilft gegen Koliken. Geröstete und gemahlene Koriander Samen ergeben einen schmackhaften Kaffee-Ersatz.
Frische Blätter: süß, bitter, scharf/kühl/scharf, P-, gut bei Entzündungen im Magen/Darmtrakt sowie der Harnwege. Mit Ingwer und Kreuzkümmel gute Wirkung bei fiebrigen Erkrankungen.

16. Cumin/Kreuzkümmel:
Scharf, bitter/kühl/scharf, VK-, P +, fördert die Magensekretion, reduziert Blähungen, vermindert Krämpfe im Magen/Darmbereich.

17. Kümmel:
Scharf/heiß/scharf, V-, schmerzstillend, harntreibend, blähungsreduzierend, verdauungsanregend, stärkt *Agni,* gut gegen Darmträgheit, anregend und blutreinigend.

18. Kürbiskerne:
V-,P ausgleichend in kleinen Mengen, K+, Kürbiskerne oder -Öl zum Salat, reich Omega3 und Omega6-Fettsäuren, wirken nährend u. heilend für Magen/Darm, antiparasitär, beseitigen Prostatabeschwerden. Kürbiskernkauen verhindert Karies, fördert Milchproduktion.

19. Kurkuma/Tumerik/Gelbwurz:
Scharf, bitter und herb/heiß/scharf, PK-, V+, appetitanregend, blähungsreduzierend, reguliert Darmflora, reinigt *Nadis* und *Chakras*, desinfiziert innerlich/äußerlich, deshalb gut zur Wundbehandlung als Paste/ Pulver, zum Färben als Safranersatz, schmerzstillend, energiespendend.

20. Löwenzahn:
PK-, V+, Blätter und Blumen wirken harntreibend, stärken Leber und *Agni,* gute Heilwirkung bei Gelbsucht, Lymphstau, Hepatitis und zur allgemeinen Entgiftung des Körpers.

21. Lorbeerblätter:
VK-, P+, verstärkt *Agni,* regt Verdauung und Appetit an, hemmt Blähungen.

22. Melisse:
KP-, V ausgleichend, nervenstärkend, beruhigend, gutes Mittel bei Schlaflosigkeit, Nervosität und Kopfschmerzen, schweißtreibend.

23. Majoran:
KV-, P+, verstärkt *Agni,* stärkt Magen und Darm, wirkt schleimlösend und entwässernd.

24. Meerrettich:
Scharf/erwärmend/scharf, VK-, P+, stoffwechselstimulierend, verdauungsfördernd, harn- und schweißtreibend, lindert Asthma, Erkältung, Rheuma und hilft bei verstopfter Nase.

25. Minze:
Scharf/leicht kühl/scharf, PK-, V ausgleichend, beruhigt die Nerven, entspannt Körper und Verdauung, regt die Verdauung an, wirkt sattwisch. Hat im Sommer eine angenehm kühlende Wirkung und es ist fiebersenkend.

26. Muskat:
Scharf, herb/heiß/scharf, VK-, P+, in größeren Mengen tamasische Wirkung, beruhigt Geist und Nerven, krampflösend, besonders im Bauchbereich, hilft bei schlechter Nahrungsabsorption, etwas Muskat in warmer Milch hilft bei Schlafproblemen (*Vata* ausgleichend).

27. Nelken:
Bitter, scharf/heiß/scharf, regt Magen und Lunge an, gut bei Erkältung, Grippe und Husten, unterstützt die Lymphe und das Immunsystem. Nelkenöl beruhigt Zahnschmerzen.

28. Olive:
V-, PK ausgleichend, Olivenöl ist reich an ungesättigten Fettsäuren, senkt Cholesterinspiegel, nährt die Leber. Äußerlich gut bei Verbrennungen und Ekzemen.

29. Paprika:
Scharf, süß/erhitzend/scharf, KV-, P+, kann als Ersatz von Chili gebraucht werden, hat eine ähnliche, aber schwächere Wirkung, Stoffwechsel stimulierend.

30. Petersilie:
Kraut: scharf, bitter/schwach heiß/scharf, KV-, P+,
Wurzel: süß, bitter/schwach heiß/scharf, KV-, P+,
Schützt vor Nieren- u. Gallensteinen, entwässert, löst Darmkrämpfe, frischer Saft erfrischt u. belebt.

31. Pfeffer schwarz:
Scharf/heiß/scharf, VK-, regt *Agni* und *Pitta* an, zum Aufheizen bei chronischer Erkältung, Pfeffer und Honig entschleimen, verbrennt *Ama*, harntreibend, wichtig zur Rohkost, wirkt rajasisch.

32. Safran:
Süß, scharf, bitter/kühlend/süß, *Vata*, *Pitta* und *Kapha* ausgleichend, reguliert Leber und Milz, Anregungsmittel, verstärkt die Aufnahme von Lebensenergie, unterstützt die Wirkung anderer Heilpflanzen, hilft bei der Aufnahme der Nahrung in tiefere Gewebe, stark sattwische Wirkung.

33. Salbei:
Scharf, bitter, herb/leicht heiß/scharf, KV-, in größeren Mengen P+, reduziert Schleim und Schweiß, trocknet Geschwüre aus, blutstillend, fördert geistige Ruhe und Klarheit, beruhigt das Herz, bei Halsschmerz gurgeln.

34. Senfsamen:
Scharf, bitter/ heiß/scharf, KV-, P+++, Appetit und Stoffwechsel anregend, innerlich und äußerlich stark erhitzend, regt und Speichel- und Magensekretion an, wirkt antibakteriell und blähungsreduzierend, krampflösend.
Äußerlich wird ein Brei aus gemahlenen Senfkörnern aufgelegt als Wärmetherapie, z. B. bei Nervenschmerzen, Hexenschuss, Gelenksschmerzen, Rheuma. Vorsicht, stark hautreizend!

35. Süßholz (Lakritze):
Süß, bitter/kühlend/süß, VP-, von schwerer, öliger Eigenschaft, gegen Übersäuerung, magenberuhigend, löst den Schleim (Bestandteil von Hustentees), unterstützt Wundheilung, ist nährend, verjüngend, lebensverlängernd.

36. Thymian:
VK-, P+, stärkt die Verdauung, wirkt antiseptisch, eine Abkochung hilft bei Hautkrankheiten.

37. Wacholder:
Scharf, bitter, süß/erhitzend/scharf, VK-, P+, harn- und schweißtreibend, schmerzstillend, gut bei Hautallergien und Hautkrankheiten.

38. Zimt:
Scharf, süß, herb/heiß/süß, KV-, P+, gleicht *Vata* aus, erwärmt die Nieren, regt Harnausscheidung an, regt Kreislauf und Durchblutung an, wirkt sattwisch.

Kräuter und Gewürze zur Reduzierung der Doshas

1. **Anti-*Vata:*** Hagebutte, Thymian, Fichte, Kardamom, Anis, Dill, Arnika, Zimt, Muskat, Süßholz, Lavendel, Oregano, Calendula, Irisch Moos.
2. **Anti-*Pitta:*** Melisse, Rosenblätter, Himbeerblätter, Löwenzahn, Brennnessel, Limone, Süßholz, Kamille, Distel, Frauenmantel.
3. **Anti-*Kapha*:** Eukalyptus, Rosmarien, Salbei, Minze, Eisenkraut, Dill, Fichte, Kamille, Basilikum, Nelke, Ingwer, Engelwurz, Wacholder, Schafgarbe.

Die Natur schenkt uns ihre Liebe
durch ihre Heilkräuter, Früchte und Blumen.

Rasayana – Stärkungs- und Verjüngungsmittel

Unter *Rasayana* verstehen wir verjüngende bzw. aufbauende Heilmittel und Methoden. Es geht allerdings nicht um die Verlängerung des Lebens – die Länge des Lebens ist ohnehin vorbestimmt – sondern um ein erfülltes, gesundes Leben und die Lebensqualität. Zur *Rasayana*-Therapie gehören Heilpflanzen, Gewürze, Nahrungsmittel, Ölmassagen, Meditation oder Yogaübungen. Es gibt auch *Rasayana*-Therapien mit ayurvedischen Medikamenten, die jedoch nur von einem Ayurveda-Arzt durchgeführt werden sollten.

Im Ayurveda gibt es zwei Arten: 1. *Rasayana* und 2. *Vijikarana. Vijikarana* bezeichnet das, was wir als Aphrodisiaka kennen. Im Ayurveda liegt der Schwerpunkt jedoch nicht auf der Steigerung von Lust und Potenz, sondern in der Stärkung von *Shukra-Dhatu,* dem Fortpflanzungsgewebe, um gesunde, kräftige und langlebige Nachkommen zu zeugen. *Rasayana* wirkt sehr unterschiedlich.

So gibt es etwa *Rasayana*-Therapien für die Gewebe, für das Immunsystem, zur Stärkung der *Doshas* und als allgemeine Stärkungsmittel. In jedem Fall wird empfohlen, ab dem 50. Lebensjahr mit *Rasayana* zu beginnen, um den Eintritt in die *Vata*-Lebensphase und den damit beginnenden körperlichen Abbau aufzufangen bzw. auszugleichen.

Beginnen wir mit den Geweben. Der Name »*Rasayana*« gibt uns schon darüber Auskunft. »*Rasa*« bedeutet Plasma und Lymphe und »*Ayana*« Neubeleben oder Stärken.

Stärkungs- und Aufbaumittel für die einzelnen Gewebe

1. **Rasa** – Plasma: Weintrauben, Datteln, Shatavari (Spargel), Ashwagandha und Ginseng.
2. **Rakta** – Blut: Amla (indische Stachelbeere), rote Trauben, rote Beete und Loha-Bhasma (Eisenoxyd).
3. **Mamsa** – Muskeln: Silber, Ashwagandha, Kapikatchu (Juckbohne), Bala (ind. Malve).
4. **Meda** – Fettgewebe: Guggul (Myrrhe), Shilajit (Steinöl oder Erdpech), Haritaki.
5. **Asthi** – Knochen: Shatavari (Spargel), Kalzium, Shankabhasma (Muschelkalk).
6. **Majja** – Knochenmark und Nerven: Kalmus, Gold, Brahmi (Nabelkraut).
7. **Shukra** – Fortpflanzungsgewebe: Milch, Ghee, Shatavari (Spargel), Ashwagandha, Atmagupta.

Rasayana für die Konstituionstypen **(Doshas)**

1. ***Kapha:*** Milchprodukte, Pippali (langer Pfeffer), Bibhitaki, Guggul (Myrrhe).

2. ***Pitta:*** Aloe Vera, Amla, Beinwell, Safran, Shatavari (Spargel).

3. ***Vata:*** Ashwaganda, Kalmus, Knoblauch, Ginseng, Haritaki, Guggul und Bala (ind. Malve).

Abwehrsteigerung und zur Verbesserung des Stoffwechsels

Hierfür wird ***Triphala*** empfohlen. Dies ist ein ayurvedisches Präparat aus den drei Früchten von Amla, Haritaki und Bibhitaki. Auch Ashwagandha stärkt das Immunsystem.

Lebensmittel mit verjüngender, aufbauender und stärkender Wirkung

Das sind solche, die *Kapha* (Aufbau) verstärken und *Vata* (Abbau) reduzieren. Es handelt sich hierbei um schwere, kompakte, fette und süße Lebensmittel. Die beste Wirkung wird Weizen, Kichererbsen, Pistazien, Mandeln, Sesamsaat, Datteln, Milch, Ghee, *Jaggery* (Roh-Rohrzucker) und älterem Naturhonig zugesprochen.

Die Milch ist in sich eigentlich ein vollkommenes Lebensmittel, das aufbauende, stärkende und entgiftende Wirkung hat, wenn sie eine gute Qualität hat und nicht ultrahoch erhitzt ist. Wir können die Milch jedoch mit anderen Zutaten kombinieren, um eine spezielle Wirkung zu erzielen:

Safranmilch: Wir kochen Milch mit ca. 4–6 Safranfäden pro Tasse und trinken sie warm und süßen nach Bedarf.

Mandelmilch: Gemahlene Mandeln mit etwas Wasser über Nacht einweichen und morgens zusammen mit Milch kochen und nach Bedarf süßen.

Was die **Mandeln** betrifft, empfehle ich Marzipan-Rohmasse als gutes Stärkungsmittel, am besten schmeckt es mit warmer Milch.

Chavan Prash

Eine spezielle **ayurvedische Nahrungsergänzung**, die zu den *Rasayanas* zählt, verdient eine ausführliche Betrachtung. Es handelt sich dabei um das legendäre *Chavan Prash.*

Eine Legende besagt, dass einst im vedischen Indien ein heiliger Weiser mit Namen Chavana Muni lebte. Er führte ein sehr frommes Leben und gab so gute Unterweisungen, dass in seiner Umgebung kein Leid zu finden war.

Nun gab es einen König, der den Wert des Heiligen für sein Königreich erkannte. Er ließ den Weisen an seinen Hof rufen und machte ihn zu seinem persönlichen Berater. Dafür gab er ihm seine junge, hübsche Tochter zur Frau, um ihn an seinen Königshof zu binden. Der Weise lehnte es jedoch ab, im Palast zu leben und bezog eine einfache Hütte außerhalb der Palastmauern.

Die Königstochter war ihm eine liebevolle und treue Ehefrau und sorgte für sein leibliches Wohl. Nach längerer Zeit äußerte sie den Wunsch, ein Kind zu bekommen. Da der Weise schon ein hohes Lebensalter erreicht hatte und durch sein entsagtes Leben kör-

perlich sehr abgezehrt war, so entschied er sich, seinen Körper zu verjüngen, um dem Wunsch seiner Frau nachkommen zu können.
Er bat daraufhin die *Asvinis* – die himmlischen Ärzte – ihm zu helfen. Sie bereiteten ihm daraufhin ein Mus aus speziellen Früchten, Kräutern und Mineralien zu. Durch diese Speise regenerierte sich sein Körper in kürzester Zeit und er gewann wieder jugendliche Frische und Vitalität. Seither wurde dieses Mus *Chavan Prash* genannt, die Speise des *Chavana Muni.*

Erwarten wir bitte keine Wunder, aber genau betrachtet hat alles einen realen Hintergrund. Dieses *Chavan Prash* besteht hauptsächlich aus der *Amla-* Frucht, die den höchsten Vitamin-C-Gehalt aller bekannten Früchte besitzt. Dies bewirkt eine enorme Steigerung unseres Immunsystems. Die *Amla*-Frucht schmeckt sauer, scharf, bitter und herb. Wenn wir nach dem Essen der Frucht etwas Wasser trinken, so schmeckt dieses Wasser sehr süß. Dadurch, dass sie fast alle Geschmacksrichtungen enthält, hat diese Frucht eine stark ausgleichende und harmonisierende Wirkung auf alle *Doshas.*

Neben *Amla* gibt es im Originalrezept 48 Kräuter, Mineralien und andere Ingredienzien, wie etwa Rohrzucker und *Ghee,* was speziell *Vata* und *Pitta* beruhigt.

Es gibt heute viele Variationen von *Chavan Prash* im Handel. Wir sollten aber unser *Chavan Prash* mit Bedacht wählen, da es auch viele schlechte Produkte gibt. So macht es z.B. einen Unterschied, ob frische, gute *Amla*-Früchte verwendet werden oder alte, abgelagerte oder getrocknete. In guten indischen Firmen wird deshalb *Chavan Prash* nur in der Zeit hergestellt, in der frische *Amla*-Früchte verfügbar sind.

Zwei Produkte möchte ich empfehlen: *CHYAVANPRASH*, das von der Firma SEVA in Indien hergestellt wird. Das andere heißt *AMRIT CHAVANA PRABHA* von *Shivananda Pharmaceuticals.* Letzteres hat eine spezielle Wirkung auf die Zellregeneration. Ich habe damit bei Gelenksarthrose schon sehr gute Erfahrungen gemacht.

Von *Chavan Prash* nehmen wir täglich 2 Teelöffel, und zwar morgens und abends mit etwas heißer Milch. Ich möchte Chavan Prash speziell den *Pitta-* und *Vata*-Konstitutionen ans Herz legen. Dem *Pitta*-Typ gibt es Energie und schützt ihn vor Verausgabung bzw. »Ausbrennen«. Den *Vata*-Typ schützt es vor Auszehrung und hilft ihm, Stabilität zu bilden und zu bewahren.

Heilpflanzen und Gewürze

In Bezug auf *Rasayana* möchte ich hier noch einige hervorheben:

Um *Agni* – unsere **Verdauungskraft** – zu stärken, empfiehlt sich die Gewürzmischung ***Trikatu***. Sie setzt sich aus schwarzem und langen Pfeffer (Pippali) und Ingwer zusammen. Die gute Verdauungskraft ist sehr wichtig für einen gesunden Stoffwechsel und ungestörte Ernährung der Gewebe.

Ein traditionelles ayurvedisches Stärkungsmittel für unsere Verdauungskraft ist das ***Hing Astaka Curna***. Hierzu zerreiben wir folgende Gewürze zu einem 1 Teil sorgsam im Mörser: schwarze Pfefferkörner, Pippali (langer Pfeffer), ganzer Kreuzkümmel, Schwarzkümmelsamen und Ajwain.
Nun geben wir je 1 Teil Steinsalz und Ingwerpulver sowie 7 Teile Asafötida dazu und rösten die Gewürzmischung langsam in Ghee.
Bei Verdauungsschwäche nehmen wir vor der Mahlzeit 1 TL-Spitze voll. Diese Gewürzmischung ist besonders gut für *Vata*-Typen.

Verjüngungs- und Stärkungsmittel für den Geist

Ein Mittel ist das **Kalmuswurzelpulver**. Es wird geschnupft und führt über die Nasenschleimhäute dem Gehirn Lebensenergie zu. Im Ayurveda bezeichnet man es als »Peace of Mind«. Wir wenden es jeweils an, wenn Konzentration oder die Arbeitsfähigkeit des Geistes nachlassen oder wir unter gedanklicher Unruhe leiden.

Brahmi (Nabelkraut) hilft ebenfalls, den Verstand, das Gedächtnis und die Konzentration zu verbessern. Auch die Meditation gibt dem Geist Kraft und Harmonisierung die Körperfunktionen, was zu einer Hebung der Lebensqualität führt.

Zwei für uns schwer durchführbare, aber umso wirkungsvollere Verjüngungs- und Kräftigungsmethoden für den Geist sind ***Mauna* und *Kutipraveshika***.

Mauna bedeutet, für einen Tag oder länger zu schweigen. Einerseits verschwenden wir jeden Tag eine große Menge Lebensenergie durch unnützes Gerede und so stellt Schweigen eine starke Erholung dar, andererseits wird man sich beim Schweigen der inneren Gedanken und Gefühle bewusst, und kann sich auf das wirklich Wichtige konzentrieren. Auch lernt man wieder die innere Stimme bewusst wahrzunehmen.

Kutipraveshika bedeutet, sich auch räumlich zu isolieren, indem sich man zur Therapie in einen geschlossenen Raum oder Hütte begibt (Hütte – *Kutir*). Auf diese Weise ist man gezwungen, sich eine Weile von allen äußeren Reizen und Informationen fernzuhalten. Wir leben ohne TV, Radio, Zeitungen, Bücher (Ausnahme sind religiöse Texte) und Gespräche. Dadurch wird der Geist nach einer Weile sehr ruhig und beständig, was einen sehr beruhigen Effekt auch auf den Körper hat.

Herz

Ein gutes *Rasayana* für das Herz ist Marmelade aus Honig, Rohrzucker und frischen Rosenblättern.

Dazu schichten wir frisch geerntete Rosenblätter abwechselnd mit Honig oder Rohrzucker in einem Glas. Dieses stellen wir in die Sonne, bis sich die Substanzen vermischen.

Allgemeine Verjüngungs- und Stärkungsmethoden

Safran verstärkt die Aufnahme von Lebensenergie im ganzen Körper. Ashwaganda und Ingwer sind generelle Stärkungsmittel.

Ein Mittel, um den **Alterungsprozess aufzuhalten** und vor allem die **Nerven zu stärken**, ist **Goldwasser.** Hierbei geben wir Wasser in ein Silbergefäß und legen ein Goldstück hinein. Nach 24 Stunden kochen wir das Wasser mit dem Gold einige Minuten in dem Silbergefäß. Wir sollten jeden Tag etwas von dem Goldwasser trinken.

Da *Abhyanga,* die **ayurvedische Öltherapie**, *Vata* reduziert und *Kapha* verstärkt, was Fülle und Stärke gibt, zählen wir auch die Ölmassage zu den *Rasayana*-Methoden.

Vergessen wir nicht den **Schlaf,** er ist unsere natürlichste **Verjüngungsmethode**, da im Schlaf die Körperfunktionen sehr eingeschränkt sind und somit der Körper die Möglichkeit hat zu entschlacken, kleinere »Reparaturarbeiten« vorzunehmen und Energie zu tanken.

Auch mit Körper- und Atemübungen lässt sich die Lebensqualität verbessern. Bei den ***Yoga-Asanas*** zählen besonders Sonnengruß, Zange, Schulterstand und Drehsitz zu den verjüngenden Übungen, da sie eine speziell harmonisierende und kräftigende Wirkung auf den Körper haben.

Es ist nicht so wichtig, wie lange unser Leben währt,
sondern welche Qualität wir dem Leben geben,
wie wir es sinnvoll gestalten
und wieviel Freude und Liebe wir weitergeben.

22. Abschluss des Tages

Wenn wir unser Tageswerk beendet haben und wieder nach Hause zurückkehren, duschen wir als Erstes und waschen die stark verschmutzten oder verschwitzten Körperbereiche mit Seife, um den Schmutz der Arbeit und des Tages zu entfernen.

Dann legen wir leichte, bequeme Hauskleidung an. Erinnern wir uns daran, dass unsere Tages- oder Arbeitskleidung voll gesogen ist mit Schwingungen und Emotionen der Menschen, mit denen wir den Tag über zu tun hatten. Auch unsere eigenen Enttäuschungen, unser Stress oder Angst, die wir empfunden haben etc., haften noch in der Kleidung.

Diese Schwingungen und Gefühle haben wir vielleicht schon lange vergessen, unbewusst beeinflussen sie uns aber immer noch. Wir sollten sie deshalb so schnell wie möglich loswerden. Ideal ist es, unsere Tages- oder Arbeitskleidung an die frische Luft zum Lüften zu hängen, z. B. auf den Balkon.

Wir können auch mit unserer Hauskleidung unser eigenes Bewusstsein zum Ausdruck bringen. Zu Hause sind wir nicht den Normen und Kleidervorschriften von Beruf und gesellschaftlicher Stellung unterworfen. So wird z. B. kein vernünftiger Mensch zu Hause oder in der Freizeit den Anzug tragen, mit dem er Tag für Tag im Büro sitzt.

In Indien kennt man eine spezielle lockere Kleidung, die man in der Freizeit und in den eigenen vier Wänden trägt. Sie besteht aus einem weitem Hemd und einer weiten Hose, die man *Pajama* nennt. Die Engländer machten daraus den »Pyjama«. Beweisen wir bei unserer Hauskleidung Phantasie, tragen wir unsere Lieblingsfarben und zeigen wir unsere Individualität!

Um unseren Geist von den Ablenkungen und Anspannungen des Tages zu reinigen, gönnen wir uns nun etwas Zeit für **Meditation** und **Entspannung**. Einige Hinweise dazu finden wir unter dem Thema »*Sadhana* – Meditation und Andacht« am Morgen. Auch ein gemütlicher Abendspaziergang, ein gutes Buch oder ruhige, entspannende Musik helfen uns, von Alltag Abstand zu bekommen.

Im Ayurveda gibt es einen Wissensbereich, der sich speziell mit ausgleichender und heilender **Musik** beschäftigt. Diesen Bereich nennt man ***Gandharva-Veda.*** Hier gibt es Musikstücke – ***Ragas*** – die die jeweilige Stimmung der Tageszeit ausdrücken.

Wenn wir nun z. B. eine *Abend-Raga* hören, so verbinden wir uns sofort mit der Stimmung des Abends in der Natur und werden ruhig und ausgeglichen. Auch gibt es *Ragas,* die uns helfen, die *Doshas* auszugleichen, etwa um *Vata* zu beruhigen oder *Kapha* aufzumuntern.

Spezielle *Ragas* sind in der Lage, uns in die Stimmung einer besonderen Situation zu versetzen. So gibt es *Ragas* für die Meditation oder solche, die uns z. B. die Stimmung eines schönen Sonnenunterganges erleben lassen.

Nach dieser Entspannung werden wir uns vom Tage mit seinen Aufgaben und Pflichten gelöst haben und uns wieder selbst näher sein. Dies bietet die gute Gelegenheit, uns wieder mit dem wirklichen Lebensziel zu verbinden, nämlich geistiges und spirituelles Wachstum zu fördern.

Dies schließt ein **harmonisches Familienleben** und eine **sinnvolle Freizeitgestaltung** mit geistig offenen Freunden mit ein. Es soll ein **Ausgleich** zu der beruflichen Tätigkeit geschaffen werden, ebenso zur Konstitution. Das heißt, dass Berufstätige mit sitzender

Tätigkeit Bewegung brauchen und umgekehrt. *Vata*-Typen sollten sich entspannenden, ruhigen Tätigkeiten widmen.

Besonderen Erholungswert hat der Aufenthalt in der Natur. Dies gilt auch für die Wochenend- und Urlaubszeit. Das Grün der Wiesen und Wälder, das Blau des Himmels und des Meeres und die wunderschönen Farben eines Sonnenuntergangs bringen uns in Harmonie.

Innere Ruhe und Zufriedenheit ist die beste Basis für körperliche Ausgeglichenheit und Belastbarkeit.

Gott achtet mich, wenn ich arbeite –
aber er liebt mich, wenn ich singe.

Tagore

23. Abendessen

Um unser *Agni* – Verdauungsfeuer – »gesund« und kräftig zu halten, ist es von Vorteil, drei Mahlzeiten am Tag zu sich zu nehmen. Die Mahlzeit am Abend sollte allerdings nicht zu spät gegessen werden. Vor 18 Uhr ist ideal, jedoch halte ich die Zeit bis 19 Uhr noch für vertretbar, da wir auch unsere Lebensgewohnheiten, z. B. Arbeitszeiten etc., berücksichtigen müssen. In diesem Zusammenhang ist immer die Normalzeit, nicht die künstliche Sommerzeit, gemeint.

Gemäß Ayurveda ist es günstig für unsere Gesundheit, nach Sonnenuntergang keine feste, schwerverdauliche Nahrung mehr zu sich zu nehmen, da danach unser Verdauungsfeuer zu ruhen beginnt und dies zu Schwierigkeiten bei der Verdauung führen wird. Es ist nichts dagegen einzuwenden, am Abend Nahrung in flüssiger Form, wie etwa Brühe oder Suppe oder etwas Leichtverdauliches einzunehmen. Bei uns sehen wir den Winter als Ausnahme, da in unseren Breitengraden die Sonne sehr früh untergeht.

Eine Mahlzeit um Mitternacht ist deshalb gefährlich, da es dann besonders schwer fällt, sich bei den Mengen zu beherrschen. Mitternacht und Mittag sind die Zeiten, wo *Pitta* am stärksten wirkt und Verdauung und Stoffwechsel am aktivsten sind.

Das Abendessen sollte leicht verdaulich sein und nicht belasten. In Indien habe ich abends immer eine Tasse heiße Milch mit *Puris* (einem köstlichen Fladenbrot) und etwas gekochtem Gemüse zu mir genommen. Dies sättigt gut, ist schnell verdaut und belastet nicht den Stoffwechsel. Als Alternative können wir auch ein Butterbrot zum Gemüse essen. Auch Suppen sind ideal als Abendspeise.

Wenn die Abendmahlzeit zu schwer oder üppig ist, geht dies auf Kosten des erholsamen Schlafes. Während des Schlafes ruhen normalerweise Verdauung und Stoffwechsel. Daher wird sich *Ama* entwickeln und den Körper belasten.

Hier möchte ich nun ein einfaches, indisches Gericht – *Kitri* – als Beispiel erwähnen:
Wir kochen etwas Reis mit der gleichen Menge *Dal* oder kleinen Linsen mit Salz, gemahlenem Kreuzkümmel, Ingwer, Koriander und Anissamen. Nach Geschmack und Lust kochen wir etwas klein geschnittenes Gemüse, wie Kartoffeln, Mohrrüben oder Blumenkohl oder einige Erbsen mit. Je nach der Wassermenge können wir das *Kitri* als Suppe oder Brei zu uns nehmen. Es schmeckt köstlich, nährt gut, belastet jedoch die Verdauung nicht besonders.

Ein ideales Abendessen für alle, die sich mit **Übergewicht** abplagen, stellt eine spezielle ayurvedische ***Dal*-Suppe mit Gewürzen** dar:
Dazu mischen wir Kreuzkümmel, Ingwer, Koriander und Curryblätter und geben 4 Teelöffel davon in 4 Teelöffel Erdnussöl und rösten die Gewürze gut an. Dann geben wir 2 Esslöffel gemahlene Mungbohnen dazu, rühren gut um und gießen mit 4 Tassen Wasser auf. Nun lassen wir die Suppe kochen, bis sich die Menge auf 2 Tassen reduziert hat. Zum Abschmecken können wir noch etwas Zucker oder Salz dazugeben.

Es ist von Vorteil, diese Suppe abends zu sich zu nehmen, und zwar mindestens 14 Tage lang. Ein Vorteil dieser Suppe liegt darin, dass wir soviel essen können wie wir wollen, und trotzdem erreichen wir eine Gewichtsabnahme. Um den Geschmack zu variieren, geben wir bei Gelegenheit noch etwas weich gekochtes Gemüse dazu. Wichtig ist, dass wir diese Suppe so warm wie möglich essen. Kalte Speisen oder Getränke sollten Übergewichtige weitestgehend vermeiden, da sie das Gewicht vermehren.

24. Schlaf

Für die körperliche und geistige Ausgeglichenheit ist der Schlaf ein sehr wichtiger Faktor. Im Schlaf kann der Körper sich regenerieren und der Stoffwechsel Schlacken ausscheiden. Energetisch werden die »Batterien« wieder aufgeladen.

Der Geist – unser mentaler Bereich – nutzt die Ruhepause des Schlafes, um unerledigte oder verdrängte Gedanken oder Geschehnisse des Tages aufzuarbeiten, zu klären und abzuschließen. Vieles davon erleben wir als Träume. Diese geistige Tätigkeit während des Schlafes hilft uns, viel Druck abzubauen und zu Ruhe, Entspannung und Stabilität zu finden.

Zeitpunkt des Schlafes

Deshalb ist es aber auch wichtig, zu welcher Zeit wir uns zum Schlafen begeben. Da von 18 bis 22 Uhr *Kapha*-Zeit ist, wird diese Zeit als besonders günstig zum Einschlafen angesehen. Die Eigenschaft der Zeit, in der wir einschlafen, wird die Qualität des gesamten Schlafes beeinflussen. Wenn wir also vor 22 Uhr einschlafen, wird der Schlaf die Eigenschaft von *Kapha*, also Ruhe, Ausgeglichenheit und Stabilität bekommen und uns eine erholsame, tiefe Nachtruhe bescheren.

Schlafen wir aber nach 22 Uhr – also zur *Pitta*-Zeit – ein, so werden der Schlaf und unsere geistige »Aufräumarbeit« – die Träume – »feurige« und aktive Eigenschaften bekommen. Wir dürfen uns dann nicht wundern, wenn wir uns im Schlaf viel bewegen und lebhaft träumen.

Nach 2 Uhr früh – in der *Vata*-Zeit – wird der Schlaf sehr unruhig. Die körperlichen Funktionen »erwachen« und deshalb können wir beobachten, dass wir – falls wir nachts erwachen, um die Toilette aufzusuchen – gerade in diesem *Vata*-Zeitraum (meist zwischen 2 und 4 Uhr) aufwachen. Beginnt unser Schlaf nun gegen oder nach 2 Uhr, so brauchen wir uns nicht zu wundern, wenn wir nicht tief und stabil, sondern unruhig und unterbrochen schlafen und uns dann morgens erschöpft oder gar »zerschlagen« fühlen. Auch wird es uns unmöglich sein, vor 6 Uhr früh zu erwachen und aufzustehen. Meistens wachen wir daher erst in der *Kapha*- Zeit von 6–10 Uhr auf und werden uns deshalb total träge und »bleischwer« fühlen.

Vorbereitung zum Schlaf

Falls wir Einschlafschwierigkeiten haben, so hilft eine Tasse heiße Milch mit etwas Rohrzucker und einer Prise Ingwer, um die nötige Bettschwere zu bekommen. Da Milch von der natürlichen Eigenschaft fett, kalt und schwer ist, verstärkt sie *Kapha*. Der süße Geschmack des Zuckers hat die gleiche Wirkung, und der Ingwer hilft zu verdauen.

In meiner Zeit als Mönch in einem indischen Tempel bekamen wir jeden Abend vor dem Zubettgehen einen Becher dieser heißen Milch, die zum Abkühlen mehrmals in einem weiten Strahl von einem Becher zu einem anderen Becher gegossen wurde.

Da Milch und Zucker *Kapha* vermehren, die Hitze der Milch *Pitta* vermehrt und das Schäumen der Milch beim Umgießen *Vata* vermehrt, werden so **alle *Doshas* ausgeglichen,** und es tritt die richtige Ruhe und ein Gefühl der Harmonie ein, so dass es nicht schwer fällt, gut einzuschlafen.

Bevor wir zu Bett gehen, reinigen wir uns Gesicht und Hände und putzen gründlich die Zähne. Ein Duschbad reinigt nicht nur den Körper, es befreit ihn auch von Stress und belastenden Schwingungen, die wir tagsüber aus unserem Umkreis aufgenommen haben. Bei nervöser Anspannung ist auch ein Wannenbad mit Lavendel- oder Melissenöl hilfreich zum Einschlafen oder ein Melissen-Tee.

Eine Atemübung, die uns hilft, den Geist zur Ruhe zu führen, um so leichter einzuschlafen, ist die ***Anuloma-Viloma*** (Wechselatmung), die schon im Kapitel »Atem ist Leben« beim Morgenprogramm beschrieben wurde.

Wenn wir in problematischen Lebenssituationen stehen oder einfach nur um Schutz für die Nacht bitten wollen, so empfehle ich das ***Nrishimha-Mantra*** (siehe Kapitel *»Sadhana* – Meditation und Andacht«). Es gibt uns seelische Kraft, nimmt uns die Angst und schützt uns vor den Gefahren, die vielleicht während der Nacht drohen.

Wichtig ist jedoch auch, vor dem Schlafen keine aufreizenden oder beunruhigenden Filme oder Videos anzusehen bzw. solche Bücher zu lesen. Auch die täglichen Abendnachrichten – schon fast ein Muss für den »normalen« Mitteleuropäer – sollten wir uns nur antun, wenn uns genug Zeit verbleibt, alles zu »verdauen«, bevor wir schlafen gehen. Unser Geist ist sonst noch sehr beschäftigt, auch wenn der Körper schon schläft.
Da aber Körper, Geist und Seele als Einheit funktionieren, so beeinflussen sie sich auch gegenseitig. Hohe geistige Tätigkeit während des Schlafes – vor allem, wenn sie beunruhigende oder ängstigende Eigenschaften (Qualität) hat – stört den erholsamen Schlaf.

Der Fernsehapparat hat außerdem nichts im Schlafzimmer zu suchen. Diese Geräte strahlen noch hohe Energien ab, lange, nachdem sie ausgeschaltet sind und beeinträchtigen dadurch den Schlaf. Dies gilt übrigens auch für andere Elektrogeräte, wie Radiowecker oder Stereoanlagen mit Verstärker. Im Idealfall sollten wir über eine Zeitschaltuhr alle Elektroleitungen im Schlafzimmer nachts blockieren.

Es wirkt sich auch günstig aus, wenn wir das Schlafzimmer nicht total verdunkeln. Das natürliche Licht der Nacht von Mond und Sternen hat seinen Einfluß und wir sollten uns diesem nicht entziehen. Außerdem erleichtert es uns das Erwachen bei der Dämmerung – dem Erwachen des Tages –, um im Einklang mit der Natur zu leben.

Eine Ausnahme ist jedoch die Vollmondnacht, wo es von Vorteil ist, die Fenster zu verdunkeln.

Das Schlafzimmer halten wir immer gut gelüftet. Am besten bleibt auch während der Nacht ein Fenster geöffnet oder gekippt, wobei wir jedoch sorgsam darauf achten, keine Zugluft entstehen zu lassen. Die Bettdecke passen wir dann der jeweiligen Jahreszeit und den klimatischen Bedingungen an. Im Sommer decken wir uns nur leicht zu, eine dünne Wolldecke oder ein Laken sind meistens genug. Im Winter ist es dann sinnvoll, eine warme Federdecke oder eine dicke Wolldecke zu benutzen. Wichtig jedenfalls ist, dass wir im Sommer nicht übermäßig viel schwitzen und im Winter nicht frieren, um eine erholsame Nachtruhe zu gewährleisten.

Unser Bett richten wir im Idealfall so aus, dass wir mit dem Kopf nach Osten schlafen. Das bringt uns in Einklang mit den Energieströmen der Natur. Günstig ist es auch, auf der linken Seite einzuschlafen, um die Leber nicht zu belasten. Sie muss ja auch nachts ihren Dienst tun.

Aufwachen sollten wir möglichst auf der rechten Seite, und wenn nicht, so drehen wir uns vor dem Aufstehen noch kurz auf die rechte Seite. Das hilft, den Kreislauf anzuregen und uns munter zu machen.

Schlafdauer

Ich möchte noch kurz etwas über die Dauer des Schlafes anführen. Für einen gesunden erwachsenen Menschen gilt eine durchschnittliche Schlafdauer von 6 bis 8 Stunden als vollkommen ausreichend, wobei wir den Konstitutionstyp berücksichtigen sollten.

Da der Schlaf sehr stark *Kapha* fördert, sollte eine *Kapha*-Konstitution nach Möglichkeit nicht länger als 6 Stunden schlafen. Für die *Pitta*-Konstitution gelten 6 bis 7 Stunden als ideal zur Regeneration des Körpers und Erholung des Geistes, und für eine *Vata*-Konstitution ist es günstig, sich bis zu 8 Stunden Schlaf und nach Bedarf tagsüber Entspannungspausen zu gönnen. Wie gesagt, dies gilt für einen gesunden, erwachsenen Menschen. Bei Kindern und älteren Menschen sollte man die Schlafdauer nicht ganz so eng sehen.

Tagsüber schlafen

Abschließend noch einige Bemerkungen zum Schlaf während des Tages: Wie schon besprochen, ist der Schlaf nach dem Essen gesundheitsschädigend, da er die gesunde Verdauung und Absorption im Darm beeinträchtigt. Zusätzlich ist es noch wichtig zu wissen, dass der Schlaf eine *Kapha*-erhöhende »Tätigkeit« ist. Wenn wir also während des Tages schlafen, wird das *Kapha* anschwellen und unsere Körperfunktionen langsam bis träge werden lassen. Das kann wieder zu *Kapha*-Erkrankungen führen.

Ein kurzes »Nickerchen« zwischendurch bis maximal 15 Minuten ist für *Pitta*- oder *Vata*-Konstitutionen tolerierbar, aber es sollte nur als Ausgleich für unsere schlechten Schlafgewohnheiten dienen (zu wenig Schlaf, Schlaf zur falschen Zeit etc.).

Generell aber sind Entspannungsübungen, stille Meditationen und Ruhephasen mit wachem Bewusstsein dem Schlaf tagsüber vorzuziehen. Eine gut und richtig durchgeführte Tiefenentspannung von ca. 20 Minuten Dauer hat den gleichen Regenerationswert wie 2 bis 3 Stunden Schlaf. Dasselbe gilt natürlich auch für stille Meditationen, die wir regelmäßig ausführen. In diesem Zusammenhang empfehle ich persönlich, morgens, mittags und abends regelmäßig 10 bis 20 Minuten zu meditieren.

Wie immer gibt es auch hier die berühmten **Ausnahmen:**

Für Kinder und alte Menschen ab ca. 60 Jahren ist ein längerer Schlaf bzw. Schlaf bei Tage von Vorteil und auch gesundheitsfördernd. Bei Schwächezuständen, im Krankheitsfalle, zur Unterstützung der Heilung und anschließend zur Regeneration, ist der Schlaf an sich schon eine gute Therapie. Deshalb gelten hier alle Einschränkungen der Schlafzeiten nicht.

Wichtig ist aber auch zu berücksichtigen, dass unsere **Sommerzeit** nicht die reale Zeit ist, sondern dass die Uhr um eine Stunde vorgeht.

ॐ

Fasse frischen Mut!
Solange ist keine Nacht,
dass endlich nicht der Morgen lacht.

Shakespeare

Bedenke, dass die menschlichen Verhältnisse insgesamt unbeständig sind.
Dann wirst Du im Glück nicht übermütig
und im Unglück nicht zu traurig sein.

Sokrates

Ich schlief und träumte, das Leben sei Freude.
Ich erwachte und sah, das Leben war Pflicht.
Ich handelte und siehe, die Pflicht war Freude

Tagore

25. Liebesleben und Partnerschaft

Zuerst betrachten wir die Sexualität von der **körperlichen** Ebene aus. Dazu rufen wir uns zunächst wieder die *Dhatus* (Körpergewebe) und ihre Bildung ins Gedächtnis. Im Darm entsteht *Ahara-Rasa,* der Verdauungssaft, der dann durch alle Gewebe geht und sie nährt. Daneben bildet jedes *Dhatu* wiederum aus sich heraus das nächste, so dass am Ende dieser Kette das *Shukra-Dhatu,* das Reproduktionsgewebe, entsteht. Unter *Shukra-Dhatu* verstehen wir *Shukra,* den männlichen Samen, und *Arthav*, die Eiproduktion der Frau.

Das Reproduktionsgewebe bildet also das feinste und subtilste Gewebe mit der konzentriertesten Energie. Es enthält eine geballte Ladung *Prana* – Lebensenergie –, da es ja einem neuen Körper zum Leben verhelfen soll! Die Erneuerung des Reproduktionsgewebes erfordert daher auch die längste Zeit und die meiste Energie aller Gewebe. Nach Shushruta benötigt der Körper 30 Tage, um aus *Ahara-Rasa,* der Essenz der verdauten Nahrung, *Shukra-Dhatu* zu bilden.

Beim sexuellen Verkehr verliert der Mann nun viel *Shukra-Dhatu* in Form seiner Samen und damit viel Lebenskraft. Außerdem verstärkt sich *Vata,* was zu einer Reduzierung aller *Dhatus* und zur »Austrocknung« des Körpers führt. Deshalb wird z. B. empfohlen, nach dem Sexualakt zusammen ein warmes Bad zu nehmen, warme Milch mit Honig zu trinken und dazu einige Mandeln zu essen, um die Reduzierung von Körpergewebe zu verhindern. Milch und Honig werden als ideal angesehen, um *Shukra-Dhatu* aufzubauen. Wir können auch etwas *Chavana Prash* zu uns nehmen, da es die *Doshas* ausgleicht und positiv auf die Gewebebildung wirkt.

Shukra-Dhatu – das Reproduktionsgewebe – hat nämlich noch eine weitere wichtige Funktion: Aus *Shukra-Dhatu* wird ***Ojas*** gebildet. *Ojas* heißt soviel wie »Glanz« oder »Leuchten«. Wir können es auch als Lebenskraft, Vitalität oder **Gesundheitspotenzial** bezeichnen. (Es lässt sich auch mit dem Wai-chi der chinesischen Medizin vergleichen.)

Dieses *Ojas* durchströmt wiederum den ganzen Körper, regt die Selbstheilungskräfte an und reguliert und stimuliert unser Immunsystem. Von dem *Ojas* hängt auch die **Ausstrahlung** eines Menschen ab, die ihn sympathisch und interessant für andere macht.

Wenn wir also sexuell übertreiben, im Übermaß sexuell aktiv sind, so führt dies zwangsläufig zu einer Schwächung unseres Lebens- und Gesundheitspotenzials. Es wäre wichtig, sich öfters zu fragen »bin ich Herr oder Sklave meiner Sinne?« Ebenso hat die dauernde, krampfhafte Unterdrückung von sexuellen Impulsen krankmachende Wirkung. Deshalb ist für die Gesundheit ist ein geregeltes, ausgeglichenes Sexualleben unerlässlich.

Ein positiver Nebeneffekt von geregelter Sexualität ist sowohl körperliche Gesundheit und Ausstrahlung, Bewahrung von Jugendlichkeit und Schönheit, als auch ein harmonisches, ungetrübtes Leben.

Vom **spirituellen Standpunkt** aus wird die Sexualität mit einem *Yagja* – einem Opfer – verglichen. Einerseits können wir den Sexualtrieb beherrschen und enthaltsam im Zölibat leben, um unser Leben höheren Zielen zu weihen, oder wir leben eine geregelte und gesunde Sexualität mit unserem Partner in Liebe aus, mit dem Bewusstsein, gesunde Kinder zu bekommen, die wir liebevoll im Sinne der Religion, Moral und Ethik erziehen. Das aber ist mit viel Verantwortung und Arbeit verbunden. Hiermit stellen beide

Wege jeweils eine Entsagung – also ein Opfer – für unser Ego dar. Dies wird uns helfen, unsere Sinne zu kontrollieren und nicht Opfer der Sinne zu werden.

Wir sollten nur mit einem Partner, mit dem wir alle Aspekte des Lebens teilen können, Sexualität pflegen. Die Beziehung sollte von Respekt, Vertrauen und Liebe getragen sein. Nur so kommt es zu einem erfüllenden Liebesleben, und dadurch degradieren wir den Liebesakt nicht zu einem bloßen Abreagieren des Sexualtriebes, sondern er wird Ausdruck von Liebe und Zärtlichkeit. Beim Liebesakt strömt dann die Lebensenergie vom Sexualchakra in das Herzchakra hinauf und dieser ist dadurch sehr beglückend. Wahrhaft Liebende empfinden die größte Freude am Glück des anderen.

Leider steht bei der Partnerwahl oft hauptsächlich die körperliche Anziehung im Vordergrund, aus der anfänglichen Begeisterung wird bald Schalheit, immer neue, stärkere Reize werden gesucht. In der Folge kommt es zu Untreue und Zusammenbruch der Familie. In diesen Beziehungen **fehlt die Basis, den Partner als Seelenpartner und Freund zu sehen,** ihm in allen Lebenslagen beizustehen.

Sexualität ohne Liebe und Zärtlichkeit hingegen führt zu Rücksichtslosigkeit bis in die tiefsten Abgründe menschlichen Daseins. Hier steht das egoistische, unersättliche Frönen nach Lustbefriedigung im Vordergrund bis hin zu Gewalt und Verbrechen. Es ist eine Quelle großen Leids für alle Betroffenen. Das stellt einen groben Missbrauch der Sexualkraft dar, bringt einen Verlust an Lebensenergie und untergräbt über kurz oder lang Gesundheit, Schönheit und führt letztendlich zu Lebensüberdruss und Ekel.

Wir sollten nur sexuellen Umgang pflegen, wenn beide Partner in der richtigen Stimmung und bereit zur Liebe sind. Wenn wir gesund sind, uns gesund ernähren und ausreichend Schlaf haben, so wird uns unser Körper ganz natürlich von selbst zeigen, wenn er bereit ist für sexuellen Verkehr. Dann brauchen wir auch keine künstliche Stimulierung.

Für Frauen ist es besser, den Sexualverkehr während der Schwangerschaft – besonders im Anfangs- und Endstadium – und während ihrer Periode einzuschränken oder besser zu unterlassen. Hingegen sind Zärtlichkeit, liebevolle Zuwendung, Schenken von Geborgenheit von Seiten des Partners besonders für die werdende Mutter wichtig, da sie zum Wohlbefinden und zur Gesundheit von Mutter und Kind wesentlich beitragen.

Liebesleben und Sexualität unterliegen in dem Wandel der Jahreszeiten gewissen Regeln. Darauf werde ich im Kapitel *Ritucharya* näher eingehen.

Es wird im *Ayurveda* auch empfohlen, sich in der Jugend und im Alter sexuell zu enthalten. In der Jugend sollten wir die Stabilität für das ganze Leben aufbauen und den Grundstein für Kraft und Gesundheit legen. Jugendliche können wir dabei wesentlich durch *sattwische* Ernährung, wie ich sie im Kapitel über Ernährung erwähnt habe, unterstützt werden. Diese Lebensmittel schenken einen ruhigen Geist und agitieren die Sinne nicht. Sehr wichtig ist auch richtige »geistige Nahrung« und richtiger Umgang. Auch sportliche oder kreative Aktivitäten helfen, die Sexualkraft zu sublimieren.

Im Alter vermeiden wir nach Möglichkeit alles, was *Vata* oder Auszehrung fördert, da wir uns ja sowieso in der *Vata*-Phase des Lebens befinden. Das bedeutet, dass Liebe und Verbundenheit bei älteren Partnern mehr in Zärtlichkeit und Achtung und weniger im sexuellen Zusammensein ihren Ausdruck finden soll. Es ist erwiesen, dass Streicheleinheiten für die Gesundheit und das Wohlbefinden das ganze Leben lang wichtig sind, ganz unabhängig von Sex. Durch liebevollen Körperkontakt gedeihen Babys viel besser und ältere Menschen bleiben länger vital und lebensfroh.

In der indischen Kultur gilt die Zeit ab dem 70. Lebensjahr auch als die Lebensphase, wo wir uns für das nächste Leben vorbereiten und uns aus diesem geistig lösen sollen. Daher ist uns jede Art von Verstrickung auf der körperlichen und geistigen Ebene nicht besonders dienlich.

Die in der vedischen Kultur empfohlene Zurückhaltung und Einschränkung des Sexuallebens zielen nicht dahin, die Sexualität als solche herabzuwürdigen, sondern sie weisen auf die Möglichkeit hin, die Sexualität zu kompensieren, d. h., wir benutzen die Sexualenergie im materiellen Sinn für kreative, geistige, künstlerische oder sportliche Leistungen und im spirituellen Bereich nutzen wir die sublimierte, umgewandelte Sexualkraft für ein schnelleres, spirituelles Wachstum.

Die Energie des 2. Chakras ist unsere mächtigste Schöpferkraft, die sich einerseits in der sexuellen Kraft zur Zeugung von Nachkommenschaft, andererseits aber auch in der **Schöpfungskraft geistiger oder künstlerischer Arbeit** zeigt. Große Künstler haben oft in Askese die schönsten Werke in der Malerei, Architektur, Dichtung und Musik geschaffen. Das waren ihre »geistigen Kinder«. Die Sexualkraft steht nämlich mit dem 2. Chakra, das auch der Sitz der Kreativität ist, in Verbindung. Jedem steht diese Energie für alle kreativen Tätigkeiten, wie z. B. Musizieren, Gartengestaltung, Handwerkskunst bis hin zur Kochkunst zur Verfügung.

Der Gottesliebende wandelt diese Kraft in tiefer Meditation in **geistige Kraft** um und benutzt diese zu seinem geistigen Fortschritt. Hier wandert die Lebensenergie vom Sexualchakra in die drei oberen, spirituellen Energiezentren und führt zu geistiger Ekstase und Gotteserfahrung.

Es gibt die tierische und die göttliche Natur im Menschen. Er hat den freien Willen zu entscheiden, ob er sich in Sinnlichkeit verklaven und verstricken möchte oder maßvoll mit der Sexualität umgeht, sie kreativ nützt und seine göttliche Natur immer mehr zum Ausdruck bringt.

Das ist das Geheimnis der Sexualkraft: Sie schenkt uns nicht nur Kinder und Freude beim Liebesakt. Für den Künstler wandelt sie sich in schöpferische Kreativität, sie ist der Motor für alle großen Leistungen. Für die wahrhaft Liebenden wandelt sie sich in reine Liebeskraft, die stärker ist als alle Negativität. Alle großen Heiligen, die in Askese lebten, hatten diese universelle Liebe für alle Geschöpfe. Für den, der sein Leben höheren Zielen weiht, seine Sexualkraft bewahrt, wird sie zum Elixier spiritueller Kraft, die sich z. B. auch in Heilkräften äußern kann.

Die gleiche Kraft kann aber bei ständigem Missbrauch einen Menschen charakterlich und gesundheitlich zerstören.

Es geht also **um den weisen Gebrauch der Sexualkraft**, sie kann zerstörerisch oder das Fahrzeug zu schöpferischem Wirken und spirituellem Wachstum und Fortschritt sein.

Drei Verhaltensweisen unterstützen das gesunde Leben:
gesunde Nahrung, ausreichend Schlaf und geregeltes Sexualleben.
Wird der Körper von diesen wohl regulierten Faktoren getragen,
wird er Stärke, Ausstrahlung und Wachstum besitzen
und die volle Lebensspanne ausschöpfen.
Deshalb gebt Euch nicht mit Verhaltensweisen ab,
die Eurer Gesundheit abträglich sind.

Caraka Samhita, Kap. 11, Vers. 35

Das verkörperte Lebewesen empfindet gegenüber den Sinnesobjekten
Anziehung und Abneigung.
Doch sollte man vermeiden, unter die Herrschaft der Sinne und
der Sinnesobjekte zu geraten,
denn sie sind Hindernisse auf dem Pfad zur Selbstverwirklichung.

Bhagavad-Gita, Kap. 3, Vers. 34

26. Elternschaft

Bevor sich die Eltern für Kinder entschließen, sollten die äußeren, wirtschaftlichen Rahmenbedingungen, wie Wohnraum und finanzielle Sicherheit gegeben sein, sodass Sorgen von der werdenden Mutter möglichst ferngehalten werden können und die Schwangerschaft harmonisch ablaufen kann. Gesundheit der Eltern und das richtige, verantwortungsvolle Bewusstsein bei der Zeugung schaffen optimale Bedingungen für die inkarnierende Seele. In Indien meditieren spirituell eingestellte Eltern gemeinsam, bevor sie ein Kind zeugen. Auf keinem Fall darf Alkohol dabei im Spiele sein.

Die Schwangere

Für die Schwangere ist vitalstoffreiche, *sattwische* Ernährung wichtig, aber auch die richtige »geistige Nahrung« mit Liebe und Harmonie von Seiten des Partners. Das ist für die werdende Mutter und das Kind gleichermaßen wichtig. Die werdende Mutter sollte auf jeden Fall *rajasische* Nahrung vermeiden, weil sonst das Ungeborene darunter leiden muss. Ferner sollen Aufregungen und große Anstrengungen von der Schwangeren ferngehalten werden.

Es ist auch sorgfältig darauf zu achten, welche Gespräche mit der Mutter geführt werden, da das Ungeborene alles mithören kann. Dies ist der erste Sinn, der bei der Verbindung des feinstofflichen Körpers mit dem physischen Körper erwacht. Es bekommt mit, ob es geliebt wird oder nicht. Vorsicht ist geboten bei Rauchen. Alkohol, Drogen und Medikamente sind absolut zu meiden, da diese für das Ungeborene, besonders im Anfangsstadium der Schwangerschaft, verheerende Wirkung auf die Entwicklung seines physischen und astralen Körpers haben.

Hingegen haben leichte Wanderungen in der freien Natur, Schwimmen, gute, harmonische Musik und aufbauende Lektüre, also alles Schöne, auf Mutter und Kind einen positiven Einfluss.

Die Geburt

Bei der Geburt entscheidet sich, ob das Neugeborene das Erdendasein freundlich oder bedrohlich empfindet. Die ersten Eindrücke positiver oder negativer Art prägen sich ins Unterbewusstsein ein. Daher sollte die Geburt liebevoll nach den Methoden des Arztes Dr. Leboyer erfolgen und von Sanftheit und Ruhe bei der Ankunft des neuen Erdenbürgers begleitet sein.

In ayurvedischen Kliniken in Indien werden die Neugeborenen in den ersten Tagen sanft mit Öl massiert. Überhaupt ist liebevoller Körperkontakt für Mutter und Kind wichtig, es trägt zur Bindung zwischen beiden bei. Optimal ist es, wenn die Mutter stillt, weil dem Kind mit der Milch besonders in den ersten Tagen wichtige Stoffe für die Immunkraft mitgegeben werden. Die Milchproduktion in der Stillperiode kann durch Anis, Fenchel, Kürbiskerne und Bockshornkleesamen angeregt werden, siehe dazu das Kapitel »Gewürze und Kräuter als Heilmittel.«

Ob die Mutter stillen kann oder nicht, auf jeden Fall sollte sie ihr Baby oft in die Arme nehmen und herzen. Durch Streicheleinheiten gedeihen Kinder besser und ihr Immunsystem wird gestärkt. Zärtlichkeit ist genauso wichtig wie die Nahrung, sie ist Nahrung für die Seele und das Kind erfährt die lebensnotwendige Geborgenheit und erlebt das **Urvertrauen**. Das prägt fürs ganze Leben. Kinder ohne Zärtlichkeit verkümmern, sie brauchen unbedingt eine Bezugsperson.

Die ersten Lebensjahre entscheiden, ob das Kind ein optimistischer und selbstbewusster Erwachsener wird oder ob es mit Lebensängsten, Aggressionen und Komplexen belastet wird. Eltern haben eine große Verantwortung, weil durch ihr Verhalten das Leben des Kindes entscheidend geprägt wird. Gehören Ablehnung, Mangel an Geborgenheit, Hunger, Gewalt zu den ersten Erfahrungen des Kindes, führt das zu Blockierungen in den ersten drei Chakren, die zum Urvertrauen, Lebensfreude und Selbstvertrauen gehören. Durch elterliche Liebe und Geborgenheit wird es später ein optimistischer, selbstbewusster, liebesfähiger Erwachsener, der mit den Herausforderungen des Lebens viel besser umgehen kann.

In den **ersten Lebensjahren des Kindes wird das Fundament für das ganze Leben gebaut**. Das bezieht sich auf die **richtige körperliche und seelische Ernährung**.

Die Ernährung

Kinder brauchen eine aufbauende *Kapha*-Nahrung, *sattwischen* Lebensmitteln sollte der Vorzug gegeben werden, *tamasische* Nahrung sollte unbedingt gemieden werden.

Vor allem denaturierte Nahrung, Essen aus der Mikrowelle, Zuckerlimonaden sind für den Aufbau des Körpers absolut unzuträglich! Vielmehr führt sie dazu, dass die Kinder heutzutage schon deutliche Zahn- und Wirbelsäulenschäden haben, weil sich der Körper ja die fehlenden Mineralstoffe aus dem Körper holen muss. Besonders Weißzucker ist ein Vitamin- und Kalziumräuber. Auch fehlt es bei dieser mangelhaften Ernährung an *Prana* – Lebensenergie, welche aber der wachsende Körper unbedingt braucht. Ein Mangel an *Kapha*-Nahrung in der Kindheit kann auch zu Allergien führen, weil zu viel *Vata* entsteht.

Für das Frühstück oder die Schuljause (falls das Kind kein Frühstück isst oder mittags nicht nach Hause kommt) gelten die Kriterien, wie sie unter dem Kapitel »Frühstück« angegeben sind. Kinder sollte man nicht zum Essen zwingen, wenn sie keinen Appetit haben oder unter Stress stehen. Sie verlieren sonst ihren natürlichen Sättigungsreflex und ihre Verdauung wird gestört. Die so üblichen süßen Zwischenmahlzeiten führen ebenfalls zu dauerhaften Verdauungsstörungen und zu *Ama* im Körper. Damit ist für Krankheiten der Boden gelegt.

Wie erkenne ich mein Kind?

1. **Das *Kapha*-Kind:** Es hat einen eher kräftigen Körperbau. Dieses Kind wird eher ruhig, friedlich geduldig sein. Es neigt nicht zu Zorn und ist nicht streitlustig. Es ist ein guter Freund und verlässlich. Es ist nicht sehr spontan und gehört eher zu den langsamen Kindern. Es reagiert und lernt eher langsam, ist dafür aber umso genauer und sehr intelligent und merkt sich alles gut. *Kapha*-Kinder brauchen positive Motivation, Ermunterung für ihre Aktivitäten, sonst verfallen sie leicht in Antriebslosigkeit. Bewegung und Spiele im Freien sind für sie ideal.
   Kapha-Kinder sollte man nicht unbedingt zum Essen nötigen, weil sie ohnehin einen langsamen Stoffwechsel haben und leicht zunehmen. Bei der Beurteilung von *Kapha*-

Kindern ist zu berücksichtigen, dass sich alle Kinder in der *Kapha*-Phase des Lebens befinden. Kinder dürfen also generell etwas rundlich sein.

2. **Das *Pitta*-Kind:** Dieses Kind wird eher eine mittlere Statur haben. Hier haben wir ein sehr lebhaftes Kind vor uns. Es ist temperamentvoll, launisch, neigt zu Ungeduld und Zorn, hat Führerqualitäten und ist selbstbewusst. In der Schule ist es ehrgeizig. Es ist intelligent, lernt leicht und erfasst schnell. Spiele und Bewegung im Freien helfen, das überschäumende Temperament zu zügeln.
   Pitta-Kinder werden sehr ungemütlich, wenn sie hungrig oder müde sind, sie brauchen regelmäßig ihre Mahlzeiten.

3. **Das *Vata*-Kind:** Diese sind von zartem, schmächtigen Körperbau. Auch das *Vata*-Kind ist sehr lebhaft, aber sprunghaft und zappelig und kann nicht stillsitzen. Es hat viel Phantasie, gute Ideen und ist oft künstlerisch begabt. Diese Kinder werden leicht nervös und ängstlich. Es lernt und erfasst schnell, vergisst aber leicht, oft ist es unkonzentriert, weil es so vieles gleichzeitig machen möchte. Beruhigende Aktivitäten, wie Bücherlesen sind für sie ausgleichend. Diese Kinder brauchen besonders viel Harmonie in der Familie und *Kapha*-Nahrung, dass sie genügend Stabilität (*Kapha*) fürs ganze Leben aufbauen können.
   Vata-Kinder brauchen am nötigsten Regelmäßigkeit in ihren Mahlzeiten und im ganzen Tagesablauf, damit ihr *Vata* nicht agitiert wird.

Wir können uns jetzt ein Bild machen von den unterschiedlichen Verhaltensweisen und den verschiedenen individuellen Bedürfnissen, die *Kapha-, Pitta-* und *Vata*-Kinder haben. So können wir ihre Eigenarten besser verstehen und ausgleichend darauf eingehen. Man sollte jedoch beachten, dass es bei Kindern auch Mischtypen gibt.

Die Erziehung

Die Erziehung aller Kinder sollte liebevoll und geduldig, aber konsequent sein. Man sollte ihnen ihre Spontaneität, ihre Kreativität nicht durch zu große Strenge zerstören.
Kleinkinder sind – bevor sie in Kindergarten und Schule kommen – noch sehr mit der feinstofflichen Welt, aus der sie kamen, verbunden. Deshalb sollte man ihre eventuelle Hellsichtigkeit – sie nehmen Naturwesen oder ihren Schutzengel wahr – oder ihre eventuelle Erinnerung an frühere Inkarnationen ernst nehmen und nicht als Unsinn abtun. Der physische Körper des Kindes ist zwar klein, aber dahinter kann sich auch eine sehr reife Seele mit vielen Erfahrungen verbergen.
Kinder sollte man respektieren und ihre mitgegebenen Talente fördern. Entdeckt man an ihnen negative Neigungen und Charakterzüge, so wird man sie liebevoll in die richtigen Bahnen lenken und positiv motivieren.

Die Vermittlung höherer Werte stellt eine wichtige Säule bei der Erziehung dar. Für die Kinder sind die Eltern zuerst die höchste Instanz. Kinder lernen durch das Vorbild der Eltern, sie brauchen neben der materiellen Versorgung auch **Nahrung für die Seele**, Märchen und den Glauben an den Schutzengel oder Gott, der sie stets beschützt und dem sie alles sagen können.
Kinder soll man Rücksichtnahme, Nächstenliebe und Mitgefühl zu Tieren und Pflanzen, Achtung vor der Natur ins Herz pflanzen. So kann sich das 4. Chakra, das Herzchakra gut entfalten und das Kind kann später kaum ein gefühlskalter Egoist werden.

Kinder lernen spielerisch und denken noch ganzheitlich mit beiden Gehirnhälften, der rationalen und der intuitiven. Erst in der Schule werden sie zu dem einseitigen rationalen Denkschema erzogen. Leider kommt der Stress durch Leistungsdruck für die **Schulkinder** dazu. Das führt zu ***Vata*-Störungen,** wie Nervosität, Angst, Schlafstörungen, Magenschmerzen usw. Während der Schulzeit ist es wichtig, den Kindern die Konfliktbewältigung ohne Gewalt zu lehren.

In Amerika sehen Kinder in der Woche über 20 Stunden fern, so schlimm ist es bei uns noch nicht, aber viel zu sehr sind die Kinder mit diesem Medium befasst, auch Computerspiele nehmen viel Raum und Zeit ein. Dies alles führt ebenfalls zu *Vata*-Störungen und ist kaum die richtige »geistige« Nahrung.

Dazu kommt noch die Bewegungsarmut mit Sauerstoffmangel. Aber zum langen Sitzen in der Schule und nach den Hausaufgaben braucht das Kind unbedingt einen **Ausgleich** durch Bewegung und Spiel im Freien.

Kinder befinden sich in der *Kapha*-Phase ihres Lebens, das ist die Aufbauphase. So sind sie auch anfällig für ***Kapha*-Erkrankungen**, besonders in der Jahreszeit, in der das *Kapha*-Element vorherrscht, wenn es kühl und regnerisch ist. Dazu gehören Schnupfen, Husten und Verschleimungen. Hier helfen alle austrocknenden und erhitzenden Maßnahmen, also *Vata* und *Pitta,* die schon ausführlich beschrieben wurden.

Jugendliche

Für Jugendliche sind neben gutem Umgang auch sportliche Aktivitäten wichtig. Diese helfen, den erwachenden Sexualtrieb zu sublimieren und sind ideal zum »Dampfablassen«. Junge Leute sollten *rajasische* Lebensmittel meiden, weil sie zu sehr die Sinne agitieren, *sattwischer* Nahrung sollte der Vorzug gegeben werden, so wie sie im Kapitel über Ernährung aufgezählt ist.

Nun steht auch die Frage der Berufswahl und Ausbildung im Raum. Man sollte möglichst die Talente und Stärken bei der Berufswahl berücksichtigen. Ich darf in diesem Zusammenhang auf das Kapitel »Arbeit und Beruf« verweisen.

Kommt das Kind in die Pubertät, wird es eine schwierige Zeit, denn der Jugendliche kapselt sich eher ab, lässt sich weniger von den Eltern sagen. Da nützen Verbote wenig, man muss sie ihre Erfahrungen machen lassen, in dem Vertrauen, dass man ihnen ja in der Erziehung alles an Werten mitgegeben hat, dass sie so für das Leben und alle Gefahren gerüstet sind. Die Eltern müssen lernen, das Kind loszulassen, damit es seinen Weg gehen kann. Kinder sind ein Geschenk, nicht unser Eigentum.

Eure Kinder sind nicht eure Kinder.
Es sind die Söhne und Töchter von des Lebens Verlangen nach sich selber.
Sie kommen durch euch, doch nicht von euch.
Und sind sie auch bei euch, so gehören sie euch doch nicht.
Ihr dürft ihnen eure Liebe geben, doch nicht eure Gedanken,
denn sie haben ihre eigenen Gedanken.
Ihr dürft ihren Leib behausen, doch nicht ihre Seele.

Kahlil Gibran

27. Navegandharaniya – Regulierung von körperlichen Drängen

Besondere Beachtung sollten wir auch den körperlichen Drängen schenken. Aus Zeitdruck achten die wenigsten Leute auf ihre Körpersignale. Es ist jedoch sehr wichtig für unsere Gesundheit, diese Signale nicht zu unterdrücken. Es kann unser ganzes harmonisches Körpersystem total aus dem Gleichgewicht bringen, wenn wir den natürlichen Drang zur Ausscheidung missachten.

- **Zurückhalten von Stuhlgang** verursacht Koliken, Blähungen, Verstopfungen, Kopfschmerzen, Anschwellung des Unterleibs und *Vata*-Störungen, Luftaufstoßen, laufende Nase, schneidende Schmerzen im Rektum, Druck im Herzbereich.
- **Zurückhalten von Urinieren** verursacht schneidende Schmerzen und Verkrampfung im ganzen Körper, Schmerzen in der Blase- und Genitalzone, Nieren- und Blasensteine, Blasenfunktionsstörung, Störung des Wasserhaushaltes, Harnsäureüberschuss, im schlimmsten Falle Harnvergiftung, Blähungen und Stuhlprobleme.
- **Zurückhalten von Darmwinden** verursacht Verstopfung und Blähungen, Darmkrämpfe und Leibschmerz, Darmkrebs, Störungen im Unterleib, die von *Vata* hervorgerufen werden, Verstopfung, Harnverhalten, Erschöpfungszustände, Schwächung der Verdauung und Herzerkrankung.
- **Zurückhalten von Tränen** verursacht Schnupfen, Augen-, Kopf- und Herzschmerzen, Nackensteifheit, Schwindelgefühl/Benommenheit, Appetit- und Geschmacksverlust. Beim Weinen wird mit den Tränen auch Salz aus dem Körper geschwemmt, was den Blutdruck senkt und die innere Spannung herabsetzt, so dass wir uns »befreit« und »erleichtert« fühlen.
- **Zurückhalten von Niesen** verursacht Kopfschmerzen, Nackensteife und -schmerzen, Gesichtslähmung, Migräne und Schwächung der Sinnesorgane.
- **Unterdrücken von Husten** verstärkt den Hustenreiz, verursacht Atemprobleme, Appetitverlust, Herzstörung, Schluckauf.
- **Unterdrücken von Gähnen** verursacht krampfartiges Zusammenziehen, Gefühllosigkeit im Gesichtsbereich, unter Umständen Zittern und Schüttelfrost, Kopfschmerzen, Nackensteife- und Nackenschmerz.
- **Unterdrücken des verstärkten Atems nach Anstrengung** verursacht Herz- und Verdauungsstörungen, Krebs im Brust- und Bauchraum, Benommenheit und Kurzatmigkeit.
- **Unterdrücken von Aufstoßen** verursacht Schluckauf, Atemnot, Appetitlosigkeit, Geschmacksverlust der Zunge, Zittern, unter Umständen Beeinträchtigung der Herz- und Lungentätigkeit, Druck im Bereich Herz und Brust (Roemheld-Syndrom), Blähungen und Husten.
- **Unterdrücken von Brechreiz** verstärkt die Übelkeit und verursacht Appetitlosigkeit, unreine, rissige und entzündete Haut, Juckreiz, Druck in der Brust bis Ohnmacht, Pigmentflecken im Gesicht, Schwellungen, Ödeme, Fieber. Es bewirkt, dass sich Krankheiten im Körper sehr rasch ausbreiten.

- **Unterdrücken von Durst** verursacht Trockenheit im Mund und im Hals, Kreislaufschwäche, Erschöpfung, Niedergeschlagenheit, Schwindel bis Ohnmacht, Herzprobleme.
- **Unterdrücken von Hungergefühl** verursacht Leibschmerzen, Appetit- und Geschmacksverlust, Schwäche- und Schwindelgefühl, Abmagerung, Konzentrationsschwäche.
- **Unterdrücken von Schlaf** verursacht Gähnen, Austrocknung des Körpers, Benommenheit, Schweregefühl in Kopf und Augen, Unkonzentriertheit, Teilnahmslosigkeit, Druckschmerz im Körper.
- **Zurückhalten der Samenflüssigkeit auf Dauer** verursacht Schmerz und Schwellung im Genitalbereich, Fieber, schneidenden Schmerz im Körper, Blasensteine, Schwierigkeiten beim Wasserlassen, Impotenz, Herzprobleme, Leistenbruch, generell wird *Vata* verstärkt.

Es lohnt sich also, wenn wir den körperlichen Drängen mehr Aufmerksamkeit schenken und sie beachten. Sie sollten uns wichtiger sein als Termine, Zeitdruck oder gesellschaftliche Etikette. Deshalb warnen uns die alten Weisen des Ayurveda – Vagbhata, Charaka etc. – so eindringlich vor den Folgen. Jede Unterdrückung von Körpersignalen ruft zudem *Vata*-Störungen hervor.

28. Ritucharya – Die Lebensweise nach den Jahreszeiten

Da sich im Laufe eines Jahres das Wetter, die Länge der Tage und auch das Wachstum verändern, ergeben sich sogenannte Jahreszeiten. Je nach der klimatischen Zone kennen wir verschiedene Modelle der Einteilung in Jahreszeiten. Wichtig ist also bei der Betrachtung von *Ritucharya*, die klimatische Zone zu berücksichtigen, in der wir leben.

In Indien – dem Ursprungsland des Ayurveda – teilt man das Jahr in 6 Jahreszeiten von je 2 Monaten: Frühling, Sommer, Regenzeit, Herbst, früher Winter und kalter Winter. Deshalb sollten wir auch nicht alle ayurvedischen Texte ungeprüft übernehmen oder gar zum Dogma machen. Die Texte müssen in Einklang mit unserem Klima gebracht werden, das nur 4 Jahreszeiten kennt. Ich erachte es als wichtig, dass wir neben den ayurvedischen Hinweisen bezüglich *Ritucharya* auch immer unser Wetter und unser eigenes Befinden mit berücksichtigen.

Tatsache ist jedoch, dass sich die *Doshas* unter dem Einfluss der Jahreszeiten und der klimatischen Bedingungen verändern und wir darauf reagieren müssen, um gesund zu bleiben. So ist es nur natürlich, dass bei langen, heißen Tagen mit viel Sonne und Licht *Pitta* anschwillt und *Kapha* sich reduziert, was zu Verlust von Stabilität führt.

Eine weitere Tatsache ist, dass in Zeiten mit wechselhafter, instabiler und windiger Wetterlage *Vata* anschwillt und sich *Kapha* und *Pitta* reduzieren. Bei kaltem, nassem und bewölktem Wetter mit Tagen ohne viel Sonne und Licht wird *Kapha* anschwellen.

So gesehen ergeben sich **zwei verschiedene Phasen im Jahr:** eine Phase, in der wir Kraft, Stabilität und Vitalität aufbauen und eine weitere, in der wir Kraft, Stabilität und Vitalität einbüßen. Wir müssen darauf achten, bewusst zu reagieren, um gesund zu bleiben.

In der Zeit, in der es viele warme oder heiße Tage gibt, in der die Tage lang und hell sind – später Frühling, Sommer und Anfang Herbst – , hat die Sonne viel Kraft, was zur Erhitzung, Austrocknung und Reduzierung in der Natur führt. Dies ist die Phase, in der die Menschen weniger schlafen, in der Hunger und Appetit eingeschränkt sind und in der sie viel von ihrer Kraft, Stabilität und Vitalität und unter Umständen Gewicht verlieren.

In der Zeit, in der die Tage kürzer und dunkler sind, in der es oft bewölkt und kalt ist, verliert die Sonne viel von ihrem Einfluss und der Mond mit seiner mehr befeuchtenden und ausgleichenden Energie gewinnt an Einfluss. Dies ist die Zeit des Spätherbstes, Winter und Anfang des Frühlings. Die Natur wird kühler, feuchter und nährender. Dies ist die Phase, in der die Menschen mehr schlafen und mehr und nahrhafter essen und daher mehr Kraft, Stabilität und Vitalität und unter Umständen auch mehr Gewicht aufbauen.

Da es bei uns in Europa allerdings keine klaren Abgrenzungen der Jahreszeiten mehr gibt, sind wir besonders in den Übergangszeiten stark auf unser Gefühl und unsere Intuition angewiesen und sollten diese durch bewusstes Leben im Einklang mit der Natur und durch genaues Beobachten trainieren.

Wichtig ist, dass wir erkennen, welches *Dosha* reagiert und wie sich das Anschwellen bzw. Reduzieren bemerkbar macht, um darauf ausgleichend eingehen zu können. Ist ein *Dosha* beeinträchtigt, ist es gut, alles zu vermeiden, was zu einer weiteren Beeinträchtigung dieses *Doshas* führen würde.

Wir müssen im Gegenteil alles tun, was der Beeinträchtigung dieses *Doshas* entgegenwirkt, um die Harmonie wiederherzustellen. Der einfachste und direkteste Weg ist die

Einwirkung über die Ernährung. Aber auch durch die Lebensweise – Körper- und Atemübungen, Schlaf, das Beachten der *Dosha*-Zeiten etc. – ergeben sich für uns Möglichkeiten, ausgleichend zu handeln. Gesundheit oder Krankheit sind meist kein Schicksal.

Ich möchte jetzt auf die **Jahreszeiten** – bezogen auf unser gemäßigtes Klima in Europa – etwas genauer eingehen. Ich beginne wieder mit dem Hinweis, dass es bei uns keine klaren Abgrenzungen der Jahreszeiten gibt und selbst innerhalb der Jahreszeiten Abweichungen möglich sind.

Frühling

Im Frühling gilt es zu bedenken, dass sich während des Winters viel *Kapha* angesammelt hat, das sich jetzt bei steigender Wärme und längeren und helleren Tagen durch den Einfluss des ansteigenden *Pittas* zu verflüssigen beginnt. Da *Kapha* am langsamsten aller *Doshas* reagiert, so machen sich Veränderungen des *Kapha-Doshas* auch am spätesten bemerkbar. Es dauert also unter Umständen bis spät in den Frühling, bis sich Auswirkungen zeigen. Daher ist es umso wichtiger, frühzeitig zu reagieren, um Probleme zu vermeiden.

Um das überschüssige *Kapha* auszuleiten oder – falls wir allgemein unter *Kapha*-Problemen leiden – ist jetzt die Zeit, im Rahmen einer Ayurveda-Kur *Vamana* – das therapeutische Erbrechen – durchzuführen. Bei diesen ***Vamana*-Therapien** werden verschiedene Kräuterabkochungen getrunken, die zu einem Brechreiz führen, durch den *Kapha* in Form von Schleim erbrochen und so ausgeschieden wird.
Für zu Hause bietet sich natürlich ***Antara Dhauti-Kriya*, die Wasserreinigung des Magens** an, so wie sie im eigenen Kapitel »*Kriyas* – Reinigungsübungen« beschrieben ist.

Da *Kapha* seinen Hauptsitz im Magen- und Brustbereich hat, so ergibt sich durch das Erbrechen die direkteste und wirkungsvollste Möglichkeit, *Kapha* zu beruhigen.

Jetzt ist auch die Zeit, um öfters ***Nasya*** durchzuführen. Hierbei werden spezielle Kräutertropfen-, Kräuterpulver oder *Nasya*-Öle in die Nase getropft, um *Kapha* im Kopfbereich, z. B. Nase, Neben- und Stirnhöhlen, zu verflüssigen und auszuscheiden. Damit können wir Schnupfen, Kopfgrippe oder Kopfschmerzen sowie Katarrhen vorbeugen oder heilen.
Auch die Nasenspülung – *Neti* – können wir jetzt öfters am Tage durchführen, und sie wird uns eine große Hilfe sein. Diese ist im Kapitel »Gesichtspflege« beschrieben.

Im Winter waren wir gewohnt, dass die Verdauung und der Stoffwechsel hervorragend funktioniert haben. Nun aber beginnt sich die Verdauungskraft abzuschwächen. Im Frühjahr hat der Stoffwechsel auch schwer daran zu arbeiten, die angesammelten Schlacken zu beseitigen. Deshalb ist es ratsam, auf leichtverdauliche Speisen umzustellen und vor allem den süßen Geschmack und fette, schwere Nahrungsmittel einzuschränken. Der bittere, herbe sowie der scharfe Geschmack unterstützen die Reinigung des Körpers und die Ausscheidung von Schlacken. Dies führt dazu, dass wir uns leichter und belebter fühlen.

Im Frühling werden auch leichte Weine empfohlen. Es gibt im Ayurveda ein reichhaltiges Angebot an *Arishtas* und *Asavas*. Hierbei werden Heilpflanzen oder -kräuter zu Wein vergoren. So lassen sich die medizinischen Wirkstoffe lange und gut haltbar machen.

Ab dem Frühjahr reduzieren wir unsere Schlafgewohnheiten wieder auf das empfohlene Maß, um *Kapha* nicht noch mehr zu provozieren. Falls wir im Winter faul geworden sind, ist es jetzt wieder ratsam, unsere *Yoga-Asanas* oder Körperübungen täglich oder regelmäßig auszuführen. Für den Körper ist es jetzt von Vorteil, aktiv und in Schwung gebracht zu werden.

Vagbhata empfiehlt in seinem Werk »*Astanga Hridayam*«, im Frühling viel Zeit in angenehmer Gesellschaft bei Spiel, Freude und anregenden Gesprächen zu verbringen, die Natur und ihre erblühende Schönheit zu genießen und sich an ihr zu erfreuen, um so nach den langen, kalten und sonnenlosen Wintertagen die »Lebensgeister« wieder zu erwecken.
Nutzen wir jedenfalls die Tage, die wieder heller und sonniger werden, um erneut Wärme zu tanken. Allerdings ist es ratsam, besonders auf ausreichende, schützende Bekleidung zu achten. Die Sonnenstrahlen lassen uns oft vergessen, dass das Wetter noch unberechenbar ist und die Abende und Nächte noch recht kalt sein können. Hier lauert die Gefahr, sich zu erkälten.

Im Frühjahr reduzieren wir unsere Schlafgewohnheiten wieder auf die notwendige Schlafenszeit. Schlafen bewirkt *Kapha*-Vermehrung und ist jetzt nicht von Vorteil. Auch ist es ratsam, die Sexualität langsam wieder zu beschränken. Die im Winter gewonnene Stabilität und Vitalität muss uns durchs kommende Jahr stark und widerstandsfähig halten.

Sommer

Im Sommer wird die Sonne wieder sehr kraftvoll und bringt *Pitta* zum Anschwellen. Es ist daher ungünstig, wenn wir uns der prallen Sonne ungeschützt aussetzen. Aber auch an Tagen, an denen die Sonne vielleicht hinter Wolken verschwindet, ist ihr Einfluss immer noch sehr stark.

Deshalb bleiben wir auf jeden Fall während der Mittagszeit oder – wenn große Hitze herrscht –, im Schatten oder im Hause. Das Haus oder die Wohnung halten wir gut gekühlt, wobei geschlossene Fensterläden oder Jalousien, Ventilatoren oder Raumbefeuchter eine gute Hilfe sind. Spätestens am Abend, wenn wir schlafen gehen, sind wir dann sehr dankbar.

Es wird auch empfohlen, sich im Sommer viel an Seen und Flüssen und mittags unter dem Schatten von Bäumen aufzuhalten.

Die Entspannung bei der Mittagsruhe – auf keinen Fall Mittagsschlaf – tut uns nun sehr gut. Der Aufenthalt in der starken Mittagssonne ist möglichst zu meiden. Das gilt im besonderen Maße für *Pitta*-Naturen, die Sonne und Hitze sehr schlecht vertragen!
Anstrengende Tätigkeiten verschieben wir sinnvoller weise auf den frühen Morgen oder den kühlen Abend. Sport oder unser tägliches Bewegungsprogramm – *Yoga*, Gymnastik etc. – können wir im Sommer ruhig etwas einschränken, um dafür mehr zu meditieren. Es ist im Sommer immer von Vorteil, einen »kühlen Kopf« und einen friedlichen Geist zu bewahren. Die Hitze und das anschwellende *Pitta* lösen sehr leicht Aggressionen aus.

Daher empfiehlt es sich, bei großer Hitze die Haut und den Kopf öfters mit kühlem Wasser nass zu machen, um sich so durch die Verdunstung zu kühlen. Auch eine Sandelholzpaste bringt große Erleichterung. Die Sandelholzpaste bereiten wir, indem wir ein Stück Sandelholz mit etwas Wasser auf einer rauen Steinplatte reiben. Den Abrieb vermischen wir mit etwas Rosenwasser und Kampfer. Wenn wir diese Paste auf Stirn und Schläfen streichen, so erreichen wir eine lang anhaltende und angenehm kühlende Wirkung.

Der Sommer ist auch die Zeit, in der es vorteilhaft ist, *Sitali-Pranayama* so oft wie möglich durchzuführen. Sie kühlt den Kopf, die Sinne und die Nerven und reduziert *Pitta.* Falls uns die Hitze gereizt macht, so gleicht uns *Analoma-Viloma-Pranayama* wieder aus.

Als Schmuck sind im Sommer besonders Perlen und Mondstein wegen ihrer kühlenden Wirkung zu empfehlen.

Wichtig ist es auch, in der heißen Sommerzeit das Liebesleben für eine Weile einzuschränken. Wir sollten auf den Sexualakt verzichten und uns dafür viel Zärtlichkeit und liebevolle Umarmung gönnen. Der Sexualakt raubt vor allem dem Mann sehr viel Lebenskraft und Vitalität.

Im heißen Sommer ist es ratsam, nicht zu viel Stabilität zu verlieren. Wie gesagt, dies gilt für wirklich heiße Sommer.

Um *Pitta* auszugleichen, sind jetzt vor allem befeuchtende, nährende und kühlende Lebensmittel hilfreich. Nahrung mit süßem Geschmack, wie Reis, Rohrzucker, Melasse, Milch und Milchprodukte und vor allem *Ghee* sind jetzt anzuraten.

Im Sommer sollten wir darauf achten, ausreichend zu trinken, um *Pitta* zu dämpfen. Wir verzichten dabei allerdings auf heiße Getränke, vermeiden jedoch auch zu kalte Getränke. Es ist ungesund, Getränke oder Speisen direkt aus dem Kühlschrank oder eisgekühlt zu verzehren. Die Zimmertemperatur ist für den Körper immer am verträglichsten. *Lassi*, Zitronenwasser oder Wasser aus einem Tonkrug wirken belebend und abkühlend.

Im Sommer ist unser Verdauungsfeuer meist schwach, was wir daran merken, dass wir bei großer Mittagshitze meist keinen Hunger oder Appetit verspüren. Der Grund dafür ist das *Bhrajaka-Pitta.* Von den 5 verschiedenen *Pittas,* die im Körper an verschiedenen Stellen ihre Aufgaben erfüllen, ist jetzt das »Hautfeuer« am aktivsten, da es die Aufgabe hat, durch Schwitzen und Verdunstung den Wärmehaushalt zu regulieren. Da hier viel Energie und »Feuer« verbraucht wird, so arbeiten die anderen *Pittas* und besonders unser Verdauungsfeuer auf »Sparflamme«.

Deshalb ist es bei großer Hitze von Vorteil, besonders leichtverdauliche Speisen, wie etwa Salate oder Obst zu essen oder aber die Speisen gut zu würzen, um dem *Agni* Hilfestellung zu geben. Beim Würzen sollten wir auf den scharfen Geschmack verzichten, dafür salzig und sauer bevorzugen. Abends, wenn es kühler wird, kommt dann der große Hunger ganz von selbst. Allerdings rate ich davon ab, die Mittagsmahlzeit aus Bequemlichkeit ganz ausfallen zu lassen, da wir sonst Gefahr laufen, abends zu viel zu essen und mit »überladenem« Magen schlafen zu gehen.

In der heißen Zeit fällt es uns oft schwer genug, ausreichend Schlaf zu bekommen. Deshalb ist es wichtig, dass der Schlafraum gut kühl gehalten wird. Wir sollten aber vermeiden, ganz nackt und ohne Bedeckung zu schlafen, auch wenn es abends noch warm ist, da der Körper sonst während des Schlafes zu sehr auskühlt. Ein leichtes Baumwoll-Laken oder eine dünne Wolldecke sind ideal zum Zudecken. Die Zudecke sollte atmungsaktiv sein, den Schweiß gut von der Haut aufsaugen und vor Auskühlung schützen.

In der Ayurveda-Literatur (Vagbhata, Charaka*)* wird für den Sommer empfohlen, auf dem Dach des Hauses oder auf einer Terrasse bzw. Balkon zu schlafen. Wer diese Möglichkeit hat, sollte sie unbedingt nutzen, da nachts das Sternen- und Mondlicht eine sowohl kühlende als auch nährende Wirkung hat.

Vor Alkoholgenuss im Sommer möchte ich unbedingt warnen. Falls wir aber nicht verzichten können, sollten wir den Alkohol mit viel Wasser verdünnt trinken. Hitze und Alkohol zusammen haben eine sehr schädliche Wirkung. Es ist eine Tatsache, dass in heißen Ländern, wie z. B. in der Mittelmeerregion, der Wein traditionell mit Wasser vermischt getrunken wird.

Wenn wir unter Problemen durch gestörtes *Pitta* leiden, so ist der Sommer die günstige Zeit, eine *Virecana*-Therapie durchzuführen. Hierbei wird durch verschiedene pflanzliche Abführmittel ein »künstlicher« Durchfall erzeugt und so das angestaute oder überschüssige *Pitta* ausgeschieden. Da *Pitta* seinen Hauptsitz im Zwölffingerdarm hat, ist der Durchfall die direkteste und wirkungsvollste Methode, um *Pitta* zu beruhigen.

Herbst

Im Herbst wird das Wetter wieder kühl, instabil und wechselhaft. Anfangs gibt es noch warme Tage, aber sehr schnell nehmen Wind und Regen zu und es gibt immer öfters Herbststürme und Gewitter. Auch kommt es jetzt vor, dass das Wetter innerhalb eines Tages mehrmals umschlägt. Gegen Ende des Herbstes gibt es den ersten Schnee, und nasskaltes Wetter wechselt mit trockenen und windigen Tagen.

All dies wird nun das *Vata-Dosha* anschwellen lassen. *Vata* reagiert am schnellsten und direktesten auf Veränderungen und so können *Vata*-Störungen sehr spontan auftreten. Daher ist es wichtig, im Herbst möglichst einen geregelten Tagesablauf einzuhalten und auch die Tagesroutine sehr aufmerksam zu befolgen, um durch das erhöhte *Vata* nicht aus dem Gleichgewicht gebracht zu werden.

Jetzt wird es auch sehr wichtig, sich vor Wind und Wetter zu schützen. Das tägliche *Abhyanga* (Einölung) gibt der Haut Schutz und Isolierung vor schädlichen Wettereinflüssen und hilft, *Vata* im Gleichgewicht zu halten.
Vor allem bei Nebel und Regen ist es wichtig, darauf zu achten, nicht mit feuchter oder nasser Kleidung herumzulaufen. Warme Kleidung, die uns vor Wind schützt, ist jetzt sehr empfehlenswert, da *Vata* kalt und trocken ist und der Wind eine speziell agitierende Wirkung auf *Vata* hat. Darum sind auch warme oder heiße Bäder mit belebenden oder aufbauenden Kräutern eine gute Hilfe.

Gut gewärmte Räume ohne Zugluft und Duftlampen mit erwärmenden, belebenden Substanzen, wie Zimt, Nelke oder Lavendel, sorgen für ein gutes Anti-*Vata*-Raumklima.

Bei der Ernährung bedenken wir, dass *Vata* die Verdauung schwach, unregelmäßig und instabil werden lässt. Hier hilft uns vor allem Salz, das *Vata* auszugleichen. Auch der süße Geschmack, Reis sowie Suppen, sind jetzt von Vorteil. Besonders gut tun uns gekochte Gemüse- und *Mung-Dal*-Suppen, die wir allerdings heiß und gut gewürzt essen sollten.
Da *Vata* kalt und trocken ist, ist der Herbst die Zeit, in der wir viel heißes Wasser oder Kräutertees trinken sollten. Nach Möglichkeit bevorzugen wir frisches Quellwasser, da es aus der Erde kommt und viel *Kapha*-Qualität hat. Allerdings trinken wir auch das Quellwassser heiß. Empfehlenswert ist es, jetzt belebende Weine zu trinken. Glühwein ist ja auch bei uns als Mittel bei kaltem und nassem Wetter bekannt und beliebt.

Der Herbst ist die empfohlene Zeit für *Basti*-Therapie – Einläufe –, wenn wir unter Beschwerden durch angeschwollenes *Vata,* wie Rheuma, Muskel- und Gelenksproblemen, leiden. Es gibt je nach Konstitution und Art der Beschwerde verschiedene Möglichkeiten des Einlaufs. So werden *Bastis* mit Öl – Sesamöl hat eine hervorragende *Vata*-reduzierende Wirkung –, mit Kräuterabkochungen oder mit Milch verordnet.

Im Gegensatz zu dem bei uns bekannten Einlauf zur Reinigung sollte beim *Basti* die Infusion – vor allem bei Öl – längere Zeit im Körper bleiben, damit die medizinischen Substanzen besser wirken können. Da *Vata* seinen Hauptsitz im Dickdarm hat, bietet dieser Einlauf die direkteste und wirkungsvollste Möglichkeit, *Vata* zu beruhigen und Beschwerden zu eliminieren.

Winter

Im **Winter** ist das Wetter jetzt überwiegend kalt und meist stabiler als im Herbst. Kälte und Schnee fördern das Anschwellen von *Kapha.* Jetzt ist die Zeit, wo wir Kraft, Stabilität und Vitalität aufbauen und auch Gewicht zulegen sollten, um gesund und widerstandsfähig durch das weitere Jahr – und vor allem den Sommer – zu kommen.

Interessant ist die Tatsache, dass das kälteste Wetter das gesündeste ist. Die kalte Außentemperatur lässt die Haut sich zusammenziehen und dadurch wird verhindert, dass der Körper Wärme verliert. Auch gut geheizte Stuben und warme, mollige Kleidung verhindern Wärmeverlust. Dadurch brennt das Feuer im Körper sehr stark, was die Verdauungskraft und den Stoffwechsel stärkt. Deshalb verlangt es uns nach schweren und nahrhaften Speisen. Durch die kalorienreiche Nahrung heizen wir den Körper zusätzlich auf.

Der Winter ist die Zeit, wo wir uns in Bezug auf die Ernährung keine Beschränkung auferlegen müssen. Da wir jetzt einen gesunden Appetit entwickeln und viel essen und es *Kapha*-Zeit ist, dürfen wir auch ohne Gewissensbisse einiges an Gewicht zulegen. Am vorteilhaftesten sind nahrhafte und fette Speisen, wie Getreide, Reis, Rohrzucker, Kartoffeln, Fette und Öle sowie Milch oder Milchprodukte. Im Winter ist es unvorteilhaft, leichte Nahrung zu essen, da sonst *Vata* zu stark werden kann. Von den Geschmacksrichtungen bevorzugen wir salzig, sauer und scharf, um der Verdauung ausreichend Unterstützung zu geben. Auch ist es gut, viel zu trinken, und zwar heiße oder warme Getränke.

Wir heizen unsere Räume gut und es wird empfohlen, selbst tagsüber wärmende und weiche Decken zu benutzen. Den Körper und die Haut schützen wir durch regelmäßige Ölmassagen. Wenn wir uns viel im Freien aufhalten, ist es wichtig, auch den Kopf und die Haare zu ölen.

Im Winter dürfen wir ohne Reue den Sinnesgenuss pflegen und müssen uns auch nicht in unserem Liebesleben einschränken. Lasst uns ausgelassen und fröhlich sein, jetzt gibt es viel Stabilität, und der Kräfteverlust ist leicht auszugleichen. Im Winter gönnen wir uns auch ausreichend Schlaf. Wir sorgen für ein gut gelüftetes Schlafzimmer, müssen uns aber unbedingt gut zudecken. Dicke Wolldecken, Federbetten und warme Nachtbekleidung können uns die Nächte angenehm und kuschelig machen.

Falls wir im Winter unter Erkältung leiden, wenden wir trotzdem keine Ausleitungsverfahren für *Kapha* an, sondern gönnen uns ausreichend Wärme und steigern die Abwehrkräfte. Vitamin-C-haltige Früchte – Amla, Zitronen, Orangen und Hagebutten – sind die beste Therapie.

29. Annehmen der Dinge, die unsere Gesundheit fördern

Wir können es jeden Tag beobachten, dass wir in Situationen kommen, wo wir uns entscheiden müssen, ob wir das »Richtige« tun oder das »Bequeme bzw. Angenehme«. »Richtig« meine ich im Sinne vorteilhaft für unsere leibliche und geistige Gesundheit, für unser geistiges und spirituelles Wachstum.
Das geht schon morgens los mit der Entscheidung, ob wir früh zu vorteilhafter Zeit aufstehen oder weiter im warmen Bett liegen bleiben. Die Erfahrung wird uns aber lehren, dass wir nicht unbedingt ausgeschlafener sind, je später wir aufstehen. Je später wir in der *Kapha*-Zeit erwachen, desto träger werden wir uns fühlen. Da wäre es schon besser, abends früher schlafen zu gehen.

Die drei Säulen der Gesundheit

Ayurveda sieht die Bereiche **Ernährung, Schlaf und Sexualität** als die drei **Säulen der Gesundheit.** In diesen Bereichen sollten wir deshalb ganz besonders bemüht sein, den ayurvedischen Leitlinien für ein gesundes und langes Leben unbeirrt zu folgen.

Die Sinne und unser Geist, die Gedanken mit ihren Wünschen, Verlangen und Abneigungen sind meist kein guter Ratgeber. Deshalb ist es wichtig, bei jeder Entscheidung zu prüfen, ob sie gut für den Augenblick – oder ob sie gut für die Gesundheit und das weitere Leben ist.
Eine kleine Geschichte illustriert dieses Prinzip recht gut: Zwei Freunde treffen sich und unterhalten sich über ihr Leben. Als der eine bemerkte, dass er nicht rauche, keinen Alkohol und keine Drogen zu sich nehme, sich gesund ernähre und seine Sexualität reguliert auslebe, antwortete der andere ganz entsetzt: »Wann wirst du denn anfangen, das Leben zu genießen?!« Daraufhin erwiderte der erste: »Wenn du von deinen ›Genüssen‹ gezeichnet bist und zu leiden beginnst!«

Das hat nichts mit Schadenfreude zu tun, sondern mit der Erkenntnis, dass wir für unser Tun, unsere Gesundheit und unsere Lebenszeit selbst verantwortlich sind und deshalb mit unserem Leben sehr bewusst umgehen sollten. Das betrifft ganz besonders die Ernährung (»Der Mensch ist, was er isst«), den gesunden Schlaf zur rechten Zeit und die geregelte, achtsame Sexualität mit einem Partner voller Liebe, Zärtlichkeit und Rücksichtnahme.

Es gibt ein Bengali-Sprichwort, das in einer abgewandelten Form besagt: »Ein gesundes, bewusstes Leben ist anfangs wie Gift, dann aber wie Nektar. – Ein unachtsames, von Sinnesbefriedigung bestimmtes Leben ist anfangs wie Nektar, später jedoch wie Gift«.
Es ist keinesfalls so, dass wir unsere Sinne durch ungezügelten Genuss zufrieden stellen können, sie werden immer nach mehr verlangen, bis wir von ihnen vollkommen abhängig sind. Ich möchte nochmals wiederholen, nicht wir sind die Diener unserer Sinne, sondern umgekehrt.

Deshalb ist es auch wichtig, ehrlich mit sich selbst zu sein. Erkennen wir, was wir uns zumuten können und was uns überfordert. Vor allem müssen wir lernen, »nein« zu sagen. Auch wenn uns »gute« Freunde überreden wollen »tu das, das ist gut für dich«, so ist es besser, den Mut zu haben, etwas abzulehnen, falls es nicht in unserem Interesse ist. »Freunde« mit schlechten Angewohnheiten werden uns immer wieder in Versuchung führen, mit ihnen mitzuhalten. Hier ist ein Nein besonders wichtig.

Es ist gut, nie zu viel zu versprechen oder mit Kräften oder Möglichkeiten zu prahlen, die wir vielleicht doch nicht haben. Viele Menschen richten sich nach unseren Aussagen und beurteilen uns danach – dann geraten wir unter Druck, diesen Ansprüchen irgendwie gerecht zu werden. Es lohnt sich, bei der Wahrheit zu bleiben. Es macht das Leben leichter und bequemer.

Das Gesetz des Karma

Das Karma-Gesetz ist ein weiterer wichtiger Punkt, den wir betrachten sollten. Es besagt einfach nur, dass wir auf jede Aktion eine Reaktion bekommen, das gilt für Gedanken, Worte, Gefühle und Handlungen. Verursachen wir Leid, so werden wir unausweichlich selbst leiden müssen. Helfen wir anderen, so wird auch uns geholfen werden. Bereiten wir Freude, so wird Freude in unserem jetzigen oder späteren Leben sein.

Karma bedeutet vom Sinne des Wortes her »**Handlung**«, und es sind also unsere **Handlungen**, die unser Schicksal beeinflussen. Wir sind für unser Schicksal selbst verantwortlich. Wir können daran erkennen, dass nichts zufällig, sondern alles nach einem wohldurchdachten Plan – einem Naturgesetz – geschieht.

Das gilt natürlich auch für unsere Gesundheit. Leben wir mutwillig gegen die Lebensregeln, so wird dies zwangsläufig früher oder später negative Auswirkungen haben.
Ein Beispiel: Geben wir unserem Körper Ruhe und Regeneration zur richtigen Zeit, so wird er uns gesund und kräftig durch das Leben tragen. Stehen Aktivitäten wie Arbeit, Hobbys und gesellschaftliche Verpflichtungen etc. nicht in einem gesunden Verhältnis zu Entspannung, Ruhe und Schlaf, so wird es zwangsläufig zu Energiedefiziten und Erschöpfung kommen und – als Folge – zu Erkrankungen.

Grobe Verstöße gegen die Ethik und die göttlichen Gesetze wirken sich auch in der Art und Weise nachteilig aus, dass sie sich in Form von Leiden und Krankheiten in späteren Leben manifestieren. So wie der neue Tag von den Geschehnissen des vergangenen Tages beeinflusst wird, so werden die Auswirkungen des jetzigen Lebens in der nächsten Inkarnation zu spüren sein.

Daraus erklärt sich auch, dass wir nicht zufällig in bestimmte Familien, Völker oder Interessensgruppen hineingeboren werden. Auch unser Gesundheitspotenzial, die Talente, Fähigkeiten, Zu- oder Abneigungen, die wir mitbringen, sind kein Zufall, sondern Früchte der Bemühungen und Handlungen des letzten Lebens.

ॐ

Richtet andere nicht, damit auch Ihr nicht gerichtet werdet.
Verurteilt andere nicht, damit auch Ihr nicht verurteilt werdet.
Sprecht die frei, die sich gegen Euch vergangen haben,
dann werdet auch Ihr von Euren Vergehen freigesprochen.
Gebt und so wird Euch gegeben werden.
Denn mit demselben Maß, mit dem Ihr andere messt,
wird Euch auch wieder gemessen werden.

Neues Testament, Lukas, Kap. 6, Vers. 37-38

Beneide niemand, denn Du weißt nicht,
ob der Beneidete im Stillen nicht etwas verbirgt,
was Du bei einem Tausch nicht übernehmen möchtest.

August Strindberg

30. Sadvritta – ethische Verhaltensweise und spirituelle Entwicklung

Einer der Leitsätze des Ayurveda sagt, dass wir ein erfülltes und gesundes Leben in der materiellen Welt leben sollen, ohne jedoch unsere Wurzeln im Göttlichen zu vergessen.

Anders ausgedrückt, heißt das, dass wir uns sowohl um das leibliche Wohl kümmern sollen als auch um die Erkenntnis und Befreiung des *Jivan-Atman* – der spirituellen Seele; denn das ist unser **wahres Ich.** Wir sind nicht der Körper, wir **haben** einen Körper. Unsere Sprache macht dies eigentlich ersichtlich, wenn wir sagen: »mein Kopf, meine Hand, mein Fuß etc.«.

Die Seele, unser wahres Ich, ist ihrem Wesen nach spirituell, göttlich und unvergänglich. Die Seele ist eingehüllt von **3 Körpern,** dem grobstofflichen, physischen Körper, welcher noch von zwei feinstofflichen Körpern, dem Astral- und Kausalkörper umgeben ist. Sie ist zwar göttlichen Ursprungs, hat aber alle Freiheiten, sich für oder gegen Gott zu entscheiden. Wenn nun eine Seele den Wunsch entwickelt, die materielle Welt zu genießen, muss sie bei der Geburt in der materiellen Welt – der Welt der Dualitäten – einen materiellen Körper annehmen, um hier leben zu können, da die Seele in ihrer ursprünglichen Form keine Dualitäten kennt.
Dieser Körper stellt das Werkzeug der Seele dar. Nur mit ihm kann sie in der materiellen Welt existieren und sie genießen. Gott begleitet aber jede Seele in ihrem materiellen Dasein und weilt im Herzen als Überseele bzw. innerer Meister (*Param-Atman*). Sie ist also der göttliche Begleiter auf unserem Weg im Kreislauf der Geburten.
Gott (oder der innere Meister) spricht zu uns in Form unserer Intuition, die wir aber nur in der Stille vernehmen. Nur so können wir Führung von Ihm bekommen, Sein Werkzeug sein und Seinen Willen erfüllen.
Als Seele sind wir ewig – *sat* –, voller Wissen – *cit* – und voller Glückseligkeit – *ananda.* Wir sind Kinder Gottes und wir sind eigentlich in der spirituellen Welt zu Hause, im ewigen Reich Gottes. Dabei ist es vollkommen egal, welchen Namen wir Ihm geben. Gottes Name entspricht Zeit, Ort und Umständen und der Beziehung, die wir zu Ihm haben. Das Wort »Gott« ist eigentlich keltischen Ursprungs und kommt von »god« – der Gute, Edle und Vollkommene.

Ein sehr einfaches, aber einleuchtendes Beispiel, kann uns helfen, die Vielfalt Gottes zu verstehen: Stellen wir uns eine Frau vor. Ihr Ehemann, die Kinder, der Chef, für den sie arbeitet, der Händler, bei dem sie einkauft, der Bettler an ihrer Türe, der Geliebte (falls sie einen hat), jeder hat eine eigene Beziehung zu ihr, gibt ihr einen anderen Namen und wird sie auf seine Weise beschreiben – verschieden von den anderen. – Und trotzdem sprechen sie alle über dieselbe Person.

Spiritualität und Ayurveda sind natürlich verknüpft und sollten sich gegenseitig unterstützen. Spiritualität leitet uns, unser göttliches Ziel immer vor Augen zu haben, und Ayurveda hilft uns, dies in einem gesunden, kräftigen Körper zu tun.

Bei den traditionellen Ayurveda Ärzten ist es selbstverständlich, dass sie, wenn sie Arzneien für ihre Patienten herstellen, dabei beten. Ihr Bewusstsein ist auf das Göttliche eingestellt, der Arzt wird so zum göttlichen Instrument. Dass diese so zubereiteten Heilmittel eine höhere Heilqualität haben, mit höherer Schwingungskraft potenziert sind, erklärt sich von selbst.

Spiritualität gehört selbstverständlich zum traditionellen Ayurveda-Arzt (*Vaidya*), so wie in früheren Kulturen Ärzte zugleich auch Priester waren und umgekehrt.

Bei meinem Praktikum in Puna/Indien in ayurvedischen Kliniken konnte ich sehen und erleben, wie die Ärzte, bevor sie zu den Patienten gingen, Gebete verrichteten.

Ayurveda umfasst alle Aspekte des Menschen, den körperlichen, den emotionalen, mentalen als auch den seelisch/geistigen Aspekt.

Alle Lebensregeln im Ayurveda zielen darauf hinaus, den Menschen in feinere Lebensgewohnheiten zu führen, die ihn in höhere Schwingung bringen, und ihm mehr Sinnerfüllung, Freude, Gesundheit, Harmonie und Bewusstseinserhebung schenken. Harmonie des Geistes führt zur Gesundheit des Körpers und zur Heilung der Gedankenmuster und Emotionen – richtige Körperpflege, Ernährung und Lebensweise fördert wiederum die Spiritualität.

Für jeden, dem spiritueller Fortschritt wichtig ist, ist die Läuterung des astralen Körpers – der Gedanken und Emotionen – Voraussetzung. Dazu ist wichtig, dass wir unserer Gedanken bewusst werden. Es gilt, achtsam mit den Gedankenkräften umzugehen, sie sind Schöpferkräfte, die sich manifestieren und jeder Handlung vorausgehen, im Positiven wie im Negativen. Schädliche Gedankenmuster können wir mit positiven Affirmationen aus dem Unterbewusstsein löschen.

Emotionen wie Zorn, Ärger und Hass vergiften den Körper und stören *Pitta;* Angst und Nervosität sind Energiefresser, Sorgen belasten das Herz und stören *Vata,* übermäßige Besitzgier verstärkt *Kapha.* Solche Gedanken und Emotionen verursachen auch Störungen im feinstofflichen Körper und bringen ihn in niedere Schwingung.

Sie lassen sich mit sattwischer Ernährung und sattwischer Lebensweise viel leichter beherrschen, und zwar mit Atem- und Yogaübungen und *Sadhana* – Meditation und Andacht, auf die ich in den vorigen Kapiteln über *Dinacharya* ja bereits ausführlich eingegangen bin.

So wird es uns immer besser gelingen, **Weisheit und Liebe** in jedem Gedanken, in jedem Wort und in jeder Handlung auszudrücken – das ist heilend für uns, unsere Familie und unser Umfeld.

Das Lebensmodell der vedischen Kultur

In der vedischen Kultur – der Zeit, aus der ja die ayurvedische Medizin stammt – entwickelte sich ein **Gesellschaftsmodell mit vier wichtigen Eckpfeilern** für ein erfülltes Leben und eine harmonische, spirituelle Entwicklung der Menschheit:

***1. Dharma*:** Religion oder die Pflicht, als bewusster und erwachter Mensch zu leben.

2. Artha: Wirtschaftliche Entwicklung oder das Erreichen von Wohlstand und Reichtum.

3. Kama: Das Leben und die Sinnesfreuden zu genießen.

***4. Moksha*:** Die Befreiung aus der körperlichen Anhaftung und die Erlösung des höheren Selbst, der unsterblichen Seele.

1. Dharma – Religion

Das Wort »Religion« bedeutet im Sinne des Wortes »rück verbinden« und kommt aus dem Lateinischen »re = zurück« und »ligare = binden« (vergleiche Ligament – das Band). Die wahre Bedeutung von »Religion« ist also, unsere eigentliche Beziehung zu Gott wieder herzustellen, uns wieder mit ihm zu verbinden!

Erinnern wir uns, dass wir nicht der Körper sind. Sri Krishna sagt in der Bhagavat-Gita (der Hindu-Bibel): »so wie wir alte, unbrauchbare Gewänder ablegen und uns neue anziehen, so legt das Lebewesen (*Jivan-Atman* – die unsterbliche Seele) beim Tod den alten Körper ab und nimmt einen neuen an« (entsprechend dem Karma, den Wünschen und den Begierden).

Wir als Seelen sind von göttlicher Natur, wir sind qualitativ eins mit Ihm, nur quantitativ sind wir verschieden, so wie der Funke gleiche Eigenschaften wie das Feuer – Hitze oder Leuchtkraft – besitzt, jedoch in kleiner, begrenzter Form. Auch ein kleiner Tropfen Meerwasser hat chemisch dieselbe Zusammensetzung wie der gewaltige Ozean, jedoch nicht dessen Ausdehnung. So ist es nur natürlich, dass wir uns alle in irgendeiner Form nach Gott und der ewigen Existenz sehnen. Die Intensität dieser Sehnsucht wird von unserem Bewusstsein geprägt, je nachdem, ob es körperlich bedeckt oder spirituell erwacht ist.

Eine weitere Bedeutung des Wortes »*Dharma*« ist die Pflicht, wie ein Mensch zu leben und menschliches Bewusstsein zu erwecken. In den Veden wird der Mensch als ein »zweibeiniges Tier« (Raubtier) bezeichnet, wenn er nicht sein höheres Bewusstsein entwickelt hat.

Höheres Bewusstsein bedeutet, sich über die Bewusstseinsebene der Tiere, die sich auf Essen/Trinken, Schlafen, sich Verteidigen und sich Vermehren begrenzt, zu erheben und Fragen nach dem Sinn des Lebens zu stellen (wo komme ich her, wo gehe ich hin, was sind meine Aufgaben hier?). Auch ist es wichtig, unsere göttliche Natur zum Ausdruck zu bringen, d. h. bewusst Herzensqualitäten, wie Mitgefühl, Liebe zu anderen Lebewesen, Achtung vor der Schöpfung zu entfalten.

Um dieses **menschlich/spirituelle Bewusstsein zu entfalten**, teilte das vedische Modell des ***Varna-Ashrama*-Systems** das menschliche Leben in **vier Lebensabschnitte** oder *Ashramas* ein: *Brahmacarya, Grihastha, Vanaprastha* und *Sannyas.* Da in der vedischen Kultur die menschliche Lebensdauer mit 100 Jahren angenommen wird, so bezieht sich jeder Lebensabschnitt auf ca. 25 Jahre.

1. ***Brahmacarya*:** Dies ist der Lebensabschnitt der Erziehung und Ausbildung. **Spirituelle und religiöse Erziehung *(Dharma)*** sollten Hand in Hand gehen mit Entwicklung der **Allgemeinbildung** und **Ausbildung** in einem Beruf oder Handwerk. In der vedischen Kultur lebte der junge Mensch vom 5. Lebensjahr bis zum Ende seiner Ausbildung bei seinem Lehrer als dessen Kind in dessen Familie (*Gurukula*-System). In dieser Zeit wurde auf Sinneskontrolle und auf sexuelle Enthaltsamkeit Wert gelegt. Das Wohl aller vor das eigene Wohl zu stellen, Rücksichtnahme gegenüber Schwächen und Achtung vor Stärkeren und Alten zu pflegen, waren einige Ziele dieser Erziehung.
   Nach diesem Zeitabschnitt konnte sich der junge Mensch entscheiden, lebenslang *Brahmacarya* zu bleiben, d. h. Mönch oder Nonne zu werden oder zu heiraten.
   Auf unsere Zeit bezogen, liegt der Wert dieser Lebensstufe darin, dem jungen Menschen die ethische, religiöse und moralische Basis *(Dharma)* für das ganze Leben mitzugeben.

2. ***Grihastha*:** (von *Griha* – das Haus). Das ist der Lebensabschnitt des **Familien- oder Berufslebens**. Dabei liegt der Schwerpunkt auf wirtschaftlicher und gesellschaftlicher Entwicklung und der Erziehung der Nachkommen *(Artha)*. Dies sollte auch die Zeit sein, das Leben und die Sinne zu genießen, unsere Wünsche zu erfüllen und gesellschaftliche Anerkennung zu erlangen *(Kama)*, aber stets unter Berücksichtigung von *Dharma*.

3. ***Vanaprastha:*** In der vedischen Kultur zogen sich die Eltern mit ca. 50 Jahren allmählich vom gesellschaftlichen, familiären und beruflichen Leben zurück, um sich **mehr der eigenen spirituellen Entwicklung** zu widmen.
   Man übergab das Geschäft oder den Betrieb an die ältesten Kinder und begann sich von den materiellen Anhaftungen zu lösen, indem man gemeinsam auf Pilgerfahrten ging, religiöse Feste besuchte und sich auch immer öfter in die Einsamkeit zurückzog, um zu meditieren und das göttliche Bewusstsein, die innere Stille und Ruhe zu erlangen.
   Diese Stufe stellte eine langsame und behutsame Entwicklung zu der letzten Stufe der vollkommenen Entsagung dar. Es ging zunächst um die **innere Bereitschaft zur Entsagung**, die dann in der Folge in eine **freiwillige** Loslösung von Mann und Frau münden sollte – nicht so schmerzvoll und plötzlich wie bei uns, wenn der Tod die unfreiwillige Trennung vollzieht.
   Wenn die Partner ihre körperliche Beziehung und Anhaftung gelöst hatten, trat der Mann in die Lebensform des *Sannyasin*, und die Frau konnte in die Obhut des ältesten Sohnes gehen – wo sie dann in der Erziehung der Enkel eine wichtige Aufgabe erfüllte (die alten Menschen genossen in der vedischen Kultur große Achtung und hohes Ansehen!) – oder auch Nonne bzw. Einsiedlerin werden. Auch heute noch gibt es in Indien Witwenashrams (Klöster) für ältere Frauen.

4. ***Sannyas*:** Dies ist die Lebensstufe der **inneren und äußeren Entsagung** vom materiellen Leben. In der vedischen Kultur war diese Stufe den Männern vorbehalten. Sie galten dann für die Gesellschaft und die Familie als gestorben (sie konnten keine Funktionen mehr übernehmen), wurden aber als geistige Lehrer und spirituelle Berater hoch angesehen. Sie lebten in Klöstern, als Einsiedler tief im Wald, in Höhlen des Himalaja oder zogen als Wandermönche von Tempel zu Tempel.
   Der Lebensinhalt dieser Lebensstufe war die Meditation, Yoga, das Ausführen religiöser Zeremonien, das Singen religiöser Lieder oder der heiligen Namen Gottes sowie das Studium heiliger Texte als Vorbereitung auf die nächste Geburt. In der vedischen Kultur war die Kenntnis über die Reinkarnation selbstverständliches Grundwissen.

   Bei *Vanaprastha* und *Sannyas* liegt der Schwerpunkt auf *Dharma und Moksha*.

Wir wollen nun die 3. und 4. Lebensstufe aus dem Blickwinkel **unserer heutigen Zeit und Kultur** betrachten:
Hier bei uns geht in den Jahren der Familiengründung, der Kindererziehung, der beruflichen und gesellschaftlichen Verpflichtungen die menschliche Existenz vorwiegend in materiellen Aktivitäten auf. Meist wird das Glück nur im Außen gesucht in Form von beruflicher Karriere, gesellschaftlicher Anerkennung und Familie.

Kommt nun der Mensch in den Zenit seines Lebens – in seine Lebensmitte, hat er alle beruflichen und gesellschaftlichen Höhepunkt erlebt, leidet er – wenn er nicht *Dharma* in sein Leben einbezogen hat – häufig an Sinn- und Lebenskrisen. Diese zwingen ihn, Lebensbilanz zu machen und sich auf die wahren Werte in seinem Leben zu besinnen, um wieder in seine Mitte – sein wahres Sein – zu kommen. Um erst gar nicht in diesen seelischen Leidensdruck zu kommen, ist es sehr hilfreich, allmählich Verantwortung an Jüngere abzugeben, immer mehr Anhaftungen an äußeren Erfolg und Reichtum abzulegen und mehr Aktivitäten zu seiner spirituellen Entwicklung zu pflegen – dazu gehört z. B. Innenschau, Gebet, die Pflege des wahren Ichs, der Seele.

Das kann ein sehr schöner Lebensabschnitt werden; denn hat man erst viel äußere Verantwortung und Stress abgelegt, sind die eigenen Kinder erwachsen, hat man Zeit, zu den wesentlichen Dingen des Lebens zu kommen. Man findet durch eine neue, tiefere Sinngebung seines Lebens zu einer inneren Erfüllung und Freude, die unabhängig von äußeren Lebensumständen ist.

Es ist auch möglich, dass man seine innere Berufung, seine wahre Lebensaufgabe erkennt, frühere Fähigkeiten wieder belebt oder neue Fähigkeiten an sich entdeckt. Man könnte endlich schöpferischen Beschäftigungen nachgehen, z. B. Malen, Musizieren usw. Wichtig ist für diesen Lebensabschnitt, all sein Tun mit dem Göttlichen immer mehr in Einklang zu bringen. Es geht nicht mehr so sehr um Erwerbung von Wissen, sondern Erwerbung von Weisheit und Liebe, die man mit der praktischen Erfahrung an Jüngere in seiner Familie und andere weitergibt.

Mit einem so erfüllten Leben kann man sich nun immer mehr von allem innerlich loslösen, und schließlich am Ende seines Lebens – befreit von allen materiellen Anhaftungen – »leicht hinübergehen«.

Leider genießen die älteren Menschen in unserer heutigen Gesellschaft meist nicht mehr die Wertschätzung, wie sie sie in früheren Kulturen hatten oder wie es nur noch bei sehr archaischen Völkern der Brauch ist. Da waren die Alten »die Weisen«, die geachtet wurden, von denen man stets Rat holte, um weise Entscheidungen treffen zu können.

Und spätestens hier treten offen die Mängel in unserer heutigen Gesellschaftsform zutage. Die Ursache hierin liegt weitgehend im **Fehlen von *Dharma*, dem ersten wichtigen Eckpfeiler** für das Gesellschaftsleben. Es fehlt dadurch das Verständnis und das Wissen, dass wir Seelen, göttlichen Ursprungs sind und wiedergeboren werden. Daraus resultiert eine ganz andere Einstellung zum Leben und zum Tod, und zwar hinsichtlich der Selbstverantwortlichkeit und der Befreiung von allen Anhaftungen. All dies ist Leid verursachend.

In diesem Lichte betrachtet, können wir erst das zeitlos Wertvolle und die tiefe Weisheit in dem vedischen Modell des *Varna-Ashrama*-Systems erkennen.

2. Artha – Wohlstand

Wirtschaftliche Entwicklung bzw. das Erlangen von Wohlstand und Reichtum gilt als der zweite Eckpfeiler einer menschlichen Gesellschaft. Als Wohlstand gilt, genug Geld zu haben, dass man sich ohne finanzielle Sorgen den Unterhalt des Lebens leisten kann. Gesundheit und ärztliche Versorgung waren schon immer – auch in der guten, alten Zeit – teuer. Es ist wichtig, in sauberen und hygienischen Wohnverhältnissen zu leben und über ausreichend Wohn- und Lebensraum zu verfügen.

Wir sollten Wert darauf legen, dass wir nur gesunde und vollwertige Lebensmittel und Getränke zu uns nehmen und auf Billigware verzichten.

Auch ausreichend Geld für die Erziehung und Ausbildung der Kinder zählt zum Wohlstand, um ihnen den besten Start in ihr Leben zu ermöglichen. Liebevoll erzogene und gut ausgebildete Kinder sind auch als Dienst an der Gesellschaft zu betrachten. Ausreichend Geld für Urlaub und andere Formen der körperlichen und geistigen Erholung und Entspannung sowie Rücklagen für Notzeiten sind wichtig für ein gesundes und erfülltes Leben.

Wer mehr Wohlstand oder Reichtum besitzt als er zum Genießen eines gesunden, erfüllten Lebens benötigt, sollte wohltätige oder fromme Spenden geben und religiöse oder soziale Projekte unterstützen. Es gab und wird immer wieder Armut geben, das bedingt schon die Vielfalt des Lebens. Diese Spenden sind so etwas wie ein »spirituelles Bankguthaben«. Da man bei guten Geschäften, die reichlich Gewinn abwerfen, immer mehr nimmt als man gibt, ergibt sich so eine spirituelle Pflicht, auch für die zu sorgen, denen es schlechter geht, um eine karmische Ausgeglichenheit zu erreichen (Reichtum verpflichtet).

In der vedischen Kultur war es die Aufgabe und Verpflichtung wohlhabender Geschäftsleute und Händler, durch Spenden die Tempel und Klöster, Pilgerherbergen, Hospitäler oder schattige Rastplätze mit Brunnen – entlang der Reiserouten – zu erhalten. Die vedischen Könige und Fürsten hafteten sogar mit ihrem persönlichen Vermögen für das Wohlergehen ihrer Untertanen.

Auch unsere Kultur zeigte und zeigt viele solche Beispiele sozialer Verantwortung von reichen Unternehmern. In neuerer Zeit sind es immer mehr Künstler bzw. Sportler, die soziale Projekte unterstützen. Dies sollte jeden, der etwas übrig hat, ermutigen, auch etwas für sein »spirituelles Bankkonto« zu tun.

3. Kama – Sinnesgenuss

Ein weiterer Eckpfeiler der menschlichen Gesellschaft ist der Genuss des Lebens und der Schönheit der Schöpfung. Um jedoch den Sinnesgenuss gesund, weise und erfüllt ausleben zu können, ist das Wissen von *Dharma und Artha* eine grundlegende Voraussetzung.

Einerseits setzt der Sinnesgenuss einen gewissen Wohlstand voraus, andererseits auch eine ethische Haltung, die Grenzen setzt. Es geht schließlich nicht um das pure Ausleben niederer Triebe. So sollte Sinnesgenuss nicht auf Kosten anderer oder zu deren Schaden gelebt werden. Insbesondere dann, wenn man besonders lustig und ausgelassen ist, kann man sehr verletzend sein. Eine gewisse Kontrolle und die Achtung der Gefühle unserer Mitmenschen sollten berücksichtigt werden. Zu einem gesunden und erfüllten Leben gehört aber unbedingt der Genuss des Lebens. Wir sollten bereit sein, uns etwas zu gönnen – uns etwas Gutes zu tun.

Die Schöpfung ist so reich an Schönheit, dass sie auch therapeutisch eingesetzt werden kann. Denken wir doch dabei an unberührte Natur, Farben, Musik und Düfte. Um aber eine Farb-, Musik- oder Aromatherapie erfolgreich durchführen zu können, müssen wir uns zuerst zum Genießen bekennen bzw. zum Genießen fähig sein.

Auch das beste Essen, der beste Gaumenspaß wird vermindert, wenn wir nicht genießen können – sei es wegen Verdauungsproblemen oder weil wir dabei nur Kalorien zählen. Es ist allemal gesünder, mit fröhlichem Gemüt einmal etwas »Ungesundes« zu essen, als total verbissen unsere Gesundheitsdiäten einzunehmen. Wenn wir genießen wollen, müssen wir auch zum Genuss stehen. Nur so sind wir in der Lage, ein erfülltes Leben zu führen.

Auch gibt es keinen Grund, die Sexualität zu verurteilen. Gute, zärtliche Sexualität mit einem liebevollen Partner gibt »Lebensfreude pur«. Ist es nicht so, dass verliebte Paare imstande sind, die größten Probleme des Lebens zu meistern?

4. Moksha – Befreiung

Der vierte Eckpfeiler der menschlichen Gesellschaft ist die **Auflösung aller karmischen Bindungen, die Befreiung aus der materiellen Anhaftung** und die **Erlösung unseres göttlichen Selbst.** Dazu ist es allerdings nötig, eine gute Erziehung zu haben und das notwendige spirituelle Wissen (*Dharma).*

Zum spirituellen Wissen zählt auch das Wissen über das **Gesetz des Karmas** – das Gesetz von Ursache und Wirkung, Saat und Ernte. So ist es wichtig, z.B. unerfüllte Versprechen einzulösen, Unrecht wieder gutzumachen und Gefühle wie Anziehung oder Ablehnung aufzulösen. Hierzu gehört auch das Verzeihen, uns selbst und anderen. Unsere verzeihende Liebe kann karmische Leiden lindern und uns aus karmischen Verstrickungen mit anderen Personen erlösen. Diese ungelösten Beziehungen würden sonst einen Grund für eine neue Wiederverkörperung schaffen und in das nächste Leben belastend hineinwirken.

Dies steht der Erlösung unseres göttlichen Selbst entgegen. Bedenken wir, dass unsere Gedanken und unser Bewusstsein beim Tode unser weiteres Ziel bestimmen.

Gut und erfüllt gelebt, sich so weit wie möglich alle Wünsche erfüllt zu haben (*Artha und Kama*) und zu der Erkenntnis gelangt zu sein, dass es mehr gibt als nur den Körper zu sättigen und Ruhm, Erfolg und Anerkennung hinterherzulaufen, darin liegt die Erfüllung des Lebens.

Nun ist der richtige Zeitpunkt gekommen, allmählich die **Anhaftung an das Materielle aufzulösen** und alle materiellen Fesseln zu sprengen. Diese materiellen Fesseln werden *Maya* (was nicht ist) oder Illusion/Täuschung genannt. Maya wird auch die Torwächterin zur spirituellen Welt oder Gottes Himmelreich genannt, da sie nur diejenigen einlässt, die wirklich die letzten und verborgensten Wünsche und Verlangen gelöscht haben. Alle anderen müssen entsprechend ihren Wünschen und ihrem Bewusstsein in die verschiedenen Astralsphären nach dem Tode eingehen, bis sie sich auf der Erde wiederverkörpern.

Wünsche sind wie Seile, die uns an den Kreislauf der Wiedergeburten binden. Maya bringt die verborgenen oder verdrängten Wünsche ins Bewusstsein, wo sie Gestalt annehmen, in diesem Leben oder in einem weiteren.

Es ist deshalb wichtig, aufkommende Wunschgedanken sich sofort mit einem Gegengedanken, z.B. in der Phantasie, zu »erfüllen« oder zu kompensieren. Wir können uns auch den Wunsch erfüllen und beobachten, wieviel und welche Befriedigung es uns wirklich bringt.

Materielle Wünsche bringen nur kurzfristige oder zeitweilige Erfüllung, da sie an den Körper gebunden sind. Spirituelle Wünsche, die die Seele zufriedenstellen, stehen auch im Einklang mit Gottes Wünschen. So sollten wir uns Gottes Wünsche zu eigen machen und uns fragen, was Ihn erfreuen würde, anstatt immer nur danach zu suchen, was den Körper erfreuen würde.

Maya ist letztendlich nur eine Täuschung, die es uns ermöglicht, all die unwirklichen, zum Körper gehörenden Vorstellungen als Wirklichkeit zu betrachten.

Die gesamte Schöpfung ist in Wahrheit nur ein materialisierter Gedanke Gottes, verdichtete Lichtenergie – so wie sich der unsichtbare Wasserdunst zu Wasser und bis zu Schnee und Eis sichtbar verdichten kann.

Eine große Hilfe bei der Auflösung von Anhaftungen an das materielle Leben und der **Erlösung unseres göttlichen Selbst** ist *Prema oder Bhakti* – die Entfaltung bedingungsloser Liebe und Hingabe zu Gott. Dies ist eine Bewusstseinsstufe, die weit über die eines normalen Lebens hinausgeht. Sie wird uns dahin führen, Gott in allen Lebewesen (Mitmenschen, Tieren und Pflanzen) zu sehen und der gesamten Schöpfung mit Liebe zu begegnen.

Hierzu gehört, sich immer wieder an Gott zu erinnern, Ihm zu dienen, Sein Freund zu werden, Ihn zu verehren, zu lieben, mit Ihm in der Sprache des Herzens zu kommunizieren, über Ihn zu sprechen oder zu hören, um das Bewusstsein für unsere wahre, nämlich göttliche Identität, zu wecken und zu pflegen. Dies ist vergleichbar mit dem Putzen eines verstaubten Spiegels, solange, bis wir uns in ihm wieder klar und deutlich sehen können. Ganz von selbst werden wir eine innere Freude entwickeln, die uns unabhängig von den Wünschen nach den gröberen Freuden des materiellen Lebens macht.

Je mehr wir unser göttliches Sein im Bewusstsein verankern und Liebe zu Ihm entwickeln, umso mehr wird unser materielles Bewusstsein und die körperliche »Bedeckung« verblassen! Dies ist der Anfang der Erlösung des *Jivan-Atman,* unseres göttlichen Selbst.

Wir werden unser individuelles Leben immer mehr unter die göttliche Führung stellen »Dein Wille geschehe«, und ganz im liebevollen Leben für Gott aufgehen, wie z. B. Mutter Theresa. Auf diese Weise können wir unser altes Karma abtragen, fügen aber kein neues mehr hinzu, was letztendlich zu unserer Befreiung von den Wiedergeburten *(Moksha)* führen wird.

Wenn wir diesen spirituellen Leitfaden in unserem Leben beachten, dann hebt sich für uns die Trennung in spirituelles und materielles Leben auf. Wir leben nicht mehr in der Welt der Dualitäten, wo es für uns Unterscheidungen und Wertungen gibt, wie die Einteilung in Freunde und Feinde oder Verlust und Gewinn. In diesem Bewusstsein der bedingungslosen Liebe ist für uns nur noch eines wichtig: nach Gottes Willen und Plan zu leben und alles zu Seiner Freude zu tun!

Damit bekommen wir die Möglichkeit, ein harmonisches, erfülltes und gesundes Leben zu führen, uns spirituell zu entfalten und letztendlich zurück zu Gott, in unsere göttliche Heimat, zu gelangen.

Als Du auf die Welt kamst, weintest Du,
und um Dich herum freuten sich alle. -
Lebe so, dass, wenn Du die Welt verlässt,
alle weinen und Du alleine lächelst.

Östliche Weisheit

Regeln zur ethischen Lebensweise

Der Umgang mit unseren Mitmenschen und allen Lebewesen beeinflusst unsere Lebenssituationen. Um all dies noch einmal mit anderen Worten zu verdeutlichen, möchte ich zum Schluss noch einige

Regeln zur ethischen Lebensweise hinzufügen, wie sie in der vedischen Kultur gelehrt werden:

Behandle deine Mitmenschen höflich, freundlich und zuvorkommend. Sei immer hilfsbereit und teile dein Wissen und deinen Wohlstand mit denen, die es benötigen. Sehe nicht auf die Fehler anderer, sei tolerant, liebevoll und verzeihend. Versuche jedes Lebewesen – auch Tiere und Pflanzen – als Brüder und Schwestern, wenigstens aber als Freunde, zu sehen und zu behandeln.

Sei bedacht auf deine Worte, sage nur die Wahrheit oder schweige. Verliere nach Möglichkeit nicht die Geduld, und bleibe beherrscht.

Werde nicht süchtig nach Vergnügungen, die nur auf Sinnesgenuss beruhen. Versuche deine Leidenschaften zu zügeln. Achte auf körperliche, geistige und seelische Reinheit.

Gestalte deinen Tagesablauf so stetig und regelmäßig wie möglich. Beachte Zeit, Ort und Umstände bei deinen Handlungen und richte dich danach.

Versuche soweit wie möglich, deine Arbeit in den Dienst Gottes, weiser, alter Menschen zu stellen. Vermeide die Gesellschaft solcher Menschen, deren Lebensweise nicht der deinen entspricht.

Versuche den Neid zu überwinden und sei zufrieden mit dem, was das Leben dir schenkt.

Die vedischen Schriften erklären, dass alles, was wir bekommen, ohne anderen Schaden oder Leid zuzufügen oder was wir bekommen, ohne uns krank zu arbeiten, uns vom Leben bestimmt ist. Nehmen wir mehr, so ist dies »Diebstahl«.

Nimm die Dinge an, die dich gesund erhalten und die deiner Natur entsprechen und lehne Dinge ab, die dich überlasten oder überfordern.

Dann wird sich in dir ganz von selbst eine tiefe, innere Zufriedenheit und Lebensfreude entfalten, die mit keinem Sinnesgenuss vergleichbar ist und

diese Lebensfreude ist dein innerer Arzt!

ॐ

Anhang

Die Autoren

Reinhart Schacker, geb. 1948, erste Indienreise 1969, es folgten weitere, längere Aufenthalte in Indien. 1983 absolvierte er eine 6-monatige Yoga-Ausbildung in Rishikesh/ Indien und 1986 schloss er seine Ausbildung zum Dipl. Yogalehrer beim Shivananda Yoga-Vedanta-Zentrum ab.
Bei der ersten Indienreise Jahre 1969 kam er mit Ayurveda in Berührung. Nachfolgend vertiefte er sein Wissen durch Selbststudium und mehrere Ayurveda-Seminare, u.a. bei David Frawley, bevor er die Ausbildung zum Dipl. Ayurveda-Therapeuten (CAT) mit Praktikum in Indien/Puna und danach zum Dipl. Ayurveda-Spezialisten (CAS) bei der SEVA-Akademie, München, absolvierte und im Jahre 1997 erfolgreich abschloss.
Durch seine mehrmaligen, längeren Aufenthalte in Indien ist er Kenner der indischen Philosophie und Kultur. Er hat langjährige Erfahrung in der Leitung von Yoga-, Atem- und Reiki Kursen, u.a. an Volkshochschulen. Weiters hält er Vorträge und macht ayurvedische Lebens-, Gesundheits- und Ernährungsberatung. In dieser Eigenschaft ist er in einem Ayurveda-Kurhotel tätig.

Für die Veden-Akademie in Berlin leitet er seit 2000 das Ayurveda-Fernstudium zur Ausbildung zum »Ayurveda Gesundheitsberater«. Dabei wird den Studierenden in Deutschland, Österreich und Schweiz das Basiswissen eines Ayurveda- Therapeuten vermittelt. Seit 2005 ist er Doctor of Dhanvantari Ayurveda vom Florida Vedic College und betreut für die Veden-Akademie auch Studierende in Amerika in englischer Sprache. Seit 2004 unterrichtete er mit Unterbrechung bei der SEVA-Akademie in München Ayurveda Theorie und Grundlagen. „Das Ayurveda Lebensbuch" wird auch bei einigen Ayurveda-Akademien für den Unterricht empfohlen.
Der Autor schrieb neben dem »Ayurveda Lebensbuch« auch ein weiteres mit dem Titel **»Ayurveda-Kuren«.**

Monika Schacker, geboren 1946, befasst sich seit über 30 Jahren mit indischer Philosophie, Yoga und Meditation, seit sie 1969 die »Autobiographie eines Yogi« von Paramahansa Yogananda las.
Sie interessierte sich sehr für Heilwissen und Heilmethoden. Das führte dazu, dass sie von ihrem Mann Reiner Schacker Reiki, die Kunst des Handauflegens, erlernte und seit 1994 als Reiki-Meisterin arbeitet und dies mit der Bachblüten-Therapie verbindet.
Sie bildete sich in den letzten Jahren ständig weiter, u.a. in Metaphysik- Seminaren. Um ihre Heilarbeit zu vertiefen, absolvierte sie in den Jahren 2001 bis 2003 Ausbildungen in Geistheilung. Im Jahre 2002 besuchte sie einen sechsteiligen Ausbildungszyklus für Aura- und Energiearbeit, der auch Channeling beinhaltete. Seither befasst sie sich mit der Heilung der Aura, der Mental-, Emotional- und Prana-Schicht des Astralkörpers.

Zusammen mit ihrem Mann absolvierte sie in den letzten Jahren Ayurveda-Ausbildungs-Seminare und begleitete ihn 1996 auf einer Ayurveda-Studienreise nach Indien. Sie arbeitete auch am »Ayurveda Lebensbuch« und an dem Ayurveda-Fernlehrgang ihres Mannes fachlich und gestalterisch mit. Im Buch »Ayurveda-Kuren« verfasste sie den Bereich Wellness-Kuren.
Bei Prof. Tepperwein absolvierte sie 2004 eine Ausbildung zum Dipl. Lebensberater. Sie ist als spirituelle Lebensberaterin tätig und Autorin des Buches **»Im Einklang leben«,** in dem sie ihre Erfahrungen und Erkenntnisse weitergibt.

Hinweis der Autoren

Die Verfasser übernehmen keinerlei Haftung für unsachgemäße Anwendung von Heilpflanzen. Jeder einzelne Anwender handelt selbstverantwortlich und sollte im speziellen Fall fachlichen Rat einholen.

Das Buch kann keine ärztliche Behandlung ersetzen. Es soll im Gegenteil für gesunde Menschen eine Anleitung für eine gesunde Lebensführung geben:

Literaturverzeichnis

Ayurveda – Wesen und Methodik, PROF. Dr. SUBHASH RANADE, Haug-Verlag, Heidelberg 1994.

Gesund, jung und lebensfroh mit Ayurveda, HANS H. RHYNER, BLV-Verlagsgesellschaft mbH., München 1992.

Das Praxis Handbuch Ayurveda. Dr. Hans H. RHYNER, Urania Verlags AG., 1997.

Einführung in Ayurveda, PROF. Dr. R. R. DESHPANDE, Skriptum, Pune/Indien, 1993.

Heilpflanzen der Ayurvedischen Medizin, ANDREA ZOLLER/Dr. rer. nat.HELLMUT NORDWIG,

K.F. Haug Verlag, Heidelberg, 1997.

Charaka Samhita, R.K.SHARMA BHAGAVAM DASH, Chowkhamba Sanskrit Series,

Benares, 1988.

Astanga Hrdayam, PROF. K.R. SRIKANTHA MURTHY, Krishnadas Academy, Benares, 1994.

Ayur-Veda, Dr. CH. G. THAKKUR, Hermann Bauer-Verlag KG, Freiburg i. Br., 1977.

Die Körperseele, Dr. DEEPAK CHOPRA, Knaur-Verlag, München, 1993.

Das Ayurveda Heilbuch, Dr. VASANT LAD, Windpferd-VerlagsgesmbH., 1990.

Die Ayuveda Heilkunde, Dr. VASANT LAD/Dr. DAVID FRAWLEY, Edition Schangrila, 1987.

Das große Lexikon der Heilsteine, Düfte und Kräuter, Edition Methusalem, 1996.

Vedische Kochkunst, ADIRAJA DASA, Bhaktivedanta Book Trust, 1987.

Ayurveda. Der Weg des gesunden Lebens, Dr. VINOD VERMA, O.,W.Barth-Verlag, 1992.

Ayurveda-Kuren, REINHART und MONIKA SCHACKER, Iris Verlag, Amsterdam, 2004. Neuauflage bei TRIGA – Der Verlag, Gelnhausen, 2008.

Leserservice

Bezugsquellen Für Ayurveda-Produkte

Im Buch wurden Ayurveda-Pflegeprodukte und -Öle und das Nahrungsergänzungsmittel Chyavanprash erwähnt. Sie sind zu beziehen bei:

SEVA Akademie, Helga M. Schmidt,
D- 80336 München, Zweigstraße 10, Tel. 0049 (0)89/79 04 68-0
www.seva-ayurveda.de

GOVINDA Natur GmbH.
D-55767 Abentheuer, Waldstraße 18, Tel. 0049 (0)67 82-989 001,
Fax. 067 82-98 90 02
www.govinda-versand.de und info@govinda-versand.de

Als Ausbildungsleiter für das Ayurveda Fernstudium hat der Autor Video-Aufnahmen an der VEDEN-Akademie, Berlin, gemacht. Diese sind als DVDs »**Ayurveda Praxis-Serie I und II**« (Grundkurs und Hauptkurs) zu beziehen. Das »Ayurveda Lebensbuch« und das Buch »Ayurveda Kuren« dienen als obligatorische Lehrbücher.

Für diejenigen, die sich für Yoga-Asanas – insbesondere den Sonnengruß – und für Qi Gong Übungen (» Acht Brokatübungen« oder »Acht Schätze«) interessieren, besteht die Möglichkeit, eine DVD »**Praktische Einführung in Yoga**« mit der Demonstration der Übungen zu erwerben.

Vom Autor gibt es auch Audio-CDs von **vedischen Erzählungen**, unterlegt mit Musik. Es sind spirituelle Geschichten aus den Puranas, die bekannt sind für ihre lehrreiche und unterhaltsame Art.

Alles zu beziehen unter Online Shop: www.veden-shop.de und info@veden-akademie.de

Ayurveda Ausbildungen

SEVA Akademie, Helga M. Schmidt, München, Kontakt und Adresse wie oben erwähnt.

VEDEN Akademie, Berlin, Fernkurs in Ayurveda-Grundlagen zum »Ayurveda Gesundheitsberater«. Dabei wird mit Grundstudium und Hauptteil dem Studierenden das gesamte Basiswissen eines Ayurveda-Therapeuten vermittelt. Dieses Fernstudium wird bei der SEVA-Akademie anerkannt als Basis für weiterführende Ayurveda-Ausbildungen.

www.veden-akademie.de und info@veden-akademie.de

Haus YOGA VIDYA, 32805 Horn-Bad Meinberg, Wällenweg 42, Tel. 0049 (0)5234/87-0, www.yoga-vidya.de

Ausbildung in Salzburg mit Vinod Batra, siehe unter www.batra.at unter Kurse und Seminare.

Ayurveda-Seminare und Vorträge beim Autor Reinhart Schacker, persönliche, individuelle ayurvedische Typen- und Ernährungsberatung. Anfragen unter schacker@kufnet.at.

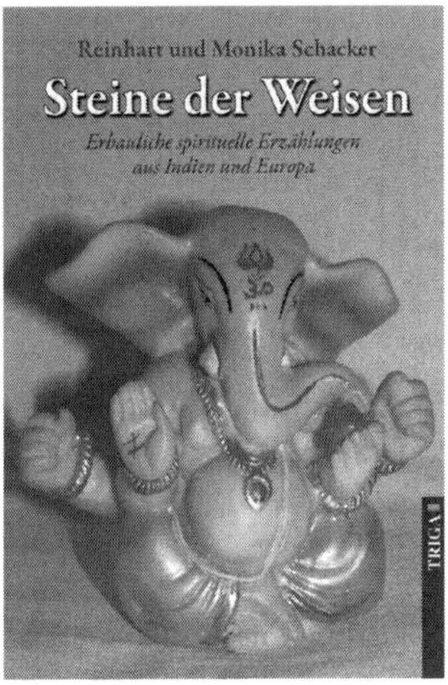

Reinhart und Monika Schacker

Steine der Weisen

Erbauliche spirituelle Erzählungen aus Indien und Europa

184 Seiten. Hardcover. 16,80 Euro.
ISBN 978-3-89774-736-4

Steine der Weisen sind inspirierende Kurzgeschichten, die Reinhart Schacker auf seinen Reisen gesammelt hat. Sie stellen eine wahre Fundgrube dar für alle, die sich für Spiritualität, Philosophie, Hinduismus und Christentum interessieren.

Die Erzählungen stammen aus der indischen und christlichen Tradition. Sie vermitteln in ihrer Kürze geistige Erkenntnisse und schenken Aha-Erlebnisse mit ganz spontanen, klaren Einsichten. Sie enthüllen wertvolle Weisheiten über das Leben, sie bringen geistige Erbauung in den Alltag. Teils in Form eines Dialoges zwischen Schüler und weisem Lehrer oder zwischen Mensch und Gott zeigen sie viele Parallelen zwischen Hinduismus und Christentum auf. Die einfachen Kurzgeschichten sind auch zum Vorlesen für Jung und Alt geeignet – kurzum, dieses Büchlein soll Seele und Geist erquicken.